互联网+实用中医技法系列

# 针刀疗法

主　编　郭长青　张　义　郭　妍

副主编　刘乃刚　沈喜萍　胡　彬

编　者　郭长青　张　义　郭　妍　刘乃刚
沈喜萍　胡　彬　芦　娟　徐　菁
李石良　胡　波　曹榕娟　刘　鹏
李开平　王智明　邹梦颖　安星燕
林惜玉

西安交通大学出版社
XI'AN JIAOTONG UNIVERSITY PRESS

图书在版编目（CIP）数据

针刀疗法 / 郭长青，张义，郭妍主编．—西安：西安交通大学出版社，2017.7

ISBN 978-7-5605-9750-8

Ⅰ．①针…　Ⅱ．①郭…②张…③郭…　Ⅲ．①针刀疗法　Ⅳ．①R245.31

中国版本图书馆 CIP 数据核字（2017）第 137171 号

书　　名　针刀疗法
主　　编　郭长青　张　义　郭　妍
责任编辑　王　雯

出版发行　西安交通大学出版社
　　　　　（西安市兴庆南路 10 号　邮政编码 710049）
网　　址　http://www.xjtupress.com
电　　话　（029）82668357　82667874（发行中心）
　　　　　（029）82668315（总编办）
传　　真　（029）82668280
印　　刷　中煤地西安地图制印有限公司

开　　本　787mm × 1092mm　1/16　印张　20　字数　231 千字
版次印次　2017 年 12 月第 1 版　2017 年 12 月第 1 次印刷
书　　号　ISBN 978-7-5605-9750-8
定　　价　59.00 元

读者购书、书店添货、如发现印装质量问题，请与本社发行中心联系、调换。
订购热线：（029）82665248　（029）82665249
投稿热线：（029）82668803　（029）82668804
读者信箱：med_xjup@163.com

# 前　言

针刀是以针刺的方式进入人体，不需长形切口，在人体内又能发挥手术刀部分作用的医疗器械。针刀疗法是一种以针刀治疗为主的治疗方法。针刀医学是在针刀疗法基础上发展起来的，包括具有自身特色的解剖学、诊断学、治疗学、康复学等的新学科体系。

针刀医学自产生以来，经过以朱汉章教授为首的专家队伍经过近30年的潜心研究和艰辛探索，无论在理论上还是在临床上，都有了长足的进步和发展。其理论观点的升华、临床疗效的提高、治疗范围的拓展、疑难病症的攻克，都标志着针刀医学进入了一个新的发展阶段。针刀从最初治疗软组织损伤疾病逐步发展，现已在临床上广泛应用于各科疾病的治疗，据不完全统计，对200余种病症均有良好的治疗效果。

为进一步总结和发展针刀疗法，我们专门组织编写了本书，系统介绍了针刀疗法的基本内容、特点、器械、操作规范；此外对针刀疗法治疗显效的60余种常见病、疑难病的诊治方法进行了详细的讲解。本书附有清晰的局部解剖图和针刀施术图，详细展示了所描述的解剖结构和针刀操作方法，便于临床医师与学生参考实践。

虽然我们竭力希望为大家呈现一部理想的针刀疗法作品，但是由于时间仓促，编者水平有限，书中的缺点和不足之处在所难免，恳请各位同道和读者给予批评指正，先致谢意。

编　者

2017年1月

# 目录

# 第一章 概述

## 第一节 针刀与针刀医学的形成与发展

针刀是以针刺的方式进入人体，不需长形切口，在人体内又能发挥手术刀部分作用的医疗器械。针刀疗法是一种以针刀治疗为主的治疗方法。针刀医学是在针刀疗法基础上发展起来的，包括具有自身特色的解剖学、诊断学、治疗学、康复学等的新学科体系。

针刀医学自产生以来，经过以朱汉章教授为首的专家队伍近30年的潜心研究和艰辛探索，针刀医学无论在理论上还是在临床上，都有了长足的进步和发展。其理论观点的升华、临床疗效的提高、治疗范围的拓展、疑难病症的攻克，都标志着针刀医学进入了一个新的发展阶段。针刀从最初治疗软组织损伤疾病逐步发展，在临床上广泛应用于各科疾病的治疗，据不完全统计，对200余种病症均有良好效果。

针刀医学吸收了中医针灸学的精髓，又运用了西医学的解剖学、病理学知识和生物力学原理，并运用针刀医学的基本理论——脊柱区带与内脏病相关联，即脊柱区带病因学的理论，关于内脏器官损伤及电生理线路的新理论，慢性软组织损伤病因病理学的新理论，以及关于骨质增生病因病理学的新理论，将以针刀为主要治疗手段的物理性疗法广泛应用于临床各科疾病的治疗，避免了化学药品的抗药性和副作用，而且明显提高了疗效。针刀疗法具有操作简便、疗效显著、无损伤、痛苦小、价格低廉等优点，深受广大患者的青睐。

有什么根据可以将中医学和西医学截然不同的两大医学理论体

系融为一体并产生一种新的医学理论体系呢？其根据有两条：

第一，不管是中医学还是西医学，它们的研究对象都是统一的，那就是人体，它们都是研究人体的生理、病理，并对不同的疾病提出了不同的治疗方法，其追求的共同目标就是——将疾病治好，恢复人体本来的健康状态。

中医学和西医学之所以形成了完全不同的两大医疗体系，是由于它们产生于两个完全不同的历史背景和文化背景下，受两种不同的哲学思维模式影响。如果没有这些原因，就不会产生这样完全不同的医学理论体系，而会是一种医学理论体系，它们的融合不仅是应该的、可能的，而且是必然的。

第二，不管是中医学还是西医学，对东、西半球的人类的繁衍和健康都起过重大的作用，对疾病的治疗都有相当优越的疗效。著名的哲学家黑格尔说："存在的都是合理的"，也就是说中医学和西医学之所以能够流传发展到今天，说明了它们存在的价值，也说明了人类的保健都需要它们。人为地否定中医学或西医学，或过分地强调中医学或西医学，都是不妥当的、不合理的。相反地，应该吸收它们的精华部分并加以整合，再运用现代科学的新成果加以提高，使之融合为统一的、新的医疗体系是完全可能的，也是完全应该的。

从以上两点可见，将中西医学融为一体，创造一种新的统一的医学理论体系是有充分的理由和根据的。

## 第二节　针刀手术器械

闭合性手术的器械不同于开放性手术的器械，常说的手术刀，是开放型手术的器械，不能用于闭合性手术。因此，要进行闭合性手术，就必须研制出一种新的适合于闭合性手术的器械，这种器械被命名为针刀。它的表面含义是像针一样的刀，它的定义是：凡是进入人体时是针的功用，在人体内进行治疗时是刀的功用的各种治疗器械。

## 一、针刀的构成

常用针刀一般分为针刃、针体和针柄三部分（图 1-1）。针刃是针体前端的平刃，是针刀刺入人体发挥作用的关键部分；针体是针刃和针柄之间的部分，是针刀刺入人体内相应深度的主要部分；针柄是针体尾端的扁平结构。针刀的刃口线与针体垂直，针柄与针刃在同一平面内，因此当针刃进入人体后可通过暴露在体外的针柄调整针刃方向（图 1-1）。

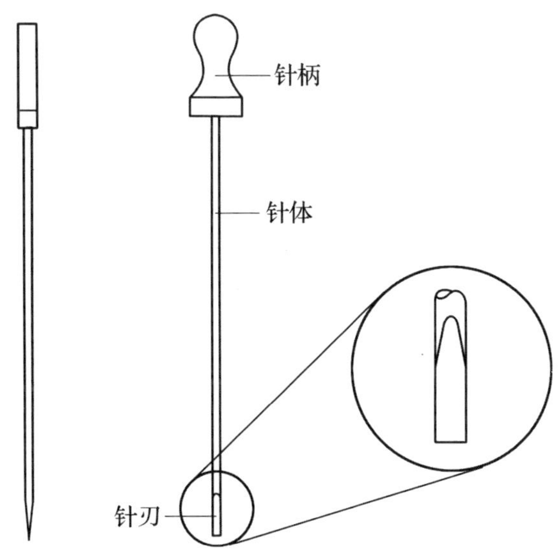


**图 1-1　常用针刀结构图**

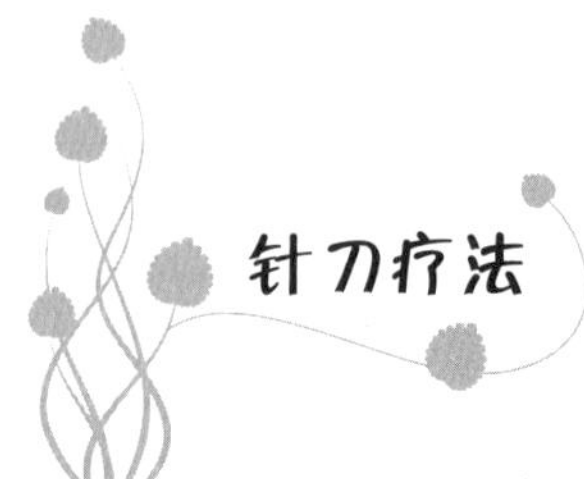


## 二、常用针刀的型号和规格

由于闭合性手术的广泛开展，适应于各种治疗要求的不同模式的针刀很多，现就已获得国家专利的系列针刀——十四种模型，共三十九枚不同尺寸、功用各异的针刀分述如下。

### 1. Ⅰ型齐平口针刀

根据其尺寸不同分为四种型号，分别记作Ⅰ型1号、Ⅰ型2号、Ⅰ型3号、Ⅰ型4号（图1–2）。每种型号又有0.4mm、0.6mm、0.8mm、1.0mm四种直径。

Ⅰ型1号针刀，全长15cm，针柄长2cm，针身长12cm，针头长1cm，针柄为一扁平葫芦形，针身为圆柱形，直径1mm，针头为楔形，末端扁平带刃，刀口线为0.8mm，刀口为齐平口，同时要使刀口线和刀柄在同一平面内，只有在同一平面内才能在刀锋刺入肌肉后，从刀柄的方向辨别刀口线在体内的方向。

Ⅰ型2号针刀，结构模型和Ⅰ型1号同，只是针身长度比Ⅰ型1号短3cm，即针身长度为9cm。

Ⅰ型3号针刀，结构模型和Ⅰ型1号同，只是针身长度比Ⅰ型1号短5cm，即针身长度为7cm。

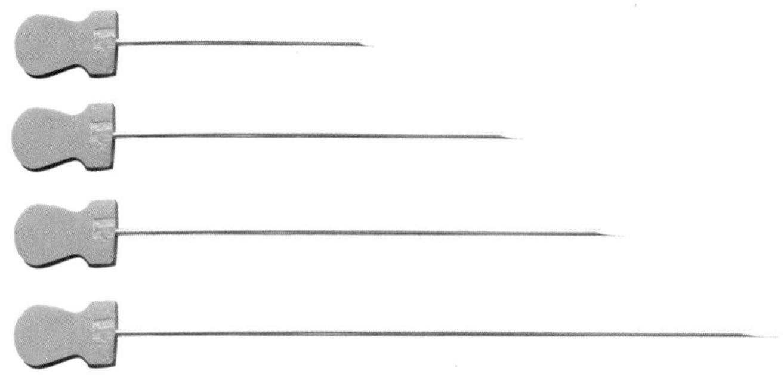

图1–2　Ⅰ型齐平口针刀示意图

Ⅰ型4号针刀，结构模型和Ⅰ型1号同，只是针身长度比Ⅰ型1号短8cm，即针身长度为4cm。

Ⅰ型针刀的适用范围和功用：Ⅰ型针刀适应于治疗各种软组织损伤和骨关节损伤，以及其他杂病。

**2. Ⅱ型截骨针刀（小号）**

全针长12.5cm，针柄长2.5cm，针身长9cm，针头长1cm，针柄为一梯形葫芦状，针身为圆柱形，直径3mm，针头为楔形，末端扁平带刃，末端刀口线0.8mm，刀口线和刀柄在同一平面内，刀口为齐平口（图1–3）。

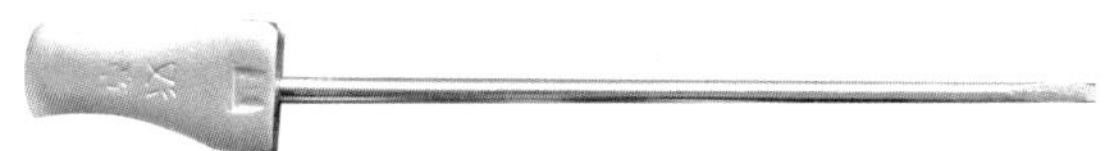

图1–3 Ⅱ型截骨针刀（小号）示意图

Ⅱ型针刀的适用范围和功用：Ⅱ型针刀适用于较小骨折畸形愈合凿开折骨术和较小关节融合剥开术。

**3. Ⅲ型截骨针刀（大号）**

全针体长15cm，针柄长3cm，针身长11cm，针头长1cm，结构模型和Ⅱ型同（图1–4）。

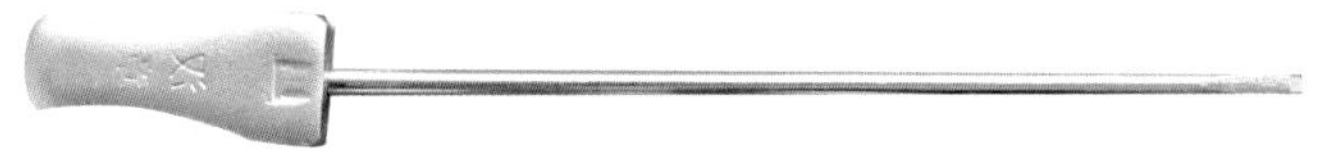

图1–4 Ⅲ型截骨针刀（大号）示意图

Ⅲ型针刀的适用范围和功用：适用于较大骨折畸形愈合凿开折骨术和较大关节融合剥开术。

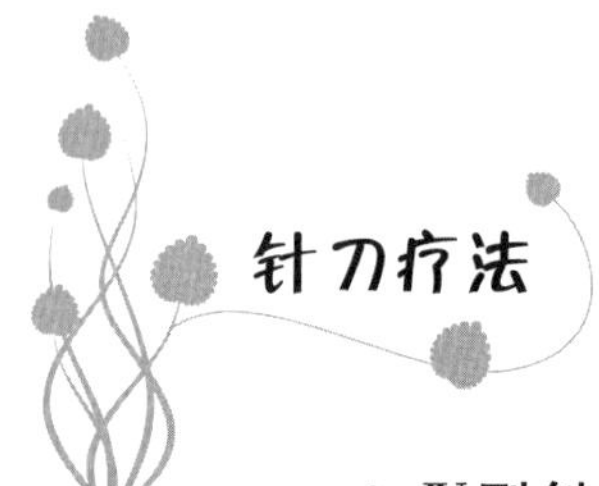


4. Ⅳ型斜口针刀

根据其尺寸不同分为三种型号，分别记Ⅳ型1号、Ⅳ型2号、Ⅳ型3号（图1–5）。

Ⅳ型1号针刀，全长15cm，针柄长2cm，针身长12cm，针头长1cm，针柄为一扁平葫芦形，针身为圆柱形，直径1mm，针头为楔形，末端扁平带刃，刀口线为0.8mm，刀口为斜口，同时要使刀口线和刀柄在同一平面内，只有在同一平面内才能在刀锋刺入肌肉后，从刀柄的方向辨别刀口线在体内的方向。

Ⅳ型2号针刀，结构模型和Ⅳ型1号同，只是针身长度比Ⅳ型1号短3cm，即针身长度为9cm。

Ⅳ型3号针刀，结构模型和Ⅳ型1号同，只是针身长度比Ⅳ型1号短5cm，即针身长度为7cm。

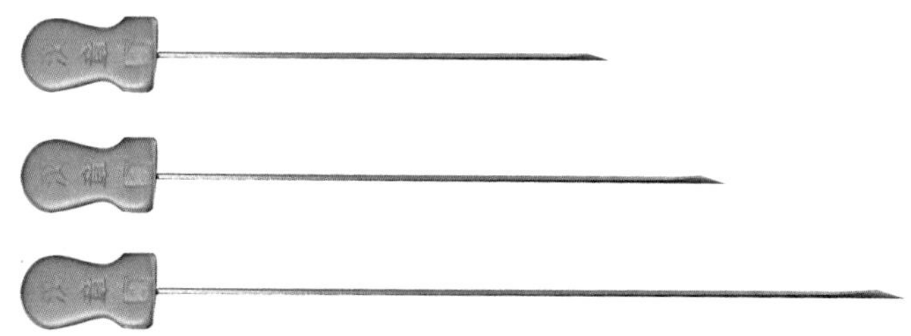

图1–5　Ⅳ型斜口针刀示意图

Ⅳ型针刀的适用范围和功用：用于筋膜、骨膜、皮肤划开术，根据其施术部位的深浅层次不同而选长短不同的型号。

5. Ⅴ型圆刃针刀

根据其尺寸不同分为三种型号，分别记作Ⅴ型1号、Ⅴ型2号、Ⅴ型3号（图1–6）。

Ⅴ型1号针刀，全长15cm，针柄长2cm，针身长12cm，针头长1cm，针柄为一扁平葫芦形，针身为圆柱形，直径1mm，针头为楔形，末端扁平带刃，刀口线为0.8mm，刀口为月牙状，同时要使刀口线和刀柄在同一平面内，只有在同一平面内才能在刀锋刺入肌肉后，从刀柄的方向辨别刀口线在体内的方向。

Ⅴ型2号针刀，结构模型和Ⅴ型1号同，只是针身长度比Ⅴ型1号短3cm，即针身长度为9cm。

Ⅴ型3号针刀，结构模型和Ⅴ型1号同，只是针身长度比Ⅴ型1号短5cm，即针身长度为7cm。

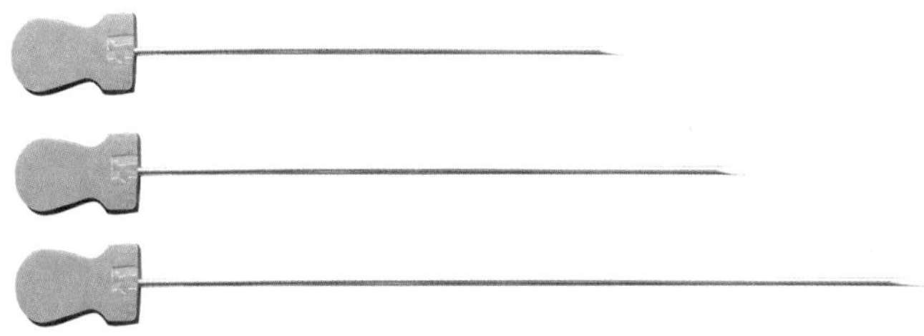

图1–6 Ⅴ型圆刃针刀示意图

Ⅴ型圆刃针刀的适用范围和功用：适用于神经点弹、剥离骨膜、筋膜及其他坏死组织。

**6. Ⅵ型凹刃针刀**

根据其尺寸不同分为三种型号，分别记作Ⅵ型1号、Ⅵ型2号、Ⅵ型3号（图1–7）。

Ⅵ型1号针刀，全长15cm，针柄长2cm，针身长12cm，针头长1cm，针柄为一扁平葫芦形，针身为圆柱形，直径1mm，针头为楔形，末端扁平带刃，刀口线为0.8mm，刀口为凹刃口，同时要使刀口线和刀柄在同一平面内，只有在同一平面内才能在刀锋刺入肌肉后，从刀柄的方向辨别刀口线在体内的方向。

Ⅵ型2号针刀，结构模型和Ⅵ型1号同，只是针身长度比Ⅵ型1

号短 3cm，即针身长度为 9cm。

Ⅵ型 3 号针刀，结构模型和Ⅵ型 1 号同，只是针身长度比Ⅵ型 1 号短 5cm，即针身长度为 7cm。

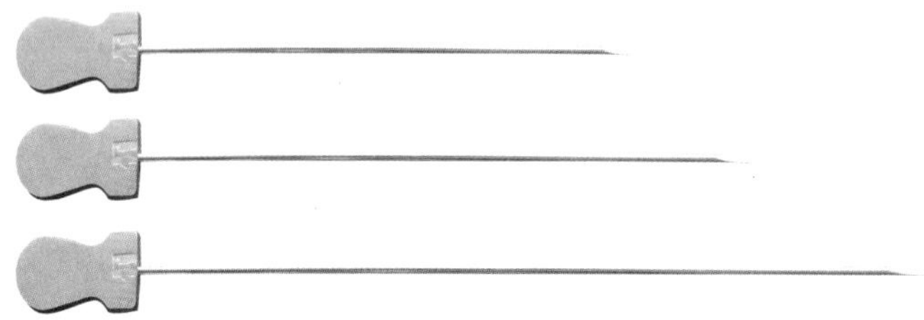

图 1-7　Ⅵ型凹刃针刀示意图

Ⅵ型凹刃针刀的适用范围和功用：适用于切开细小神经周围挛缩筋膜。

**7. Ⅶ型剑锋针刀**

根据其尺寸不同分为三种型号，分别记作Ⅶ型 1 号、Ⅶ型 2 号、Ⅶ型 3 号（图 1-8）。

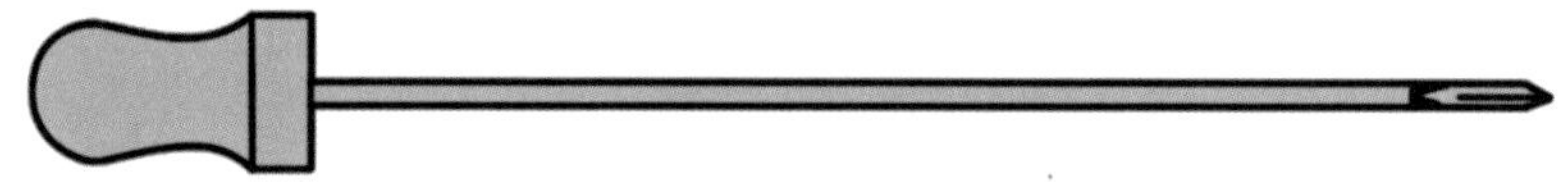

图 1-8　Ⅶ型剑锋针刀示意图

Ⅶ型 1 号针刀，全长 15cm，针柄长 2cm，针身长 12cm，针头长 1cm，针柄为一扁平葫芦形，针身为圆柱形，直径 1mm，针头为楔形，末端扁平带刃，刀口线为 0.8mm，刀口为剑锋口，同时要使刀口线和刀柄在同一平面内，只有在同一平面内才能在刀锋刺入肌肉后，从刀柄的方向辨别刀口线在体内的方向。

Ⅶ型 2 号针刀，结构模型和Ⅶ型 1 号同，只是针身长度比Ⅶ型 1 号短 3cm，即针身长度为 9cm。

Ⅶ型 3 号针刀，结构模型和Ⅶ型 1 号同，只是针身长度比Ⅶ型 1 号短 5cm，即针身长度为 7cm。

Ⅶ型剑锋针刀的适用范围和功用：适用于肌肉、筋膜、腱鞘点状切痕松解术。

**8. Ⅷ型注射针刀**

根据其尺寸不同分为三种型号，分别记作Ⅷ型 1 号、Ⅷ型 2 号、Ⅷ型 3 号（图 1-9）。

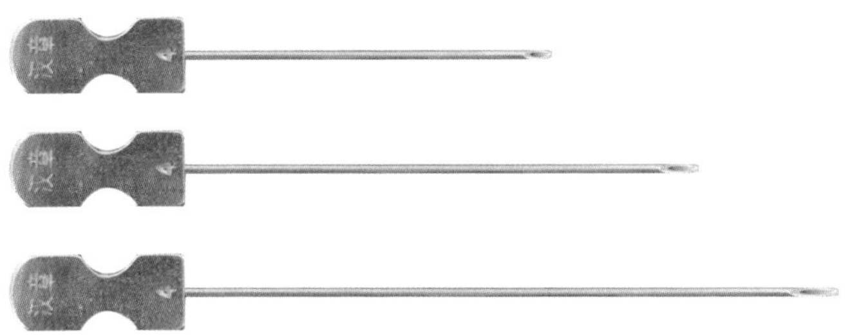

**图 1-9 Ⅷ型注射针刀示意图**

Ⅷ型 1 号针刀，全长 15cm，针柄长 2cm，针身长 12cm，针头长 1cm，针柄为一扁平葫芦形，但有一个连接注射器的插孔，针身为圆柱形（内有一细孔，上连注射器的插孔，下连刀口上 0.2cm 的小孔）直径 1mm，针头为楔形，末端扁平带刃，刀口线为 0.8mm，刀口上 0.2cm 处有一小孔和针柄上注射器插孔相通，同时要使刀口线和刀柄在同一平面内，只有在同一平面内才能在刀锋刺入肌肉后，从刀柄的方向辨别刀口线在体内的方向。

Ⅷ型 2 号针刀，结构模型和Ⅷ型 1 号同，只是针身长度比Ⅷ型 1 号短 3cm，即针身长度为 9cm。

Ⅷ型 3 号针刀，结构模型和Ⅷ型 1 号同，只是针身长度比Ⅷ型 1 号短 5cm，即针身长度为 7cm。

Ⅷ型注射针刀的适用范围和功用：适用于较大面积需要松解治疗的疾病和某些针刀手术时的局部药物注射。

**9. Ⅸ型鸟嘴刃针刀**

根据其尺寸不同分为三种型号，分别记作Ⅸ型 1 号、Ⅸ型 2 号、Ⅸ型 3 号（图 1–10）。

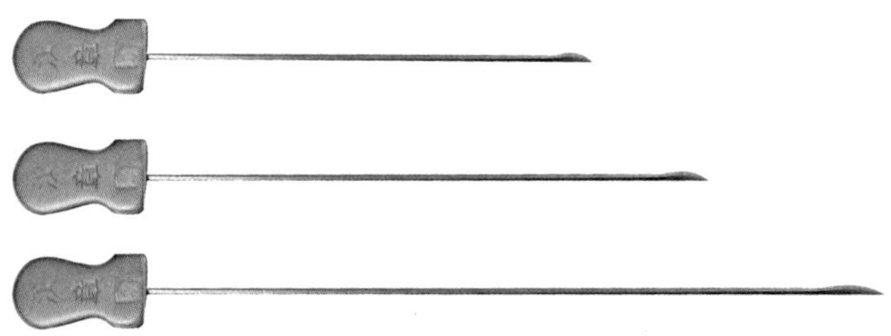

图 1–10　Ⅸ型鸟嘴刃针刀示意图

Ⅸ型 1 号针刀，全长 15cm，针柄长 2cm，针身长 12cm，针头长 1cm，针柄为一扁平葫芦形，针身为圆柱形，直径 1mm，针头为楔形，末端扁平带刃，刀口线为 0.8mm，刀口为鸟嘴形刃口，同时要使刀口线和刀柄在同一平面内，只有在同一平面内才能在刀锋刺入肌肉后，从刀柄的方向辨别刀口线在体内的方向。

Ⅸ型 2 号针刀，结构模型和Ⅸ型 1 号同，只是针身长度比Ⅸ型 1 号短 3cm，即针身长度为 9cm。

Ⅸ型 3 号针刀，结构模型和Ⅸ型 1 号同，只是针身长度比Ⅸ型 1 号短 5cm，即针身长度为 7cm。

Ⅸ型鸟嘴刃针刀的适用范围和功用：适用于两个相邻组织平面分离的治疗或体内囊状病灶的切开。

10. X型剪刀刃针刀

根据其尺寸不同分为三种型号，分别记作X型1号、X型2号、X型3号（图1-11）。

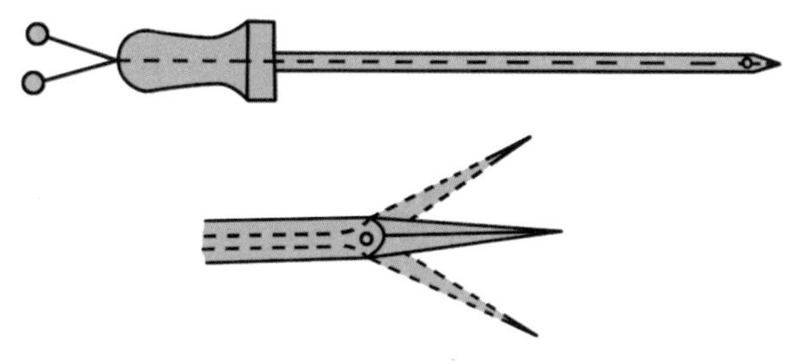

图1-11 X剪刀型刃针刀示意图

X型1号针刀，全长14.5cm，针柄长2cm，针身长12cm，针头长0.5cm，针柄为一扁平葫芦形，针身为圆柱形，直径1.2mm，针头为楔形，末端扁平带刃，刀口线为0.8mm，刀头为剪刀形，由两片可活动的剪刀刃构成，当剪刀刃张开时就是一个微型剪刀，当剪刀刃闭合时，外观与齐平口针刀相同，同时要使刀口线和刀柄在同一平面内，只有在同一平面内才能在刀锋刺入肌肉后，从刀柄的方向辨别刀口线在体内的方向。

X型2号针刀，结构模型和X型1号同，只是针身长度比X型1号短3cm，即针身长度为9cm。

X型3号针刀，结构模型和X型1号同，只是针身长度比X型1号短8cm，即针身长度为4cm。

X型剪刀刃针刀的适用范围和功用：适用于体内一些紧张肌纤维和紧张筋膜的剪断松解治疗及体内小瘤体的剥离。

11. XI型芒针刀

根据其尺寸不同分为三种型号，分别记作XI型1号、XI型2号、

Ⅺ型3号（图1-12）。

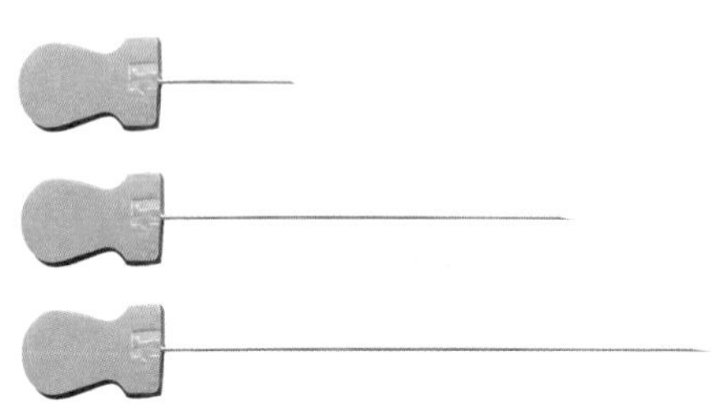

图1-12 Ⅺ型芒针刀针刀示意图

Ⅺ型1号针刀，全长10cm，针柄长2cm，针身长7cm，针头长1cm，针柄为一扁平葫芦形，针身为圆柱形，直径0.5mm，针头为楔形，末端扁平带刃，刀口线为0.4mm，刀口为齐平口，同时要使刀口线和刀柄在同一平面内，只有在同一平面内才能在刀锋刺入肌肉后，从刀柄的方向辨别刀口线在体内的方向。

Ⅺ型2号针刀，结构模型和Ⅺ型1号同，只是针身长度比Ⅺ型1号短3cm，即针身长度为4cm。

Ⅺ型3号针刀，结构模型和Ⅺ型1号同，只是针身长度比Ⅺ型1号短5cm，即针身长度为2cm。

Ⅺ型芒针刀的适用范围和功用：适用于眼角膜和其他黏膜表面各种疾病的治疗。

**12. Ⅻ型旋转刃针刀**

根据其尺寸不同分为三种型号，分别记作Ⅻ型1号、Ⅻ型2号、Ⅻ型3号（图1-13）。

Ⅻ型1号针刀，全长14.5cm，针柄长2cm，针身长12cm，针头长0.5cm，针柄为一扁平葫芦形，针身为圆柱形，直径1.2mm，针头处有三片微小的活页刀刃，当活页张开时，跟电风扇风页相似，当活页收回时，类似Ⅰ型针刀，针头为楔形，末端扁平带刃，刀口线为

1mm，刀口为齐平口，同时要使刀口线和刀柄在同一平面内，只有在同一平面内才能在刀锋刺入肌肉后，从刀柄的方向辨别刀口线在体内的方向。

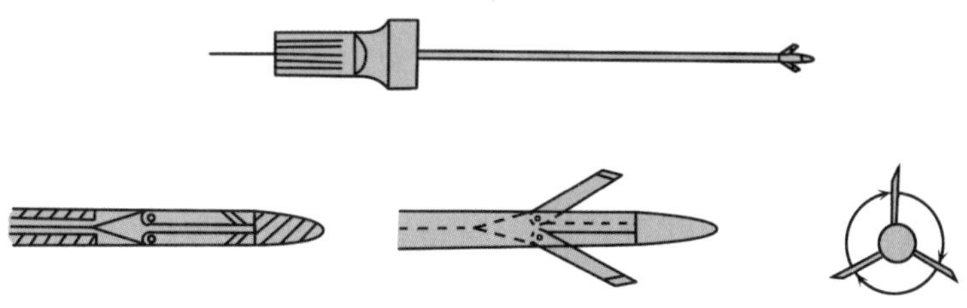

图 1–13　Ⅻ型旋转刃针刀示意图

Ⅻ型 2 号针刀，结构模型和Ⅻ型 1 号同，只是针身长度比Ⅻ型 1 号短 3cm，即针身长度为 9cm。

Ⅻ型 3 号针刀，结构模型和Ⅻ型 1 号同，只是针身长度比Ⅻ型 1 号短 8cm，即针身长度为 4cm。

Ⅻ型旋转刃针刀的适用范围和功用：适用于各种因血管阻塞造成的疾病及其他微小管道型器官阻塞造成的疾病。

### 13. XⅢ型探针式针刀

根据其尺寸不同分为三种型号，分别记作XⅢ型 1 号、XⅢ型 2 号、XⅢ型 3 号（图 1–14）。

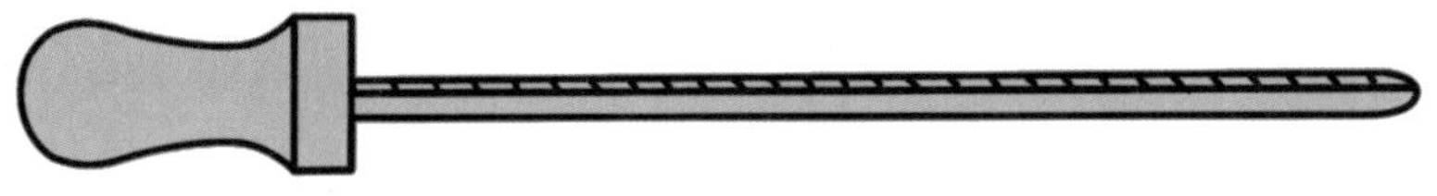

图 1–14　XⅢ型探针式针刀示意图

XⅢ型 1 号针刀，全长 15cm，针柄长 3cm，针身长 10cm（针身一侧带刃），针头长 2cm（为探针形），针柄为一扁平葫芦形，针身为扁条状，宽 2mm，一侧厚 0.8mm，一侧为刀刃，同时要使刀刃和刀柄在同一平面内，只有在同一平面内才能在刀锋刺入肌肉后，从刀柄的方向辨别刀口线在体内的方向。

XⅢ型 2 号针刀，结构模型和XⅢ型 1 号同，只是针身长度比XⅢ型 1 号短 3cm，即针身长度为 7cm。

XⅢ型 3 号针刀，结构模型和XⅢ型 1 号同，只是针身长度比XⅢ型 1 号短 5cm，即针身长度为 5cm。

XⅢ型探针式针刀的适用范围和功用：适用于人体内部部分瘤体和其他病变组织的摘除。

14. XⅣ型弯形针刀

根据其尺寸不同分为三种型号，分别记作XⅣ型 1 号、XⅣ型 2 号、XⅣ型 3 号（图 1–15）。

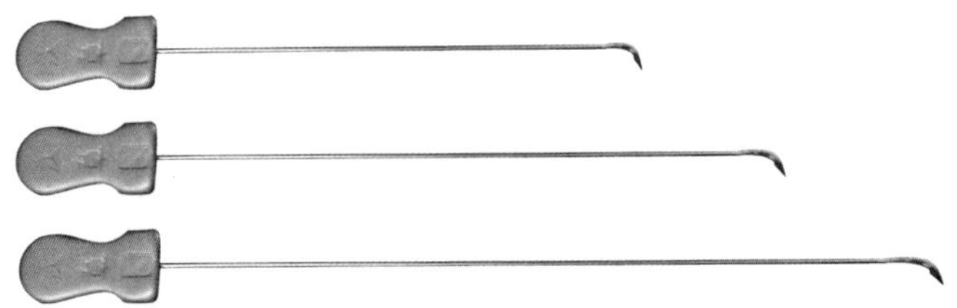

**图 1–15　XⅣ型弯形针刀示意图**

XⅣ型 1 号针刀，全长 15cm，针柄长 3cm，针身长 10cm（针身一侧带刃），针头长 2cm（为圆锥形），针柄为一扁平梭形，一侧有刀刃，一侧厚 0.8mm，上有一针孔，针身为圆柱形，弯曲 180°。

XⅣ型 2 号针刀，结构模型和XⅣ型 1 号同，只是针身长度比XⅣ型 1 号短 3cm，即针身长度为 7cm。

XⅣ型 3 号针刀，结构模型和XⅣ型 1 号同，只是针身长度比XⅣ型 1 号短 5cm，即针身长度为 5cm。

## 三、针刀的选择

选择针刀，针刃要锐利端正，光洁度高，使进针阻力小而不易钝涩；针体要光滑挺直，圆正匀称，坚韧，无剥蚀、伤痕；针柄要牢固而不松脱。《灵枢·官针》指出："九针之宜，各有所为，长短大小，各有所施也，不得其用，病弗能移"。说明不同的治疗工具有其各自的特点和作用，因此在选择针刀时还要根据患者的病情和治疗部位等的不同，选用长短、粗细等不同型号的针刀。

## 四、针刀的检查

每次使用之前，或使用之后，必须严格检查。如果发现针柄、针体和针刃有损坏现象应立即拣出。如有可能最好选择一次性针刀。

### （一）针刀的检查

#### 1. 检查针刃

检查针刃有否卷曲现象，可用右手拇、食两指执针柄，将刀口线平行放于左手中指面上，紧贴指尖轻轻移动，如有针刃卷曲即能觉察出来；也可用左手执酒精棉球，裹住针身下段，右手持针柄，将针刃在棉球中反复提插退出，如果发觉有不光滑处或退出后针刃上带有棉絮者，即是针刃卷曲。

#### 2. 检查针体

针体弯曲或斑剥明显者，肉眼容易察觉。若弯曲少而不显著者，可将针柄平放于一直尺上观察针体，若针体与直尺始终平行者表示无弯曲，如发现某处不能与直尺平行，即表示该处有弯曲。

#### 3. 检查针柄

针柄是针刀操作者主要捏持的部位，检查时要注意针柄和针体是否松动，针柄是否捏持有力不打滑。检查时右手持针柄，左手拇、食两指用力捏持针体，逆向旋转，观察针柄和针体有无松动，同时感觉持针手有无打滑。检查针刀的刀口线与针体垂直，针柄与针刃在同一平面内。将针柄平放于桌面，观察针刃和桌面是否平行，若一边翘起，即可判断二者不在一个平面。

#### （二）针刀的保藏

除了一次性应用的针刀外，每一患者反复使用的针具都应注意保养。保养针具是为了防止针刃受损、针体弯曲或生锈、污染等。因此对针具应当妥善保存。放置针刀的器具有针盒、针管等。若用针盒，可多垫几层消毒纱布，将消毒后的针具，根据长短，分别放置在消毒纱布上，再用消毒纱布敷盖，以免污染。若用针管，应在针管至针刃的一端，塞上干棉球（以防针刃损坏卷曲），针刀消毒后将针刀置入。

## 第三节　针刀操作基本功训练

### 一、基本功训练方法

#### （一）纸垫练针法

用松软的纸张，折叠成长 8cm、宽约 5cm、厚 2~3cm 的纸块，用线如“井”字形扎紧，做成纸垫。练习时将纸垫用左手固定于桌面，右手拇、食两指持针柄，中指抵住针体，露出针刃 3~5mm，使针刃垂直于纸块上，然后右手拇指与食指用力下压，待针刃刺入纸垫后另换一处，反复加以练习。纸垫练习是锻炼指力的主要基本手法（图 1-16）。

### （二）棉团练针法

取棉团一团，用棉线缠绕，尽力压缩，做成直径6~7cm的圆球，外包白纱布一层缝制即可练针。针刀刺入圆球后，在深层实行横向剥离，纵向切割。棉团练习主要练习针刀常用操作手法（图1–17）。

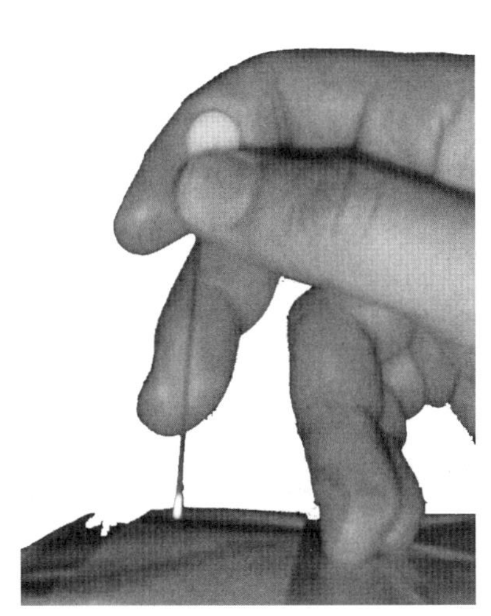

图1–16 纸垫练针法

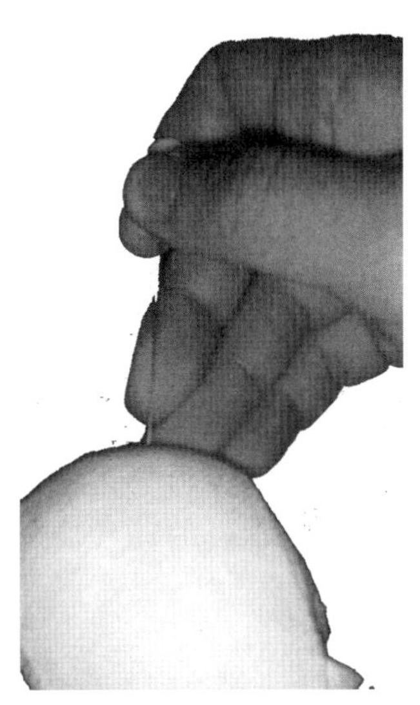

图1–17 棉团练针法

### （三）家兔练针法

通过纸垫、棉团练针，掌握了一定的指力和手法后，可以选择家兔进行练习。在练习中，要模拟临床实际，从实际出发，按照规范操作方法，进行练习，以便进入临床实际操作时心中有数。操作时首先将家兔固定于兔台，耳源静脉麻醉，然后将皮肤表面兔毛剔除，按照四步进针法进行操作练习。进针时要仔细体会进入机体的感觉。操作时可以选择关节、脊柱、肌肉丰厚处等练习不同部位的进针方法，同时认真体会针下感觉。逐渐做到进针快速，刺入顺利，指力均匀，手法熟练自如，同时仔细体会指力与进针、针下感觉与手法和位置的关系等。

### （四）人体练针法

经过以上几个方面的练习后，熟练掌握了针刀的基本操作，即可在教员的带领下使用双柄针刀器械（图 1–18）进行人体针刀操作。首先，要熟悉操作部位的解剖知识，在执业医师的指导下进行练习。其次，要严格按照四步进针法进行操作。再者，在四肢比较安全的部位操作。操作时，教员手持柄 1 进行主动临床操作，学员手持柄 2 被动体会针刃穿过各种组织的手感和学习各种操作方法，通过教员与学员的联动使学员通过亲身体会快速掌握针刀治疗技巧。待学员基本掌握操作技巧后，可由学员手持柄 2 进行主动操作，教员手持柄 1 为学员把关，纠正学员的动作要领，以防范意外损伤的发生。

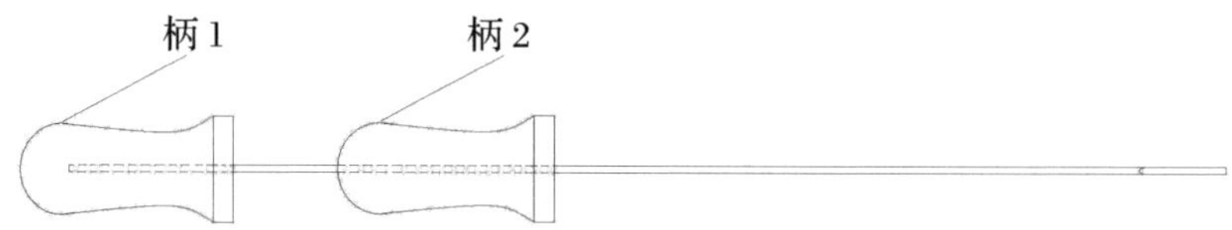


**图 1–18　双柄针刀器械**

## 二、基本功训练效果

通过反复练习，练习者要做到四步进针法操作灵活熟练。首先，练习者定点准确。其次，练习者可以根据操作部位熟练掌握针刀进针的角度和方向。减轻疼痛的关键是进针角度和方向要正确。有时方向错误，会使患者感到疼痛而不配合治疗，最终导致针刀治疗失败。再者，要学会进针点加压，这是在浅表部位有效避开神经血管的方法。

例如在治疗帽状筋膜挛缩时，进针刀时，先给刀锋加适当压力，不使刺破皮肤，推挤下面的血管神经，若患者感觉受压处突发电击感，则有可能触及神经，应偏斜少许再行进针。最后，针刀进入后可以熟练掌握基本的操作方法。

## 第四节　进针刀前的准备

### 一、患者的体位

针刀治疗时患者的体位是否适当，对正确选点、针刀手术的入路和操作以及防止针刀意外情况发生等都很重要。对于病情较重、体质虚弱或精神紧张的患者，尤其要注意采取适当的体位。不适当的体位，不利于正确的手术操作，患者常因移动体位而造成弯针、折针，甚至发生脏器损伤。因此适当体位的选择，应该本着有利于针刀手术操作和患者舒适自然、且能较长时间保持稳定的原则。临床上针刀治疗时常用的体位，主要有以下几种：

**1. 仰卧位**

适宜于治疗头面、颈、胸、腹、髋、四肢前面和外侧等部位的病变。如颞下颌关节紊乱、胸锁乳突肌肌腱炎、腹外斜肌损伤、肱二头肌肌腱炎、股四头肌肉损伤、胫骨内髁炎等。治疗膝部病变时，腘窝处垫软垫，使膝关节稍呈屈曲位（图 1–19）。

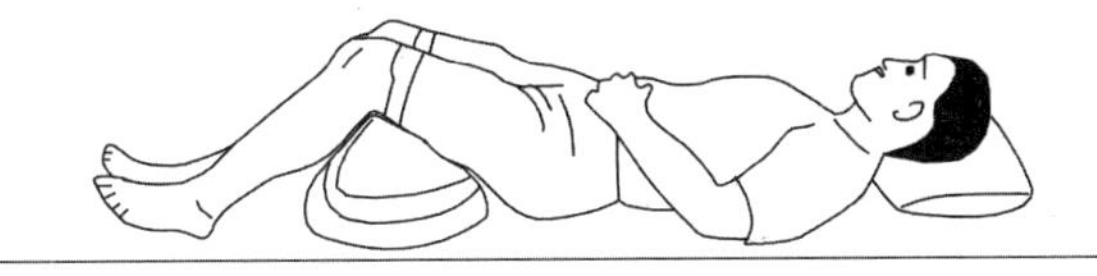

图 1–19　仰卧位

2. 俯卧位

适宜于治疗枕部、颈项部、肩背部、腰臀部、大腿后部、腘窝、小腿后部、足跟等部位的病变。如颈椎病、菱形肌损伤、腰椎间盘突出症、臀中肌损伤、足跟痛等。治疗腰部病变时，腹下垫软垫（图 1–20）。

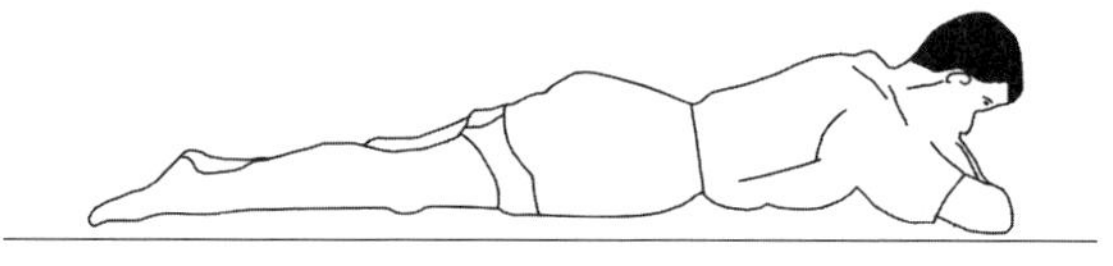

图 1–20　俯卧位

3. 侧卧位

适宜于治疗肢体侧面部位的病变。如肩周炎、三角肌滑囊炎、髂胫束损伤等病变（图 1–21）。

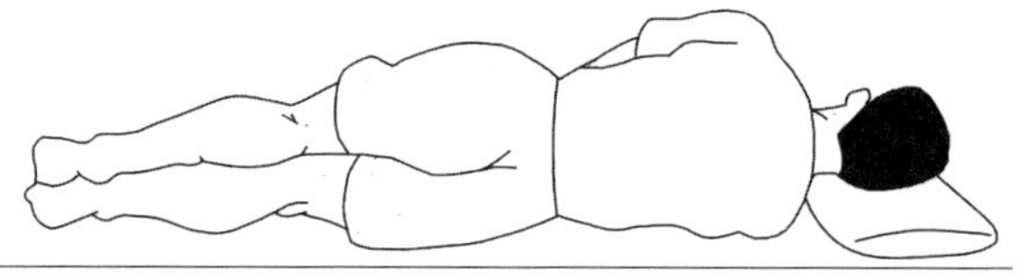

图 1–21　侧卧位

4. 坐位

适宜于治疗肩部、肘部、腕部、手掌等部位的病变。如肱骨外上髁炎、腕管综合征、屈指肌腱腱鞘炎等（图 1–22）。

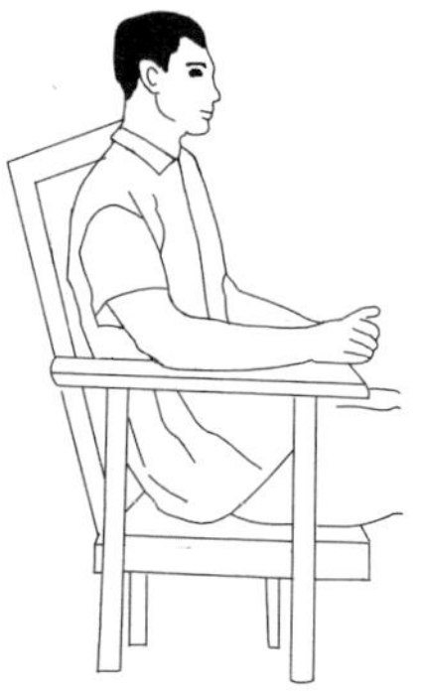

图 1–22　坐位

## 二、进针点的揣定

针刀治疗疾病主要是通过针刀刺入某些部位并施以相应的方法来完成的，因此选择正确的进针点是能否取得疗效的关键。患者选择好合适的体位后，以针刀医学基本原理为依据，在对疾病明确诊断和局部解剖熟悉的前提下选择相应的进针部位，多在肌肉起止点、肌腹、肌腱附着点、脊柱相关区带和传统腧穴等部位。然后在已定部位用手指进行仔细地按压触诊，探求患者的感觉反应，寻找到明显的压痛点、结节、条索等，用定点笔做记号，进行精确定位。

## 三、消毒与无菌操作

针刀松解是闭合性手术，针刀多在组织的深部切割松解，有时甚至要深入关节腔、骨髓腔进行操作，而且其针体较粗，摆动幅度较大，产生的刺激量也较强，对病变部位局部内环境的破坏或影响比针灸针要大，所以对针刀操作的无菌要求比对针刺操作的要求严格。而一旦手术部位感染，会造成深部脓肿、关节腔脓肿、骨膜发炎等。因此，在施术过程中，必须符合外科手术的无菌要求。进行关节腔内、骨髓腔内治疗时，须符合骨科手术的无菌要求。

### （一）无菌技术操作原则

1. 进行无菌技术操作时，要保持空气与环境的清洁，操作区要宽敞，进行操作前半小时前应停止清扫或铺床，严禁在人员走动频繁和尘土飞扬的环境中进行操作。

2. 操作者进行无菌操作前必须戴好帽子、口罩，洗净并擦干双手，衣袖要卷至肘关节以上，避免头发上的灰尘及微生物落入无菌区。

3. 无菌物与非无菌物应分别放置，无菌包或无菌容器应放在清洁干燥的固定位置。从无菌容器内取出的物品，不能在空气中暴露过久；无菌物品一旦取出，虽未使用，也不可再放回无菌容器内，疑有污染，必须重新进行灭菌。

4. 取用无菌物品时，必须使用无菌持物钳。操作者应面向无菌区，并与无菌区保持约 20cm 距离；手臂必须保持在自己腰部水平以上或桌面以上，凡未经消毒的手臂或物品，不可触及无菌物品或跨越无菌区。

5. 无菌包外应注明物品名称、灭菌日期，并按日期先后顺序排列。无菌包在未污染的情况下，可保存 1 周，过期应重新灭菌。无菌巾或无菌包潮湿后，不能再认为是无菌的。

6. 一份无菌物品只能供一个患者使用一次，以免发生交叉感染。

7. 不可面向无菌区大声讲话、谈笑、咳嗽和打喷嚏，不能控制时，应扭头转位。

## （二）无菌技术的基本操作

### 1. 无菌持物钳的使用法

（1）取送无菌器械和物品时均需用无菌持物钳传递，禁止夹油纱布直接伸入药瓶内蘸取药液。

（2）无菌持物钳应浸泡在盛有消毒液的广口容器内，消毒液的液面须浸没钳轴节以上 2~3cm 或镊子的 1/2 处。容器上应加盖，底部应垫无菌纱布，每只容器内只应放一把无菌持物钳。

（3）取放时，要保持尖端闭合向下垂直，不可触及容器口及溶液液面以上的容器内壁。使用时手不可触及浸泡部分，应保持钳端向下，不可倒举向上，防止液体倒流。用后立即放回容器中，松开轴节，并随时盖好容器盖。如果到远处夹取物品时，无菌持物钳应连同容器一并搬移，就地取出使用。操作要在视野范围之内，不可高于肩部或低于腰部。

（4）无菌持物钳及其浸泡容器，应每周清洁灭菌 2 次，并更换消毒溶液及纱布。门诊换药室或使用较频繁的部门，应每日清洁灭菌一次。

**2. 无菌包的使用法**

（1）无菌包的包法及打开法

①一块包布的方法：一块双层包布，用于一般物品，如治疗巾、敷料包等。

包法：将物品置于包布中央，按使用顺序排放整齐，先盖上包布内角，顶端反折成扇形，原则上应遮盖包内全部用物，然后以同法，依次盖上右左两角，最后盖上外角，“+”形系好带子，在包外注明包的名称和灭菌日期（或过期日期）。

打开法：查对无菌包，正确无误后将无菌包放在清洁干燥的平面上，解开系带挽结，用手揭开包布的外角，再揭左右两角，最后揭开内角，手不可触及包布的内面。用无菌持物钳（镊）取出所需物品，放入备好的无菌区内。若只取出部分物品时，余下物品仍应保持无菌，按原法包好，最后做“—”形包扎，记录开包时间，排放于前列，24 小时后重新灭菌。

②两块包布的包法：需用两块双层包布，一般要求外层包布的各边比内层包布宽 10cm，用于手术包等。

包法：将物品置于内层包布中央，按上法先包内层包布，再包外层包布，最后系好带子，在包外注明包的名称和灭菌日期。

打开法：查对无菌包，解开系带挽结，按顺序揭开外层包布的外角、左、右角及内角，手不可触及外层包布的内面，再用无菌钳打开内层包布，其余操作同一块包布法。

（2）小包内无菌物品全部取出法　将包托在手上打开，一手在包布外面托住无菌物品或敷料，另一手将包布四角打开拉下并抓住，稳妥地将包内物品投入无菌区或无菌容器内。

3. 铺无菌盘法

（1）治疗巾折叠法

①横折法：a. 一法：将治疗巾横形对折三次成八层，然后再纵形对折一次。b. 二法：横形对折后再纵形对折一次成四层，然后再重复一次。

②纵折法：纵形对折治疗巾两次成四层，然后再横对折两次。

（2）无菌盘的铺法

①用横折法的一法铺下列治疗盘：

a. 一钳一手铺法（铺一块盖一块无菌巾）：将治疗盘放于妥善处，按无菌包打开法逐层打开包布。用无菌钳将一块无菌巾移至内层包布边缘，一手取无菌巾上角的外面，一手持钳夹另一角打开，自远端铺向近端。将需用之无菌物品按使用顺序放于盘内。再自近端铺向远端，盖好无菌巾，多余部分按内、左、外、右侧顺序将四边向上折起，以保持无菌。

b. 两手铺法（半铺半盖）：用无菌钳从包内取出一块无菌巾，双手将无菌巾双层折叠平铺于治疗盘上，里面为无菌区。双手捏住无菌巾上半幅的外侧面，成扇形折叠于远端，内面向上。放入无菌物品后，按原样将无菌巾盖好，多余部分，将开口处向上翻折两次，两侧边缘向下翻折一次，以保持无菌。

②用横折法二法铺，半铺半盖：用无菌钳取无菌巾置于治疗盘内，根据需要用手逐层打开，双层铺于治疗盘上，里面为无菌区。双手捏住无菌巾上半幅的外侧面，成扇形折叠于远端，内面向上，其余同上法。

③用纵折法铺，半铺半盖：用无菌钳从无菌包内取出一块无菌巾，双手捏住治疗巾上层两角的外面，轻轻散开，双层铺于治疗盘上，内面为无菌区。其余同上法。

（3）注意事项

①治疗盘与无菌巾必须是干燥的。如无菌物品有可能浸湿无菌巾时，应在巾内放无菌容器杯、碗、盘，以备放置湿的无菌物。

②覆盖无菌巾时，要对准边缘，一次盖好，避免污染。

③无菌盘最好现铺现用，不应早于治疗前 4 小时准备，用 1 次后即须重新消毒。

**4. 戴干无菌手套法**

（1）戴手套前必要时修剪指甲，洗净双手并擦干，核对无菌手套灭菌日期和大小，然后打开手套袋，取出滑石粉袋，将粉抹于双手，粉袋不可再放回手套包内。

（2）取出包内的手套，捏住手套的反折处，左右对好。先将左手伸入手套内对准手套五指戴好，然后换左手插入右手手套的反折部内面，将右手伸入戴好，将手套的反折部分翻回套压住手术衣袖上。原则是凡未戴手套的一只手，只能接触手套的内面，已戴好手套的手，只能接触手套的外面（图 1–23）。

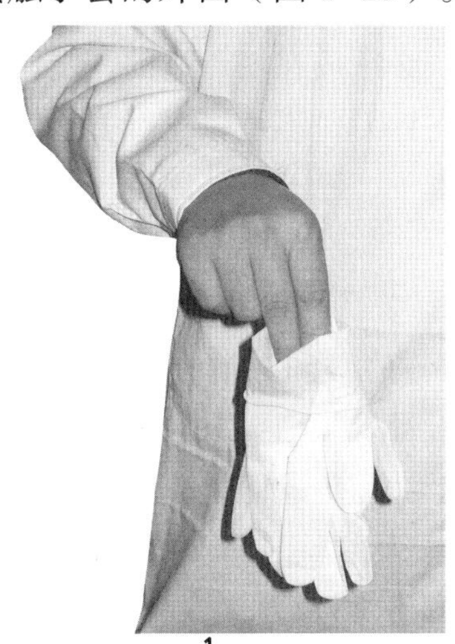


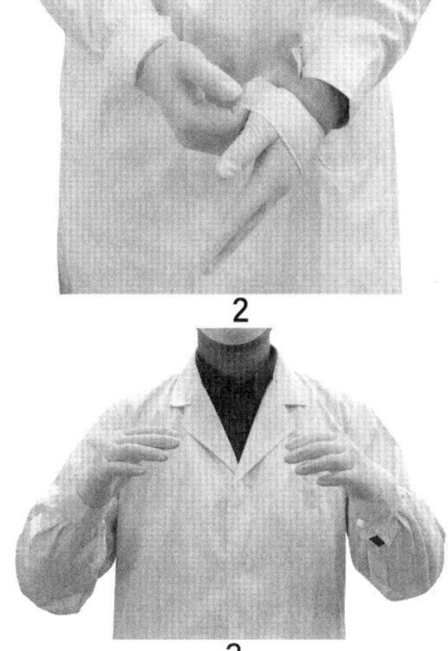


图 1–23 戴无菌手套

(3)戴好后,用无菌干纱布推擦手套,使其与手贴合,不可强扯,如发现手套有破口或不慎污染时应更换。

(4)操作完后,术者脱去手套丢入指定的筐内,用肥皂和清水洗净双手。

## (三)针刀无菌操作要求

### 1. 手术室消毒

建立针刀治疗室,可采用空气消毒机或紫外线消毒手术室空气。地面和手术台可淋撒0.1%次氯酸钠水溶液,30分钟后擦拭。垫布采用高压汽灭菌。治疗台上的床单要经常换洗、消毒,每日工作结束时,彻底洗刷地面,每周彻底大扫除1次。

### 2. 手术用品消毒

尽量使用一次性针刀器械,对于多次使用的器械,主要采用高压蒸汽灭菌法。将针具用布包好,放在密闭的高压蒸汽锅内灭菌。一般在1.0~1.4kg/cm$^2$的压力、115℃~123℃的高温下保持30分钟以上,可达到灭菌要求。经过消毒的针具,必须放在消毒过的托盘内,外以消毒纱布遮覆。每一个进针点用一支针刀,不可一支针刀连续使用。术时配合使用的所有器械如托盘、镊子、锤子、外固定器、各种型号的穿刺针等均需高压消毒。

### 3. 手术人员消毒

术者进手术室要换穿手术室准备的鞋和衣裤,戴口罩、帽子,戴无菌手套。若做骨折畸形愈合之折骨术,则要求医生、护士均穿无菌手术衣。医生、护士术前必须洗手:用普通肥皂先洗一遍,再用洗用刷沾肥皂水交替刷洗双手,特别注意甲缘、甲沟和指蹼,继以清水冲洗,清水冲洗时必须指尖向上。

**4. 术野皮肤充分消毒**

选好治疗点，用医用定点笔（含紫药水）在皮肤上做一记号。然后用2%碘酒棉球在记号上按压一下使记号不致脱落，以记号为中心开始逐渐向周围涂擦，不可由周围再返回中心，消毒范围应超过治疗点5cm以上。待碘酒干后用75%酒精脱碘两次。若用0.75%碘伏消毒皮肤可不用酒精脱碘。之后，覆盖上无菌小洞巾，使进针点正对洞巾的洞口中央（图1-24，1-25）。

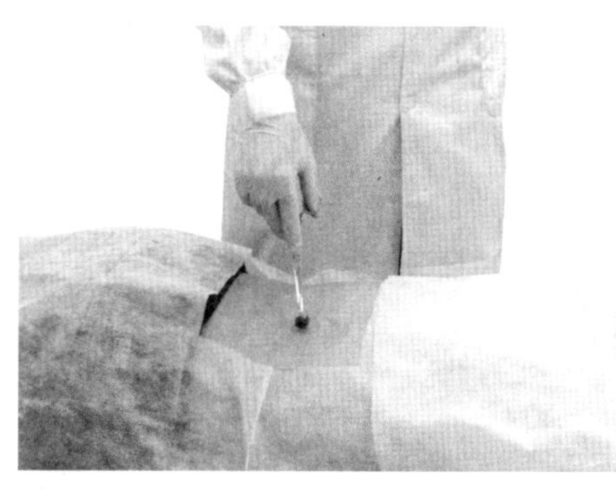

图1-24　碘酒消毒

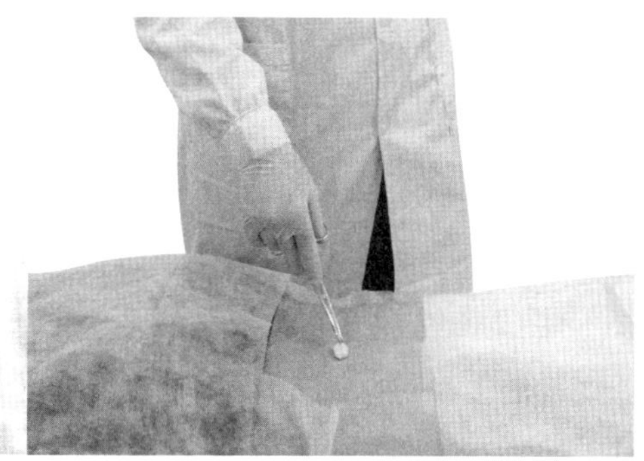

图1-25　酒精脱碘

**5. 术时无菌操作**

医生和护士均应严格执行无菌操作原则。术者洗手后不能接触未经消毒的物品，护士传递针刀等器械物品时，均应无菌操作。不可在手术人员的背后传递针刀及其他用具。术前清点针刀器械并记录，术后要核对无误。

6. 一支针刀只能在一个治疗点使用，不可用一支针刀在多个治疗点进行治疗，以防不同部位交叉感染。医生戴无菌手套操作，连续给不同患者做针刀治疗时，应更换无菌手套。

7. 参观针刀操作的人员不可太靠近术者或站得太高，也不可随意在室内走动，以减少污染的机会。

8. 术后注意事项

术毕，迅速用创可贴覆盖针孔，若同一部位有多个针孔，可用无菌纱布覆盖、包扎。嘱患者24小时内不可在施术部位洗擦。24小时后，可除去包扎。患者术后常规服用抗生素3日防止感染。

### 四、麻醉方法

针刀治疗前实施麻醉的作用是消除患者的疼痛和不适感，以确保针刀治疗操作能够安全、顺利地进行；治疗结束后，各种感觉能及时平稳地恢复正常。针刀治疗一般采用局部浸润麻醉。选用合适的注射器和针头，针的斜面向下刺入皮内，注药后形成皮丘，再由浅至深分层刺入注药，直至需要治疗的深层组织。也可将针直达深层组织，再由深部逐步提出到浅层，边退边注药，或将注射针变换几个不同的方向注射药物。

注意事项：注药不能超过极限量，避免药物毒性反应，如0.25%~0.5% 利多卡因极量为400mg；每次注药前都要回抽，未见回血才能将药物缓慢注入。

## 第五节　针刀刀法基本操作技术

### 一、持针方法

正确的持针刀手法是针刀操作准确的重要保证。针刀不同于一般的针灸针和手术刀，针刀是一种闭合性的手术器械，在人体内可以根据治疗要求随时转动方向，而且对各种疾病的治疗刺入深度都有不同的规定。因此针刀的持针方法要求能够掌握方向，并控制刺入的深度。

以术者的右手食指和拇指捏住针柄，因为针刀的针柄是扁平的，并且和针刃在同一个平面内，针柄的方向即是刀口线的方向，所以可用拇指和食指来控制刀口线的方向。针柄扁平呈葫芦状，比较宽阔，方便拇、食指的捏持，便于用力将针刀刺入相应深度。中指托住针体，置于针体的中上部位，如果把针刀总体作为一个杠杆，中指就是杠杆的支点，便于针体根据治疗需要改变进针角度。无名指和小指置于施术部位的皮肤上，作为针体刺入时的一个支撑点，以控制针刺的深度。在针刀刺入皮肤的瞬间，无名指和小指的支撑力和拇、食指的刺入力的方向是相反的，以防止针刀在刺入皮肤的瞬间，因针刀刺入的惯性力的作用而刺入过深（图 1-26）。另一种持针方法是在刺入较深部位时使用长型号针刀，其基本持针方法和前者相同，只是要用左手拇、食指捏紧针刀体下部。一方面起扶持作用，另一方面起控制作用，防止在右手用力刺入时，由于针体过长而发生针体弓形变，引起方向改变（图 1-27）。

以上两种是常用的持针方法，适用于大部分的针刀治疗。治疗特殊部位时，根据具体情况持针方法也应有所变化。

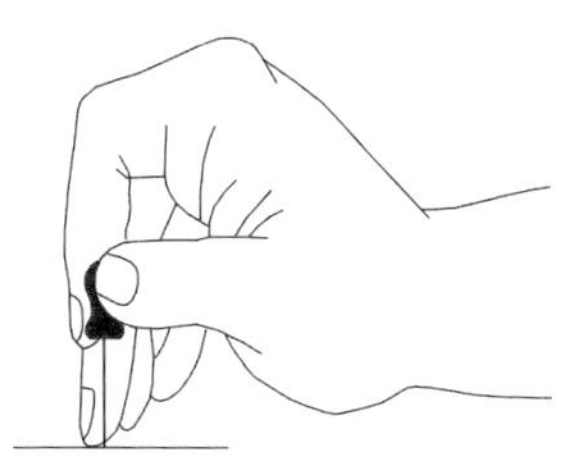

图 1-26　针刀单手进针法

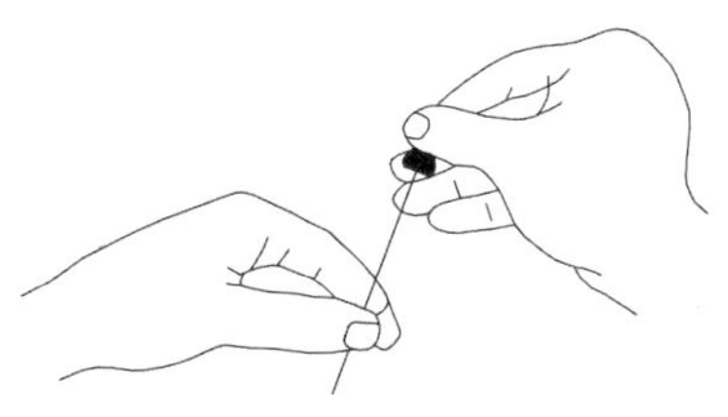

图 1-27　针刀夹持进针法

## 二、针刀进针的四步规程

针刀进针分 4 个规程，分别为：

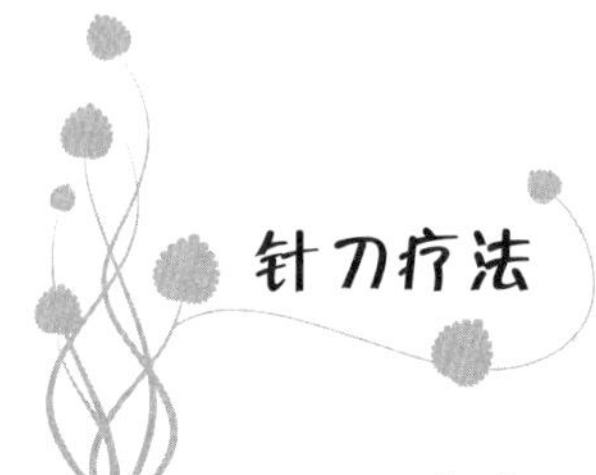


### 1. 定点

定点即定进针点，在进针部位用定点笔做一记号。定点是基于对病因病理的精确诊断，对进针部位解剖结构立体、微观地掌握。定点的正确与否，直接关系到治疗效果（图 1–28）。

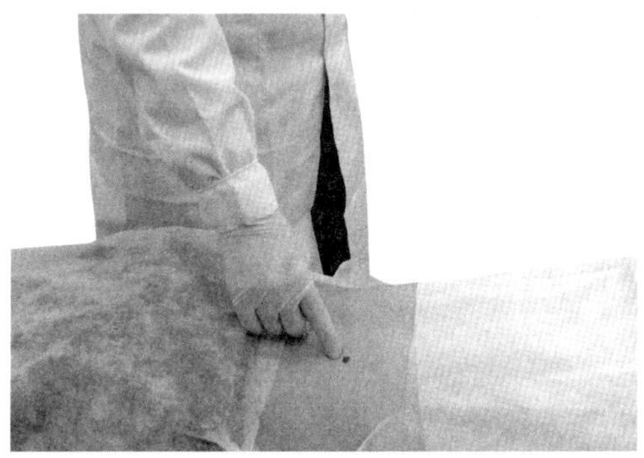

图 1–28　定点

### 2. 定向

使刀口线和重要血管、神经及肌肉纤维走向平行。定向是在精确掌握进针部位的解剖结构的前提下，采取适当的手术入路，有效地避开重要的神经、血管和脏器，确保手术成功 ( 图 1–29) 。

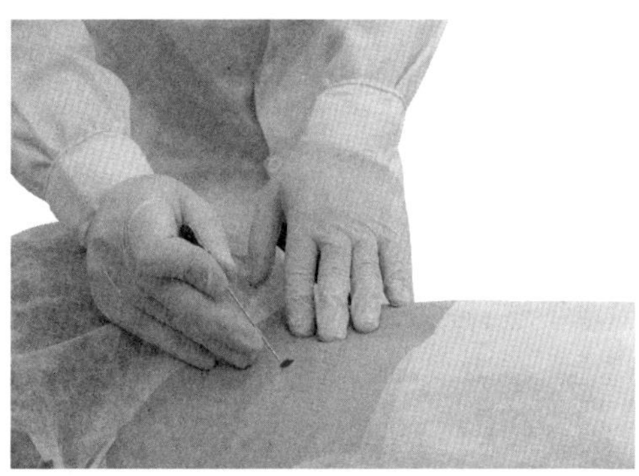

图 1–29　定向

3. 加压分离

进针时以左手拇指下压进针点皮肤，横向拨动，使重要血管、神经被分离在指腹一侧，右手持针刀紧贴拇指甲面。加压分离是在浅层部位有效避开神经、血管的一种方法 ( 图 1–30)。

4. 刺入

右手稍用力下压，针刀即可穿透皮肤，刺入相应部位，再根据需要施行手术方法进行治疗。刺入时，以右手拇、食指捏持针刀柄，其余三指做支撑，压在进针点附近的皮肤上，防止针刀刺入过深而损伤深部重要神经、血管和脏器，或超过病灶而损伤到健康组织。

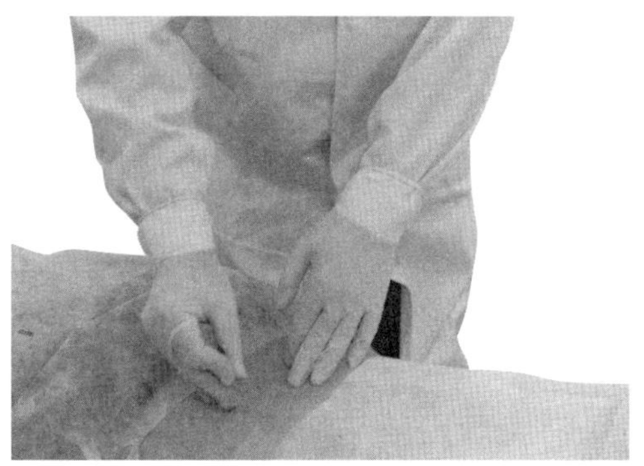

图 1–30 加压分离，刺入

## 三、针刀的手术入路

针刀的手术入路是将针由体外经皮肤、皮下组织、筋膜、肌肉等层次刺入并达到目标位置的方法。针刀直径较粗，通常在 0.4~1.0mm，且前端有平刃，因此软组织松解针对性较强，而松解效果与组织创伤是成正比的，所以针刀刺入时形成的组织创伤也较大。另一方面，定位准确与否是针刀治疗取得效果的关键因素。所以要达到既安全又有效的要求，就必须有一套科学的进针方法。

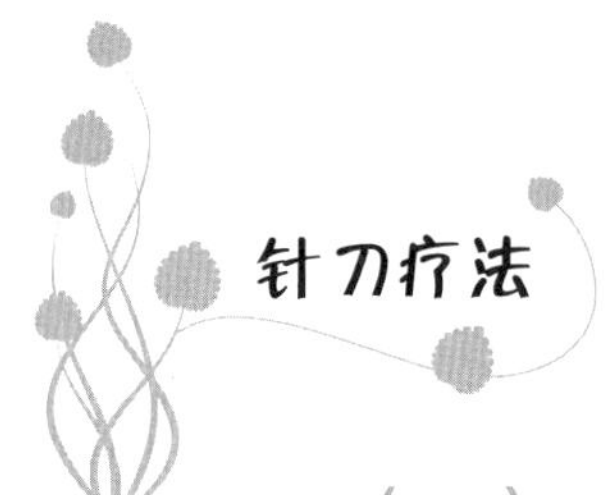


## （一）一般手术入路

一般手术入路的原则是避开血管和神经。定点、定向、加压分离、刺入这四步规程是治疗慢性软组织疾病普遍使用的手术入路方法。定好点后，将针刀刀锋端放置在进针点后（刀口线和施术部位的神经、血管走行方向平行，无神经、血管处和肌肉纤维的走行方向平行），以辅助手的拇指尖端在进针点用力下压，由于神经和血管在活体组织中有一定的活动度，因此当指尖下压时，走行于其下方的神经、血管将向两侧移位，此时再将针刀快速刺入皮肤，进入体内，按压手仍保持按压状态，持针手持住针柄，边抖动边下压针身使针刀缓慢深入，做到边探索边进针，切忌鲁莽进针。活体组织中的神经、血管对于异物的直接刺激有应激性的躲避反应，因此，在这种探索式的进针方式下，若刀锋端碰触到神经、血管，后者也可以借助这种躲避反应避开刀锋从而避免受到损害。这一方法可有效地避开神经血管。我们将这一基本方法称之为“手术入路 1”。

## （二）以骨性标志为依据的手术入路

骨性标志是用手在人体体表可以精确触知或者用针刀在体内精确触知的结构，如喙突、桡骨茎突、关节突、横突、肋骨等。这些骨性标志，除了具有定位意义外，也是进针的重要参考。以骨性标志为依据的进针方法，其原则是针刃不离骨面以保证安全操作。在非直视的情况下，我们无法直接看到体内的神经和血管等重要组织，有时也无法判断针刃在体内的确切位置，这就给针刀治疗带来了安全隐患，但是仍然可以通过某些方法规避上述风险，例如以骨性标志为依据进针，移动针刃位置时针刃始终不离骨面，以骨面为导航引导针刃的移动。这种方法的优点有：①有骨性标志为依据，可以有效地避免损伤神经和血管。骨性标志可以在体表精确触知，或者在体内用针刀精确触知，而一般骨性标志和神经血管的相对位置是固定的，这有利于避开神经和血管。②有骨性标志为依据，可以精确判断针刃在体内的位置，不至于造成因为位置不清而引起的意外，例如针刃始终不离开肋骨骨面则可有效地避免气胸（图 1-31）。

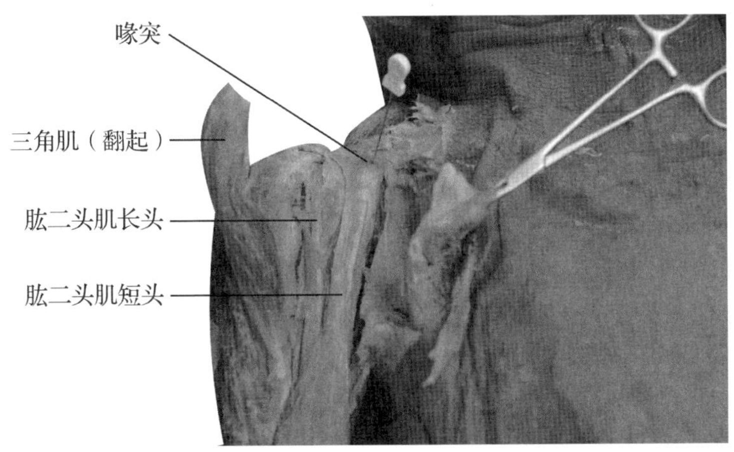


图 1-31　按骨形标志的手术入路

**1. 按骨突标志的手术入路**

骨突一般都是肌肉和韧带的起止点，也是慢性软组织损伤的好发部位。如果是骨突处附着的软组织（肌腱或韧带）病变，则按手术入路 1 刺入后，直达骨面，然后再将刀锋移至肌腱或韧带的附着处行点状切割松解。如果是腱鞘病变，则按腱鞘炎的手术入路和治疗方法。如果是骨突周围的滑囊病变，则根据滑囊的立体定位，先按手术入路 1 的方法刺入，穿过滑囊，刀锋到达滑囊对侧的内侧壁即靠近骨的一侧滑囊的内壁进行十字型切开。

腕横韧带的附着点为手舟骨结节、豌豆骨、大多角骨和钩骨钩。针刀松解腕横韧带治疗腕管综合征时，以上述四个骨性标志为依据切开腕横韧带的附着点（图 1-32）。

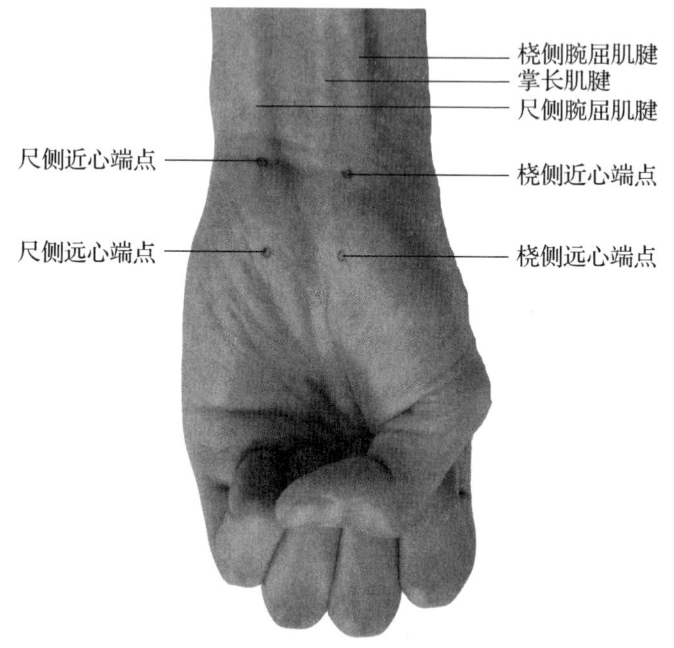


**图 1-32　治疗腕管综合征的手术入路**

腕管有九条肌腱以及神经和动静脉通过，掌面有腕横韧带覆盖，且腕横韧带厚而坚韧。要想把腕横韧带松开，消除患者的临床症状，而又不破坏腕横韧带的完整性，保持它对屈肌腱的支持功能，同时还要做到手术安全，这就要采取特殊的手术入路方法。令患者用力握拳屈腕，腕部有三条肌腱隆起，桡侧的一条就是桡侧腕屈肌腱，尺侧的一条是尺侧屈腕肌腱，这两条肌腱的内侧缘和远侧腕横纹的两个交点，正是腕横韧带近侧边缘的两端。沿着桡侧和尺侧腕屈肌腱内侧缘和远侧腕横纹的两个交点向远端移 2.5cm 左右，正是腕横韧带远侧边缘两端的内侧。这四个点即为针刀治疗腕管综合征的四个进针点，分别称为桡侧近心端点和尺侧近心端点、桡侧远心端点和尺侧远心端点，此四点分别为手舟骨结节、豌豆骨体表投影处、大多角骨体表投影处和钩骨体表的投影。进针时，以辅助手拇指按在进针点处，使针刀垂直于进针点皮肤表面，针刃与上肢纵轴平行，使针尖快速穿过皮肤、掌腱膜等组织到达腕横韧带在上述四块骨的附着点处。因为在豌豆骨桡侧缘有尺神经和尺动脉紧贴尺侧腕屈肌腱走行，而在桡侧的进针点则有桡动脉的掌浅弓分支走行，因此操作时动作要轻柔，先试探后切割，并密切注意患者的反应。另外操作时应避免使针刀进入腕管（图 1-33）。

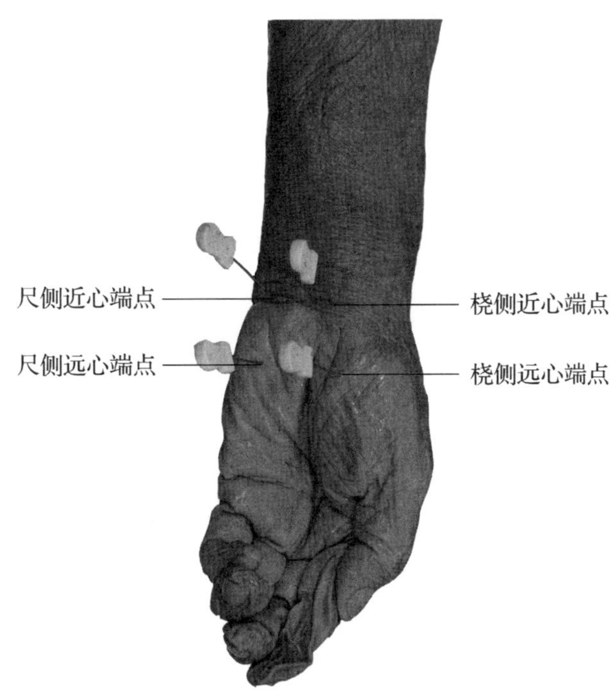


1. 针刀刺入皮肤层

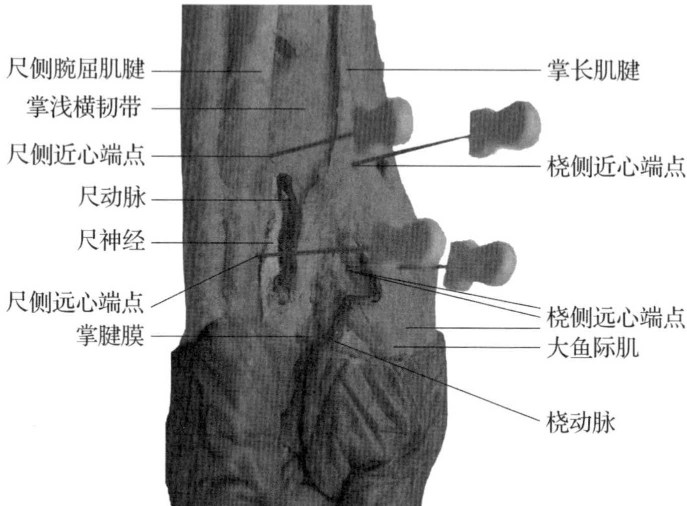


2. 针刀穿过皮肤进入掌浅横韧带

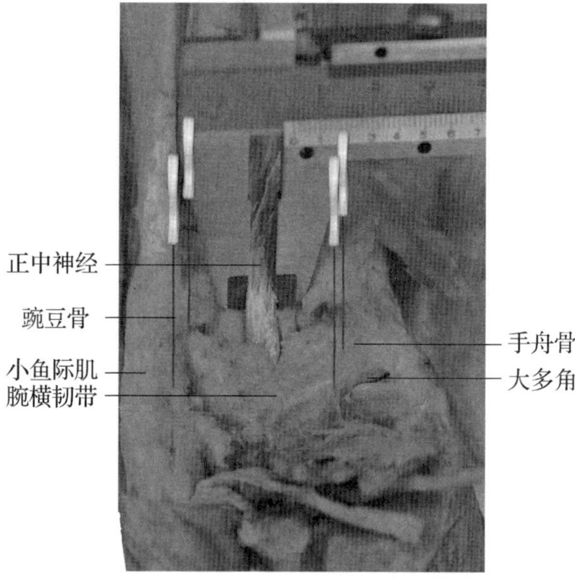


3. 针刀切割腕横韧带

**图 1–33　松解层次**

2. 按肋骨标志手术入路

在治疗胸背部疾病的时候，肋骨虽潜藏于肌肉之内，但在针刀刺入浅层以后即达到肋骨平面，此时以肋骨为依据，当胸部的慢性软组织损伤疾病不在肋骨表面以上而在肋骨之上下缘时，让针刃先刺到病变部位最靠近肋骨上或肋骨边缘，然后再移动针刃到病变部位，这样术者心中有数，能很好地掌握深度，也不会使针刃失控而刺入胸腔。

3. 以横突为依据的手术入路

在治疗脊柱两侧，颈、胸、腰部慢性软组织损伤疾患时，以横突这个骨性组织为依据，针刀刺入后当针刃到达横突以后，然后再移动针刃到病变组织部位进行治疗。这样可以做到心中有数，易掌握深度，而不会使针刃刺入胸腔、腹腔，也不会损伤颈椎横突前方的重要组织。注意，脊柱附近的软组织损伤疾病的手术入路，都从背侧，不可从前方入路（图 1–34）。

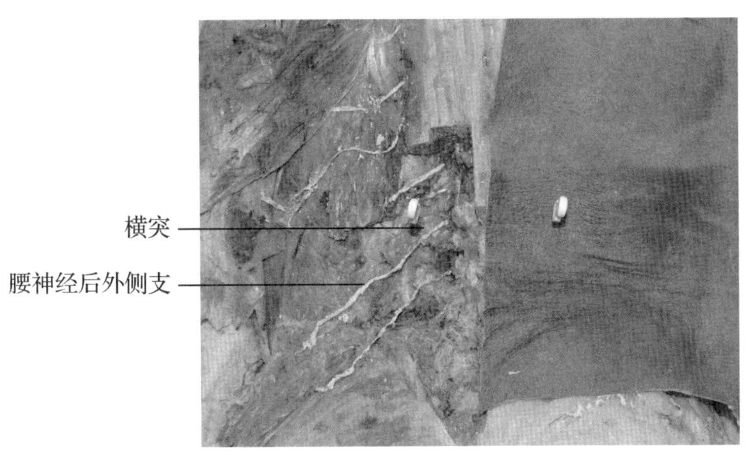


图 1–34　以横突为标志的手术入路

4. 以关节突关节为依据的手术入路

治疗颈腰椎病时有时需要松解关节囊，这需要以关节突关节为依据进针。此时必须清楚地了解关节突关节的体表投影。颈椎椎间关节即关节突关节，由上位颈椎的下关节突与下位颈椎的上关节突构成，关节面较平，上关节突朝向后上，下关节突朝向前下，其角度接近水平位。$C_1$~$C_2$ 关节突关节位于 $C_2$ 棘突上缘水平线，其他的颈椎关节突关节位于相应下位颈椎的棘突水平线，如 $C_2$~$C_3$ 关节突关节位于 $C_3$ 棘突水平线。颈椎关节突的内侧缘距正中线 1.5cm，外侧缘距正中线 2.5cm，宽度约 1cm。腰椎关节突关节位于相应上位椎体棘突水平，呈垂直纵向方向，距正中线距离约为 1.5cm。进针时先按照关节突关节在体表的投影区确定进针点，快速将针刺入皮肤，然后探索、摆动、缓慢进针，边进针便寻找骨性组织，到达骨性组织后边下切边探索寻找关节间隙，颈椎关节突关节的关节间隙为水平位，腰椎关节突关节的关节间隙为垂直位，找到关节间隙后松解关节囊（图 1-35）。

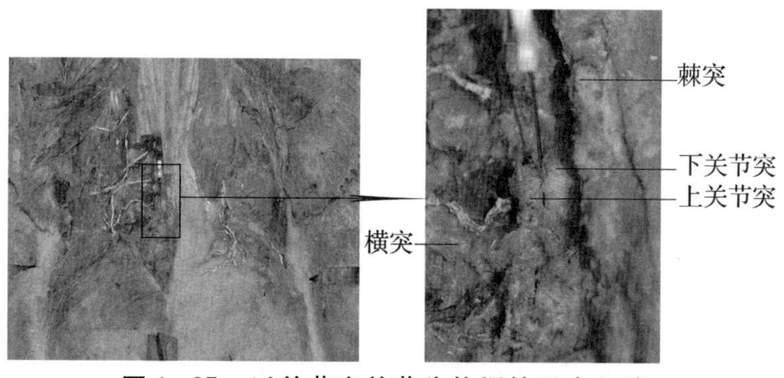


**图 1-35　以关节突关节为依据的手术入路**

## （三）以腱性标志为依据的进针方法

此种进针方法用于松解浅表的韧带及肌腱，以直接减低其张力以达到治疗目的。进针时根据治疗目的，术者用手触清目标肌腱或韧带以确定进针点。进针时，使针尖快速刺入皮肤直达肌腱或韧带表面，此时手下有坚韧的阻力感，然后按照治疗目的进行操作，例如，对于尖足畸形的脑瘫患者，松解跟腱可以有效地使其尖足畸形得到矫正。进针时，要根据治疗目的设定切割的部位、方式及程度（如松解跟腱要呈“Z”形）。首先术者用手触摸目标肌腱或韧带，确定进针点。进针时，使针尖快速刺入皮肤直达肌腱或韧带表面（手下有坚韧的阻力感），然后，按照治疗的设计对肌腱或韧带进行切割松解，特别要注意，对肌腱或韧带的松解量要本着宁少勿多的原则，不可一次松解量过大以免造成医源性伤害，可以分次少量松解，依术后病情变化决定后续治疗方案（图 1–36）。

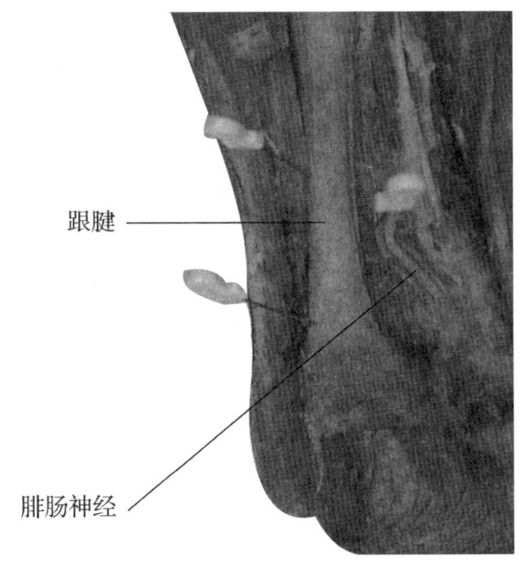


**图 1–36 以韧带、肌腱结构为依据的手术入路**

## （四）以肌附着点为依据的手术入路

此种入路方法的原则是在骨缘松解肌附着点，刀锋不离骨面，术后充分压迫止血，用于肌与骨的连接处的松解。在人体结构中，有些肌肉与骨的连接并不是以肌腱的形式，而是直接以肌纤维连接至骨，松解肌与骨的连接处可以降低肌肉的张力，有利于与目标肌肉张力过高有关的疾病的康复（头半棘肌在枕骨上附着处的松解等）。松解肌的附着点还可以治疗此处肌止点的损伤。

进针时，首先找到与肌相连接的骨性标志，确定肌的附着区域为进针点，刀缝到达骨面后，轻提针刀至肌层表面，切割肌止点数次（依部位及病情而定），注意控制深度，刀锋不离骨面，同时由于肌组织中血管丰富，术后要注意充分压迫止血。肌与骨骼的附着点经常是劳损点，也是针刀治疗的松解点（图 1–37）。

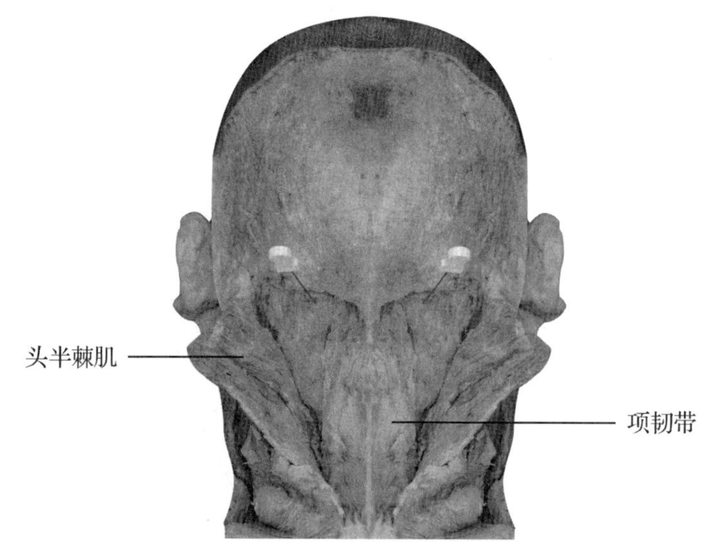


**图 1–37　以肌附着点为依据的手术入路——头半棘肌的止点松解**

## （五）以组织层次为依据的手术入路

人体不同部位组织厚度差异很大，而需要针刀松解的组织层次深浅不一，针刀穿过不同组织时医生手下感觉也不一样，因此对于组织层次应该有清楚的把握。

例如屈指肌腱鞘位置表浅，而且需要切开松解的是腱鞘而不是肌腱。手术入路原则是有效切开腱鞘，避免损伤肌腱。进刀按手术入路1的方法刺入，以右手拇、食指捏持针柄，左手拇指尖掐按在定点处以固定进针点组织。使刀口线与肌腱纵轴平行，使针尖快速穿过皮肤，保持针体与皮肤表面垂直，缓慢探索进针，针尖穿过腱鞘时可有落空感，继续进针达肌腱时针下可有针尖碰触坚韧组织的感觉，令患者屈伸患指，术者可感觉到针尖与运动的肌腱之间所产生的摩擦感（如果患者屈伸患指时带动针刀移动，说明针刀尖部已进入肌腱组织，需稍提起针刀），此时停止进针（不可穿透肌腱）。在此位置轻提针刀至腱鞘表面，依定点标志行腱鞘切开，针下有松动感时说明已达到松解目的。手术全过程中必须始终保持刀口线与患指纵轴平行，禁止调转刀口线以避免横断肌腱。治疗腱鞘炎的手术入路——屈指肌腱鞘炎的手术入路（图1–38）。

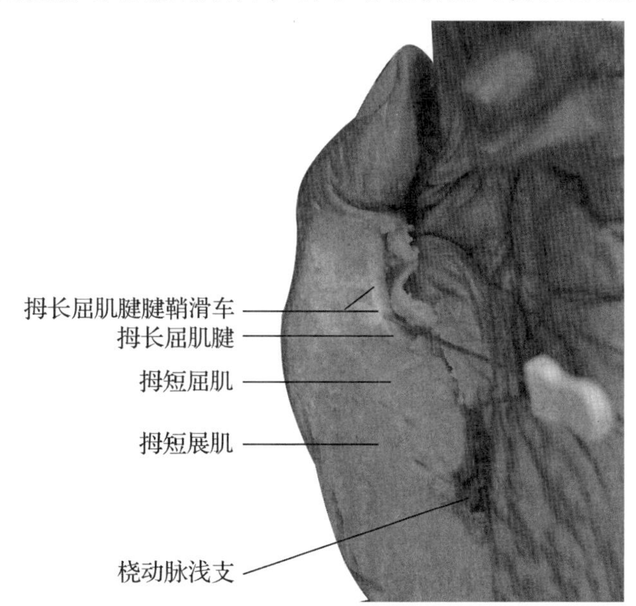


图1–38 治疗腱鞘疾患手术入路

对于深层组织，首先要找准深层组织的体表投影，然后找准病变位置，并搞清覆盖于病变组织上的神经、血管、肌肉、韧带等各种组织的解剖层次，依浅层组织为依据，按一般方法刺入，到达病变部位以后，根据治疗目的决定是否掉转针刃，原则是保持刀口线与神经血管的走向相一致，然后再进行各种治疗手术。

如果松解目标在深层，而浅层组织又比较松弛，则可以用手法推开浅层组织，直接进入深层的手术入路方法。如治疗肱桡关节滑囊炎时，因肱桡关节滑囊位于肱桡肌上端的深面，且深层尚有诸多神经、血管，为了能够安全手术，用手法将肱桡肌扳开，用左手拇指下压，将深层的神经、血管分开，推挤到两侧，针刃紧贴左手拇指甲刺入，这样针刃可以穿过皮肤到肱二头肌止腱，穿过肱二头肌止腱即达桡肱关节滑囊，再进行治疗。

以上叙述了五种基本的手术入路，涵盖了大多数疾病的针刀治疗，当然，在具体疾病的治疗时，还会有更加具体、详细的手术入路。另外，有些疑难疾病还有其特殊的手术入路。随着针刀临床技术的发展，还会不断地对进针方法进行补充。

## 四、常用针刀刀法的手术操作

针刀刀法是指针刀手术操作过程中，针刀的针刃和针体作用于病灶组织，根据不同的治疗目的，采用不同的刀法术式，具体实施治疗的操作方法。因此，它是针刀基本操作技术的核心部分，也是保证安全和取得疗效的根本手段。常用的操作方法有：

### （一）神经触激法

适用于神经病变。刀口线和神经纵轴平行，针刀刺入直达神经干表面并触激神经，患者出现放电感即止，不可损伤神经（图 1–39）。

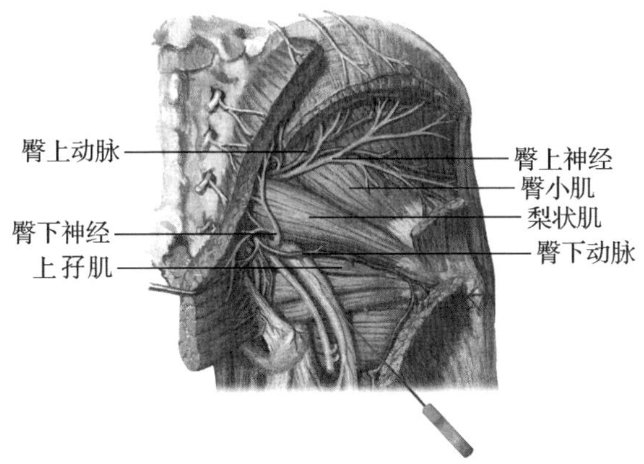


图 1–39 针刀神经触激法手术图示

## （二）锐性松解法

### 1. 纵行疏通剥离法

适用于粘连瘢痕发生在肌腱与骨面、韧带与骨面附着点或肌筋膜。刀口线与治疗部位神经、血管等走向平行，刺入皮肤达病变组织后，刀口线方向与肌纤维、韧带走向一致，纵行纵向（沿刀口线方向）或纵行横向（平行于刀口线方向）切割病变软组织的方法为纵行疏通剥离法。此法是松解粘连瘢痕组织的基本方法，具有创伤小、松解彻底的特点，但对大范围粘连松解不完全，可用于身体大部分部位，尤其是跟腱等不能过多损伤部位的治疗（图 1–40）。

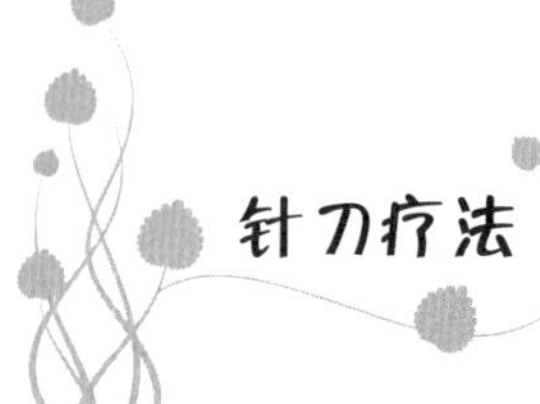


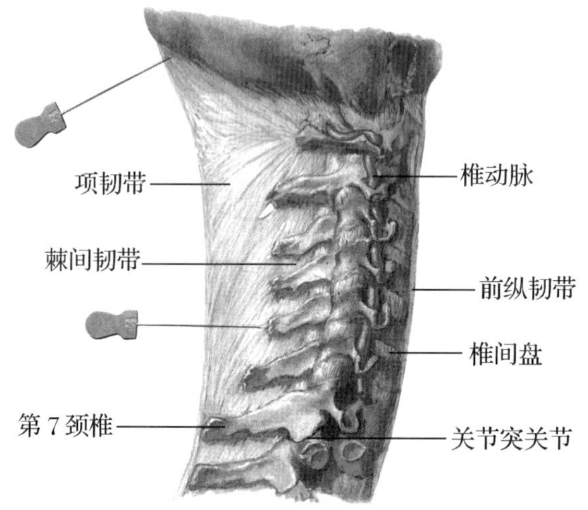


图1–40　针刀纵行疏通剥离手术图示

2. 横行剥离法

适用于粘连瘢痕发生在肌腱与骨面、韧带与骨面附着点或肌筋膜。针刀刀口线与肌肉、韧带或肌筋膜走向平行，快速刺入皮肤直达病变组织后，调转刀口线90°，使其垂直于病变组织的肌纤维、韧带方向，横行横向（沿刀口线方向）或横行纵向（平行于刀口线方向）切割病变软组织。此法是将粘连瘢痕组织进行横行疏通切开的基本剥离方法。该法松解范围较纵行疏通剥离大，松解比较彻底，但对肌纤维的创伤较大，也容易损伤神经和血管，可用于肌肉比较丰厚的部位，如臀部病变的治疗，一般与纵行疏通剥离法结合使用（图1–41）。

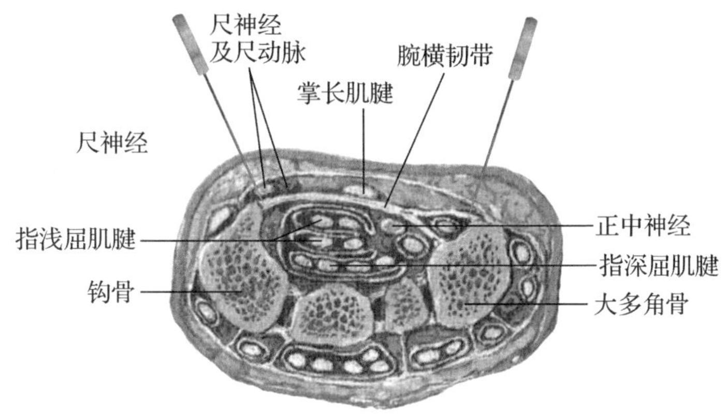


图 1-41 针刀横行剥离法手术图示

### 3. 横行铲剥法

适用于肌肉、韧带和骨面发生粘连时。刀口线和肌肉、韧带走向一致刺入患处，当刀口接触骨面时，做和肌肉、韧带走行方向垂直的铲剥，将粘连在骨面上的肌肉、韧带从骨面上铲起，当觉得针下有松动感时即出针（图 1-42）。

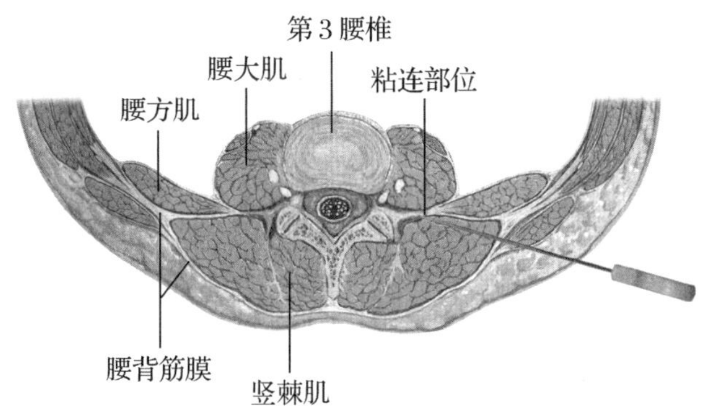


图 1-42 针刀横行铲剥法手术图示

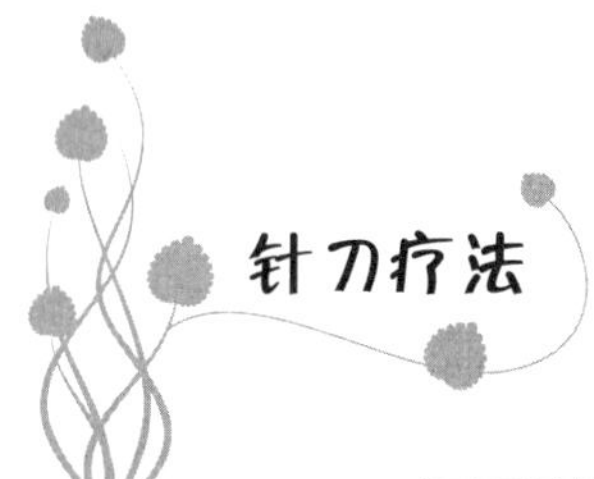


4. 切开剥离法

当几种软组织（肌肉与韧带、韧带与韧带之间因损伤互相结疤粘连时，或因血肿机化后形成包块，或软组织变硬形成条索等，针刀治疗时，将刀口线和肌肉、韧带走行方向一致刺入患处，刀刃达病变处时将互相间的粘连或瘢痕切开（图 1–43）。

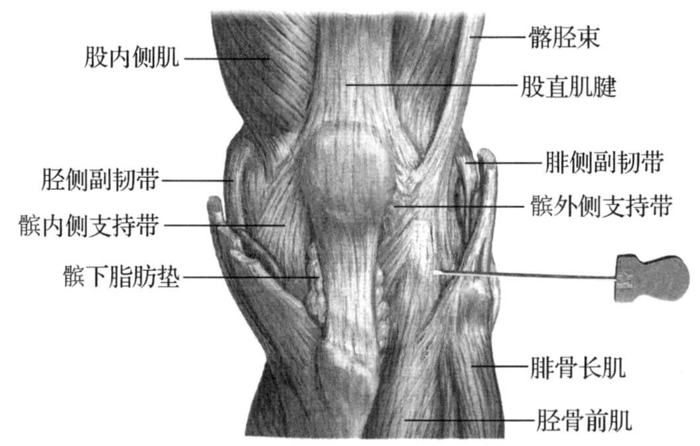


图 1–43　针刀切开剥离法手术图示

5. 切割肌纤维法

适用于肌纤维挛缩引起的疼痛和功能障碍。刀口线与肌纤维走向平行，快速刺入皮肤，直达挛缩的肌纤维处，调整刀口线与肌纤维成 45°，切割少量肌纤维。此法可用于四肢腰背部肌肉纤维挛缩所引起的疼痛伴功能障碍疾病（图 1–44）。

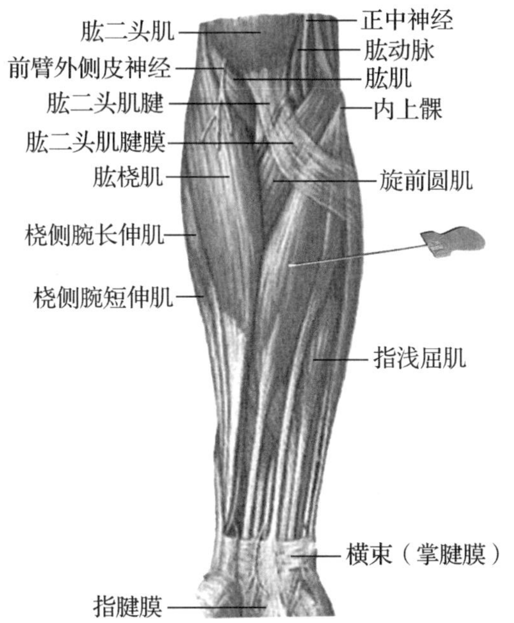


图 1–44 针刀切割肌纤维法手术图示

### 6. 切开腱鞘减张法

适用于狭窄性腱鞘炎出现顽固性疼痛和关节活动功能障碍时，刀口线与肌腱走向平行，快速刺入皮肤，直达腱鞘硬结处，纵行切开部分狭窄的腱鞘滑车，使受卡压及粘连的肌腱得以减张减压，滑液得以正常润滑（图 1–45）。

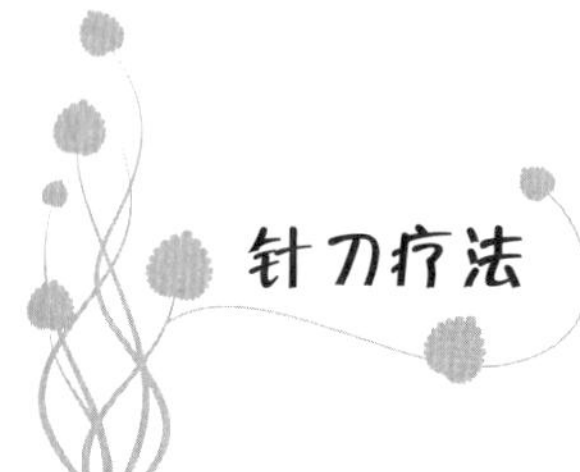

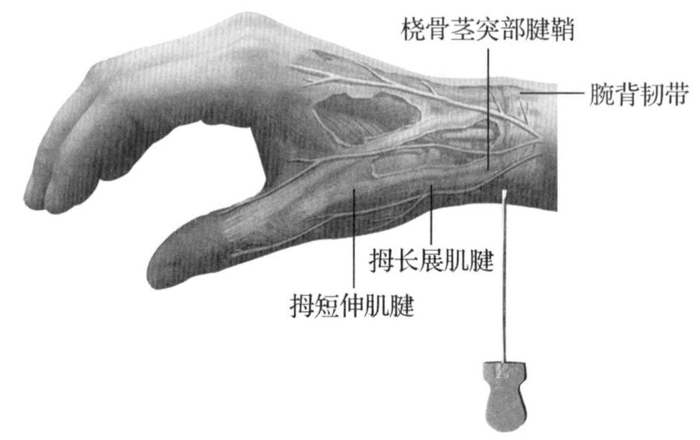


图 1–45　针刀切开腱鞘减张法手术图示

7. 切开骨纤维管减压法

适用于神经在骨性纤维管处受卡压时。刀口线与神经走向平行，快速刺入皮肤后直达骨性纤维管，在神经的旁侧将骨性纤维管的横韧带部分切开，解除局部的高张力，缓解疼痛。此法以不损伤神经血管为度（图 1–46）。

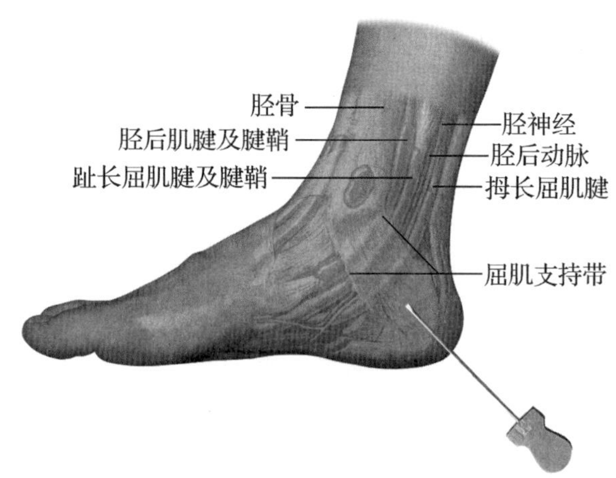


图 1–46　针刀切开骨纤维管减压法手术图示

### 8. 切开引流法

适用于滑液囊、关节囊等囊腔内有较多炎性积液并呈高张力状态引起的严重的休息痛，或表皮囊肿。避开神经血管，快速刺入皮肤后到达积液的囊腔，把囊腔做“十”字切开，使液体在周围组织中吸收以达到治疗目的；或在表皮的囊肿表面行“十”字或“井”字切开，使囊液流出。此法多用于关节囊及关节表面囊肿的切开引流，如肩关节、膝关节滑囊、关节囊肿的治疗（图 1–47）。

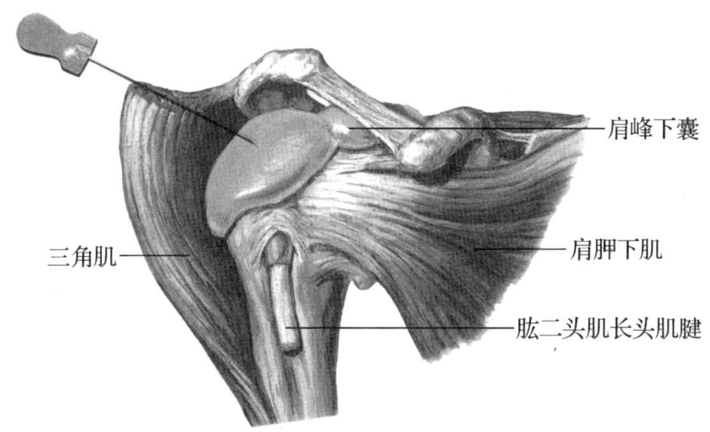


图 1–47　针刀切开引流法手术图示

### 9. 切割挛缩延长法

适用于挛缩的肌肉、肌腱、韧带等软组织。刀口线与神经血管走向平行，快速刺入皮肤后，对挛缩组织进行切开或剥离，使短缩的组织放松和延长。可用于跟腱挛缩症（图 1–48）。

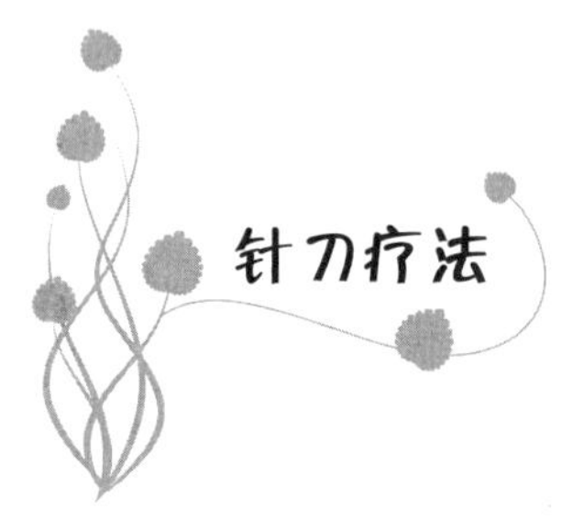


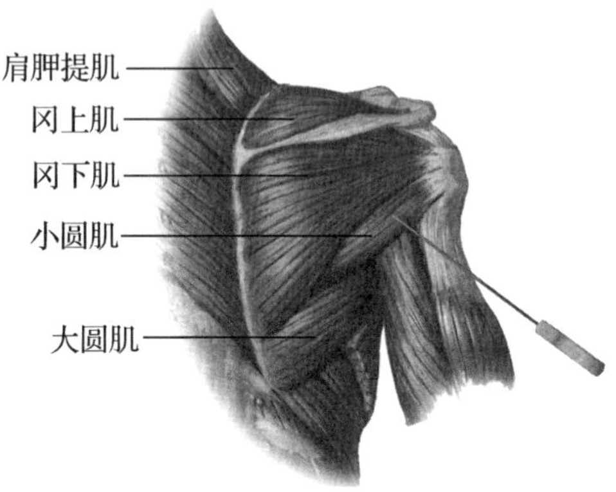


图 1–48　针刀切割挛缩延长法手术图示

10. 松解瘢痕法

瘢痕质地坚韧，瘢痕如在腱鞘壁或肌肉的附着点处和肌腹处时，用针刀先沿软组织的纵轴切开数条口，然后在切开处反复疏剥2、3次，刀下有柔韧感时，说明瘢痕已碎，出针（图 1–49）。

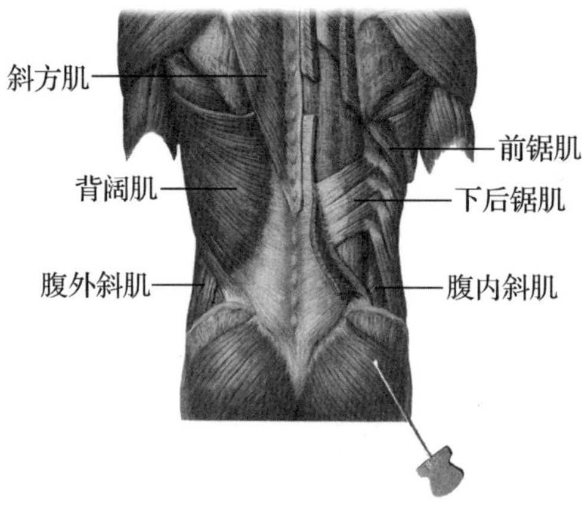


图 1–49　针刀松解瘢痕法手术图示

### 11. 铲磨削平法

骨刺长于关节边缘、关节周围，其原因是附着在骨面的软组织损伤后挛缩、牵拉日久而发生增生。治疗时，应将针刀刀口线与骨刺纵轴垂直，针体垂直骨面刺入，刀刃接触骨面后，把附着在骨刺尖部紧张、挛缩的软组织切断，消除其拉应力，并把骨刺尖部的瘢痕组织铲掉使锐边磨平（图 1-50）。

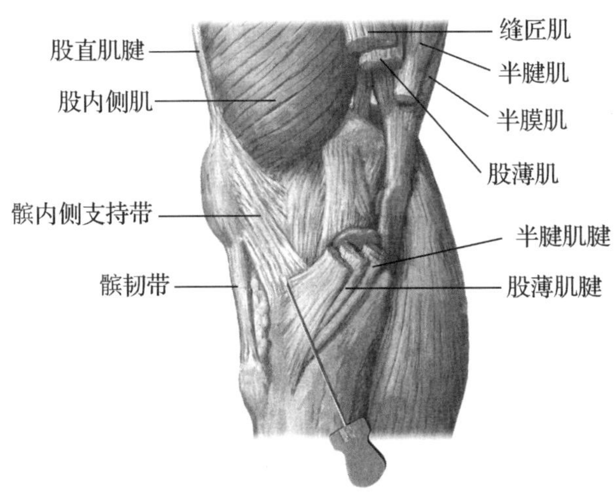


图 1-50　针刀铲磨削平法手术图示

## （三）钝性松解

### 1. 纵行摆动松解法

适用于行疏通剥离法后，需要进一步减轻病灶周围肌痉挛或肌紧张状态时。刀口线和肌肉、韧带走向平行，沿刀口线方向摆动针柄，通过针体牵拉组织使之松解。此法对于不同层次的粘连具有较好的松解作用，但在粘连范围较大、程度较严重时松解不彻底，为纵行疏通剥离法的辅助方法，一般不单独使用。同时该法不易损伤神经、血管及肌纤维，适用于肌肉层次丰富的部位，如臀部、项部等部位（图1-51）。

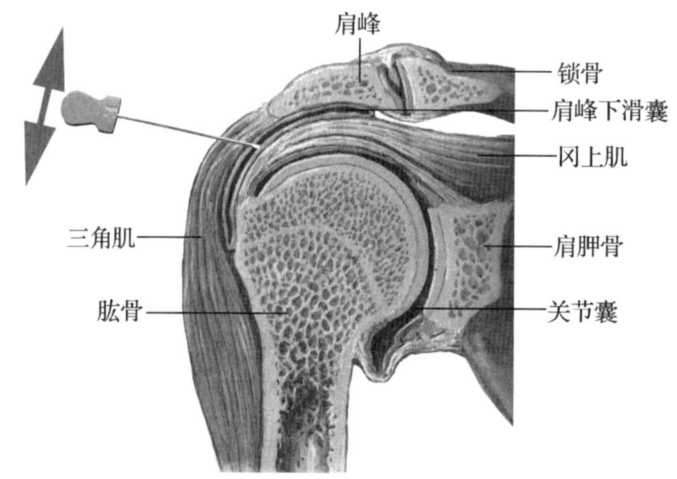


图 1-51 纵行摆动

2. 横行摆动松解法

适用于行疏通剥离法后，需要进一步减轻病灶周围肌痉挛或肌紧张状态时。针刀刀口线和肌肉、韧带走向平行，沿与刀口线垂直方向摆动针柄，通过针体牵拉组织使之松解。此法为横行疏通剥离法的辅助方法，松解程度较纵行摆动松解法彻底，与横行疏通剥离法合用，对于不同层次的粘连具有很好的松解作用，适用于肌肉层次比较多的部位，安全性大（图 1-52）。

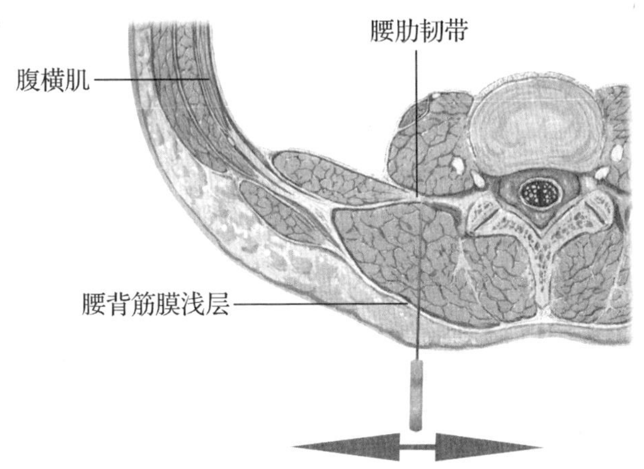


图 1–52　针刀横行摆动松解法手术图示

## （四）扇形剥离法

适用于相邻组织平面之间发生大面积的粘连瘢痕。刀口线与肌肉韧带走向平行，快速刺入皮肤后，缓慢推进直达病变组织处，在相邻组织之间进行扇形切开摆动分离治疗。该法常用于两个相邻组织平面分离治疗，如肌肉与韧带粘连、韧带与韧带粘连或膝关节髌韧带与脂肪垫大片粘连处。该法操作幅度大，松解彻底，适用于肌肉肌腱粘连比较严重部位的治疗（图 1–53）。

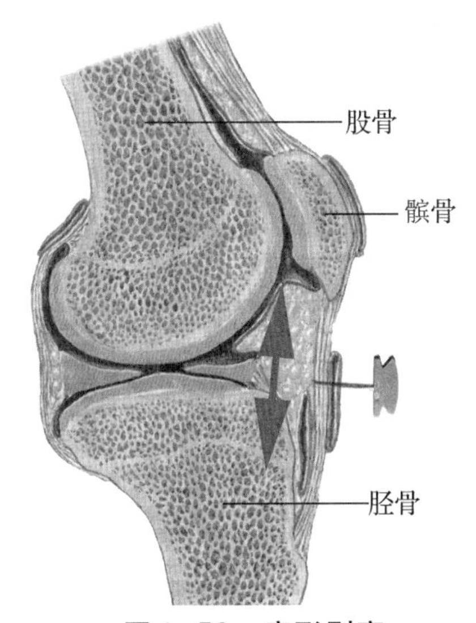


图 1–53　扇形剥离

## 五、针刀操作的角度和深度

针刀操作的角度是针刀治疗过程中保证安全和取得疗效的关键，精准的针刀方向可以“刀至病所”，取得明显疗效而不伤及治疗局部其他脏器及血管神经，针刀方向错了，安全性和疗效便成为一句空话。因此，在进行针刀治疗时一定要注意针刀操作的角度。

大部分针刀操作的角度要求垂直于皮面，也就是说针体与身体的纵轴或横轴成90°，但在不同的部位、不同的治疗目的、不同的松解范围，针刀操作的角度亦会发生变化。在治疗枕部枕骨上、下项线之间及枕下三角的区域时，患者俯卧位，术者坐于患者头部，针体应与身体的纵轴大于90°，使针尖朝向头顶部，这样的方向保证了治疗过程中针体不会损伤脊髓，而项部的治疗则要求针体与身体的纵轴成30°~60°，使针尖朝向足部，因为颈椎的棘突总趋势成向下排列状，这样的角度保证操作时，有棘突的阻挡，不至于针刀误入脊髓腔。胸腹部、背腰部及臀部大部分区域的的针刀治疗一般要求与身体的纵轴或横轴成90°。在治疗肩胛提肌损伤时针尖朝向肩胛骨内侧角，针刀方向朝向外下，在俯卧位时针体与身体的纵轴和横轴成30°~60°，在冈上肌处则针尖朝向下，即针体与身体的纵轴成30°~60°，在治疗冈下肌、大圆肌、小圆肌时，针尖朝向对侧，即针体与横轴的方向成30°~60°。肩部，针刀松解喙突治疗肱二头肌短头时，左手按住喙突，针尖朝下外不离喙突，即针体与身体横轴成30°~60°，肘关节针刀治疗时针尖一般垂直皮面或朝向外侧，膝关节治疗时针尖一般垂直于皮面。

在针刀治疗过程中，一般要求针刀必须到达治疗部位的骨面，但针刀进针的深度因患者的体型肥瘦、不同部位和治疗需要，治疗深度要求不一，但总的来说必须遵守针刀刀尖必须到达所要治疗的肌肉、肌腱和韧带的原则，否则达不到松解的目的，四肢部、尤其是上肢部，肌肉比较薄弱，此处针刀治疗宜浅，一般针刀到达骨面，进入机体几毫米即可，胸部进针宁浅勿深，而且治疗时针尖一定要顶着肋骨骨面，以免进入胸腔，腰背部肌肉比较丰厚，一般进针稍深，2~4cm 即可，臀部由于有比较粗大的肌肉覆盖，故进刀深度宜深，一般在 3~6cm。

### 六、出针刀法

出针刀法是治疗完毕后，将针拔出并覆盖无菌敷料的操作方法。出针时应先以左手持纱布按压住针孔周围皮肤，将针刀轻捷地直接垂直于皮肤向外拔出。其动作当仔细，随势提出，不能妄用强力，粗心大意。若拔针后，针孔偶有出血，可用消毒纱布或无菌干棉球在针孔处轻轻按压片刻即可。最后用创可贴或无菌敷料覆盖针孔（图 1–54，1–55）。

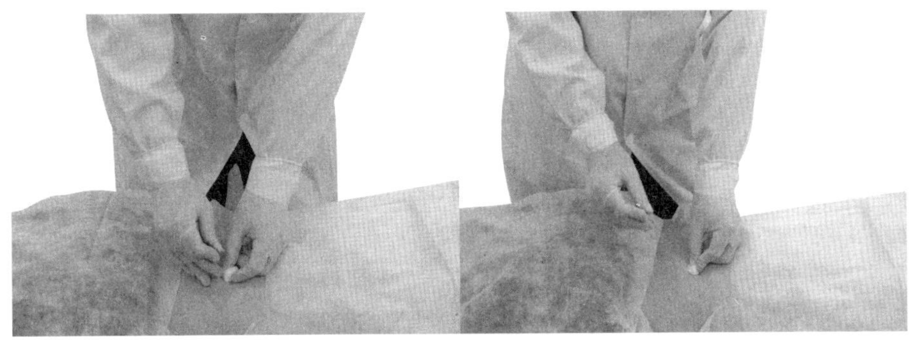

图 1–54 出针　　图 1–55 压迫针孔

## 第六节 针刀异常情况的处理及预防

### 一、晕针

晕针是指在针刀治疗过程中或治疗后半小时左右，患者出现头昏、心慌、恶心、肢冷汗出、意识淡漠等症状的现象。这是由于针刀的强烈刺激使迷走神经兴奋，导致周围血管扩张、心率减慢、血压下降，从而引起脑部一过性供血不足而出现的缺血反应。

晕针本身不会给机体带来器质性损害，如果在晕针出现早期及时采取应对措施，一般可避免发生严重的晕针现象。有人统计，在接受针刀治的疗患者中，晕针的发生率为1%~3%，男女之比约为1 ∶ 1.9。

## （一）发生原因

### 1. 体质因素

有些患者属于过敏性体质，血管、神经功能不稳定，多有晕厥史或肌内注射后的类似晕针史，采用针刀治疗时很容易出现晕针现象。在饥饿、过度疲劳、大汗、泄泻、大出血后，患者正气明显不足，此时接受针刀治疗亦容易导致晕针。

### 2. 精神因素

恐惧、精神过于紧张是不可忽视的原因，特别是对针刀不了解、怕针的患者。针刀治疗过程中出现的正常针感和发出的响声，如针刀在骨面剥离的“嚓嚓”声，切割硬结的“咯吱、咯吱”声，切割筋膜的“嘣、嘣”声等往往使患者情绪紧张加剧。

### 3. 体位因素

正坐位、俯坐位、仰靠坐位、颈椎牵引状态下坐位针刀治疗时，晕针发生率较高。卧位治疗时晕针发生率较低。

### 4. 刺激强度

在肩背部、四肢末端部位治疗时，针刀剥离刺激量大，针感强，易出现晕针。

### 5. 环境因素

严冬酷暑、天气变化、气压明显降低时，针刀治疗易致晕针。

## （二）临床表现

**1. 轻度晕针**

轻者轻微头痛、头晕、上腹及全身不适、胸闷、泛恶、精神倦怠、打呵欠、站起时有些摇晃或有短暂意识丧失。

**2. 重度晕针**

突然昏厥或摔倒，面色苍白，大汗淋漓，四肢厥冷，口唇乌紫，双目上视，大小便失禁，脉细微。

## （三）处理方法

1. 立即停止治疗，将未起的针刀一并迅速拔出，创可贴保护针孔。

2. 扶患者去枕平卧，抬高双下肢，松开衣带，盖上薄被，打开门窗。

3. 症轻者静卧片刻，或给予温开水送服即可恢复。

4. 症重者，在上述处理的基础上，点按或针刺人中、合谷、内关穴。必要时，温灸关元、气海，一般 2~3 分钟即可恢复。

5. 如果上述处理仍不能使患者苏醒，可考虑吸氧或做人工呼吸、静脉推注 50% 葡萄糖 10ml 或采取其他急救措施。

## （四）预防

1. 初次接受针刀治疗的患者要先行做好解释工作，打消其顾虑。

2. 选择舒适持久的体位，一般都可采取卧位治疗。

3. 治疗前应询问病史、过去史，对有晕针史的患者及心脏病、高血压病患者，治疗时应格外注意。

4. 选择治疗点要精、少，操作手法要稳、准、轻、巧。

5. 患者在大饥、大饱、大醉、大渴、疲劳、过度紧张、大病初愈或天气恶劣时，暂不做针刀治疗。

6. 对个别痛觉敏感部位，如手、足部、膝关节部或操作起来较复杂、较费时间的部位，可根据情况用 0.5% ~1% 利多卡因局麻。必要时也可配合全麻、硬膜外麻醉等。

7. 对体质较弱、术中反应强烈、术后又感疲乏者，应让患者在候诊室休息 15~30 分钟，待恢复正常后再行离开，以防患者在外面突然晕倒而发生危险。

## 二、断针

在针刀手术操作过程中，针刀突然折断没入皮下或深部组织里，是可能出现的针刀意外之一。

### （一）发生原因

1. 针具质量不好，韧性较差。

2. 针刀反复多次使用，在应力集中处也易发生疲劳性断裂。针刀操作中借用杠杆原理，以中指或环指做支点，手指接触针刀处是针体受剪力最大的部位，也是用力过猛容易造成弯针的部位，所以也是断针易发部位，而此处多露在皮肤之外。

3. 长期使用消毒液造成针身有腐蚀锈损，或因长期放置而发生氧化反应，致使针体生锈，或术后不及时清洁针具，针体上附有血迹而发生锈蚀，操作前又疏于检查。

4. 患者精神过于紧张，肌肉强烈收缩，或针刀松解时针感过于强烈。患者不能耐受而突然大幅度改变体位。

5. 发生滞针，针刀插入骨间隙、刺入较硬较大的变性软组织中，治疗部位肌肉紧张痉挛时，仍强行大幅度摆动针体或猛拔强抽。

## （二）临床现象

针体折断，残端留在患者体内，或部分针体露在皮肤外面，或全部残端陷没在皮肤、肌肉之内。

## （三）处理方法

1. 术者一定要保持冷静，切勿惊慌失措。嘱患者不要紧张，切勿乱动或暂时不要告诉患者针断体内。保持原来体位，以免使针体残端向肌肉深层陷入。

2. 若断端尚留在皮肤之外，应迅速用手指捏紧慢慢拔出。

3. 若残端与皮肤相平或稍低，但仍能看到残端时，可用左手拇、食指下压针孔两侧皮肤，使断端突出皮外。用手指或镊子夹持断端拔出体外。

4. 针刀断端完全没入皮肤下面，若断端下面是坚硬的骨面，可从针孔两侧用力下压，借骨面做底将断端顶出皮肤。或断端下面是软组织，可用手指将该部捏住将断端向上托出。

5. 若针刀断在腰部，因肌肉较丰厚，深部又是肾脏，加压易造成断端移位而损伤内脏。若能确定断针位置，应迅速用左手绷紧皮肤，用 2% 利多卡因在断端体表投影点注射 0.5cm 左右大小的皮丘及深部局麻。手术刀切开 0.5cm 小口，用刀尖轻拨断端，断针多可自切口露出。若断针依然不外露可用小镊子探入皮肤内夹出。

6. 若断针部分很短，埋入人体深部，在体表无法触及和感知，必须采用外科手术探查取出。手术宜就地进行，不宜搬动移位。必要时可借助 X 线照射定位。

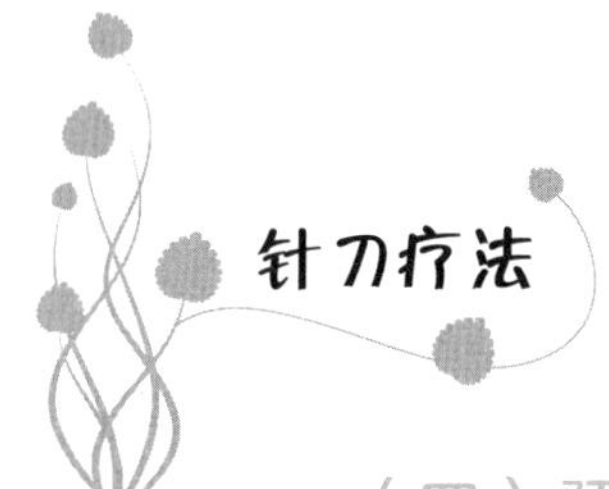


### （四）预防

1. 术前要认真检查针具，有无锈蚀、裂纹，左手垫小纱布捋一下针体，并捏住针体摆动一下试验其钢性和韧性。不合格的针刀坚决不用。

2. 针前应嘱患者，针刀操作时绝不可随意改变体位，尽量采取舒适耐久的姿势。

3. 针刀刺入深部或骨关节内治疗时，应避免用力过猛，操作时阻力过大时，绝不可强力摆动。滞针、弯针时，不可强行拔针。

4. 医者应熟练手法，常练指力，掌握用针技巧，做到操作手法稳、准、轻、巧。

5. 术后应立即仔细清洁针刀，洗去血污等，除去不合格针刀，一般情况下针刀使用两年应报废。

## 三、出血

针刀刺入体内寻找病变部位，切割、剥离病变组织，而细小的毛细血管无处不在，出血是不可避免的。但刺破大血管或较大血管引起大出血或造成深部血肿的现象在基层临床中屡见不鲜，不能不引起临床工作者的高度重视。

### （一）发生原因

1. 对施术部位血管分布情况了解不够，或对血管分布情况的个体差异估计不足而盲目下针。

2. 在血管比较丰富的地方施术不按四步进针规程操作，也不问患者感受，强行操作，一味追求快。

3. 血管本身病变，如动脉硬化使血管壁弹性下降，壁内因附着粥样硬化物而致肌层受到破坏，管壁变脆，受到意外突然的刺激容易破裂。

4. 血液本身病变，如有些患者血小板减少，凝血时间延长，血管破裂后，出血不易停止。凝血功能障碍的患者，一旦出血，常规止血方法难以遏制。

5. 某些肌肉丰厚处，深部血管刺破后不易发现，针刀术后又行手法治疗或在针孔处再行拔罐，造成血肿或较大量出血。

## （二）临床表现

**1. 表浅血管出血**

针刀起出，针孔迅速涌出色泽鲜红的血液，多是因刺中浅部较小动脉血管。若是刺中浅部小静脉血管，针孔溢出的血多是紫红色且发黑、发暗。有的血液不流出针孔而瘀积在皮下形成青色瘀斑，或局部肿胀，活动时疼痛。

**2. 肌层血管出血**

针刀治疗刺伤四肢深层的血管后多造成血肿。损伤较严重，血管较大者，则出血量也会较大，使血肿非常明显，致局部神经、组织受压而引起症状，可表现为局部疼痛、麻木，活动受限。

**3. 胸腹部血管出血**

如刺破胸腹部血管，血液可流入胸腹腔，引起胸闷、咳嗽、腹痛等，失血过多可引起休克。

**4. 椎管内出血**

椎管内出血因压迫部位不同而表现不同的脊髓节段压迫症状，严重者可致截瘫。若为颈椎上段损伤，可影响脑干血供，而出现生命危险。

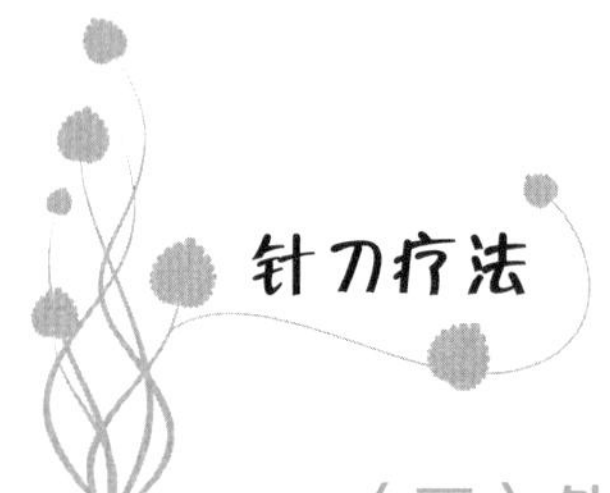


## （三）处理方法

**1. 表浅血管出血**

用消毒干棉球压迫止血。手足、头面、后枕部等小血管丰富处，针刀松解后，无论出血与否，都应常规按压针孔 1 分钟。若少量出血导致皮下青紫瘀斑者，可不必特殊处理，一般可自行消退。

**2. 较深部位血肿**

局部肿胀疼痛明显或仍继续加重，可先做局部冷敷止血或肌注酚磺乙胺。24 小时后，局部热敷、理疗、按摩、外搽活血化瘀药物等以加速瘀血的消退和吸收。

**3. 有重要脏器的部位出血**

椎管内、胸腹腔内出血较多或不易止血者，需立即进行外科手术。若出现休克，则先做抗休克治疗。若出现急腹症则对症处理。

## （四）预防

1. 熟练掌握治疗局部精细、立体的解剖知识。弄清周围血管运行的确切位置及体表投影。

2. 严格按照四步进针规程操作，施术过程密切观察患者反应。认真体会针下感觉，若针下有弹性阻力感，患者有身体抖动、避让反应，并诉针下刺痛，应将针刀稍提起略改变一下进针方向再行刺入。

3. 术前应耐心询问病情，了解患者凝血情况。若是女性，应询问是否在月经期，平素月经量是否较多。有无血小板减少症、血友病等，必要时先做凝血时间检验。

4. 术中操作切忌粗暴，应中病则止。若手术部位在骨面，松解时针刃应避免离开骨面，更不可大幅度提插。值得说明的是针刀松解部位少量的渗血是有利于病变组织修复的，它既可以营养被松解的病变组织，又可以调节治疗部位生理化学的平衡，同时又可改善局部血液循环状态等，是有利于疾病恢复的。

## 四、周围神经损伤

临床治疗时，针刀多在神经、血管周围进行操作，如对各种神经卡压综合征的治疗。少数情况针刀操作不规范，术后手法过于粗暴而出现神经损伤的，大多数也只引起强烈的刺激反应，极少遗留后遗症。

### （一）发生原因

1. 解剖知识不全面，立体概念差，没有充分考虑人体生理变异。

2. 手术部位采用局麻，特别是在肌肉丰厚处，如在腰、臀部治疗时针刀刺中神经干，患者没有避让反应或避让反应不明显而被忽视。

3. 盲目追求快针，强刺激，采用重手法操作而致损伤。

4. 针刀术后，用手法矫形时过于粗暴，夹板固定太紧、时间太久。尤其是在全麻或腰麻情况下，针刀、手法操作易造成损伤，如关节强直的矫形。

### （二）临床表现

1. 在针刀进针、松解过程中，患者突然有触电感或出现沿外周神经向末梢或逆行向上放散的一种麻木感。若有损伤，多在术后1日左右出现异常反应。

2. 轻者可无其他症状，较重者可同时伴有该神经支配区内的麻木、疼痛、温度觉改变或功能障碍。

3. 根据损伤的神经干不同，其临床表现也各有特点：

（1）正中神经损伤　桡侧三个半手指掌侧及背侧1~2节皮肤感

觉障碍；前臂屈肌无力，桡侧三指不能屈曲，拇指对掌功能障碍，日久可出现大鱼际萎缩，握拳无力，拇指与小指不能对捏。

（2）桡神经损伤　第1、2掌骨背侧皮肤感觉减退或消失；桡神经支配区域肌肉无力，伸腕肌、伸指肌麻痹而致腕下垂，日久而出现前臂背侧肌肉萎缩；如果在桡神经沟以上损伤，则可使肱三头肌麻痹，出现主动伸直时关节障碍。双手举起，手掌向前，四指并拢伸直，拇指自然伸开，两手掌相比观察可见，患侧拇指处于内收位，不能主动外展和背伸。需认真检查，握拳试验、合掌分掌试验阳性。

（3）尺神经损伤　小指、环指指间关节屈曲，掌指关节伸直，形成“爪状”畸形，拇指不能内收，其余四指不能外展，骨间肌无力，小鱼际萎缩，手部尺侧一个半手指感觉障碍。拇指尖和食指尖不能相触成“O”形，握拳试验，夹指试验阳性。

（4）坐骨神经损伤　腓肠肌无力而使主动屈曲膝关节困难，小腿外侧，足部皮肤疼痛或感觉障碍，肌肉麻痹，出现垂足畸形；趾、踝关节屈伸活动障碍。

（5）腓总神经损伤　足不能主动背屈及外翻，自然状态表现为足下垂。行走困难，行走时需高抬脚，落下时足尖下垂先着地，足跟后着地，否则容易跌跤。小腿前外侧，足背部皮肤感觉障碍。

## （三）处理方法

1. 出现神经刺激损伤现象，应立即停止针刀操作。若患者疼痛、麻木明显，可局部先行以麻药、类固醇类药、维生素B族药等配伍封闭。

2. 24小时后，给予热敷、理疗、口服中药，按照神经分布区行针灸治疗。

3. 局部轻揉按摩，在医生指导下加强功能锻炼。

### （四）预防

1. 严格按照四步进针规程操作。病变部位较深者，治疗时宜摸索进针，若刺中条索状坚韧组织，患者有触电感沿神经分布路线放射时，应迅速提起针刀，稍移动针刀位置后再进针。

2. 在神经干或其主要分支循行路线上治疗时，不宜局麻后针刀治疗，也不宜针刀术后，向手术部位注射药物，如普鲁卡因、氢化可的松、酒精等，否则可能导致周围神经损害。

3. 术前要检查针具是否带钩、毛糙、卷刃，如发现有上述情况应立即更换。

4. 术后手法治疗一定不要粗暴，特别是在腰麻或全麻下手法矫形，患者没有应有的避让反应等，最易造成损伤。

5. 针刀操作时忌大幅度提插。但需注意的是，刺伤神经出现的反应与刺中经络引起的循经感传现象有着明显的区别，不可混淆。刺伤神经出现的反应是沿神经分布线路放射，有触电感。其传导速度异常迅速，并伴有麻木感。刺中经络或松解神经周围变性软组织时，患者的感觉则是酸胀、沉重感，其传导线路是沿经络线路，其传导速度缓慢，术后有舒适感。

## 五、针刀引起创伤性气胸

针刀引起创伤性气胸是指针具刺穿了胸腔且伤及肺组织，气体积聚于胸腔，从而造成气胸，出现呼吸困难等现象。

### （一）发生原因

主要是针刀刺入胸部、背部和锁骨附近的穴位过深，针具刺穿了胸膜甚至胸腔，且伤及肺组织，气体积聚于胸腔而造成气胸。

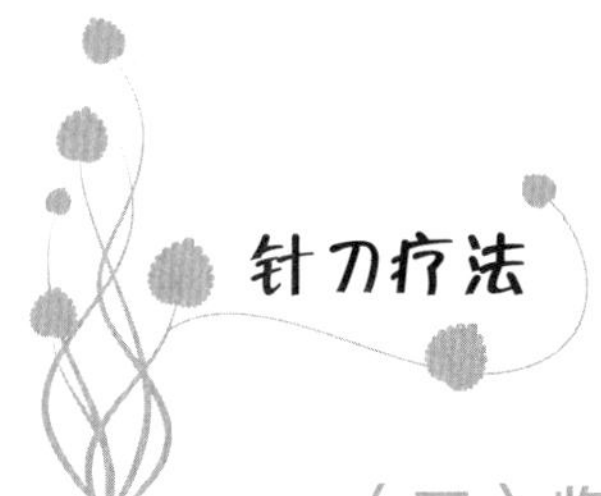


## （二）临床表现

患者突感胸闷、胸痛、气短、心悸，严重者呼吸困难、发绀、冷汗、烦躁、恐惧，到一定程度会发生血压下降、休克等危机现象。检查：患侧肋间隙变宽，胸廓饱满，叩诊鼓音，听诊肺呼吸音减弱或消失，气管可向健侧移位。如气窜至皮下，患侧胸部、颈部可出现握雪音，X 线胸部透视可见肺组织被压缩现象。

## （三）处理方法

一旦发生气胸，应立即出针刀，采取半卧位休息，要求患者心情平静，切勿恐惧而反转体位。一般漏气量少者，可自然吸收。同时要密切观察，随时对症处理，如给予镇咳消炎药物，以防止肺组织因咳嗽扩大创孔，加重漏气和感染。对严重病例如发现呼吸困难、发绀、休克等现象需组织抢救，如胸腔排气、少量慢速输氧、抗休克等。

## （四）预防

气胸并发症是比较严重的并发症，应极力加以预防。首先，必需了解胸壁解剖，肺在体表的投影，尤其是肺尖在体表的投影。不仅要了解正常的肺胸壁解剖，还应该了解异常状态下的解剖。如患者在精神紧张的状态下屏住呼吸时，肺会膨胀，有如肺气肿一样，肺的投影将比正常时要扩大许多。如不注意这一情况，也会出现问题。其次，应该明确哪些部位可以做针刀操作，哪些部位不可以做针刀操作。

在针刀操作规范中，绝大多数的定点都在某一骨面上。如果在胸廓周围做针刀操作，其定点必须在肋骨面上、肩胛骨面上、胸骨、锁骨骨面上。如不在骨面上，便易于出现失误。也就是说，在胸廓上如果不能确定针刀下是骨面，也就不允许进针。这样也就不会出现失误。如出现失误时也不要惊慌，而应按气胸的各种情况进行果断处理。

## 六、针刀引起内脏损伤

针刀引起内脏损伤是指针刀刺入内脏周围过深，针具刺入内脏引起内脏损伤，出现受损脏器反映的各种症状。

### （一）发生原因

主要是术者缺乏解剖学知识，对施术部位和其周围脏器的解剖关系不熟悉，加之为追求效果针刀刺入过深而引起的后果。

### （二）临床表现

刺伤肝、脾时，可引起内出血，患者可感到肝区或脾区疼痛，有的可向背部放射；如出血不止，腹腔内聚血过多，会出现腹痛、腹肌紧张，并有压痛及反跳痛等急腹症症状。刺伤心脏时，轻者可出现强烈的刺痛；重者有剧烈的撕裂痛，引起心外射血，立即导致休克、死亡。刺伤肾脏时，可出现腰痛、肾区叩击痛、血尿，严重时血压下降、休克。刺伤胆囊、膀胱、胃、肠等空腔脏器时，可引起局部疼痛、腹膜刺激征或急腹症症状。

### （三）处理方法

损伤严重或出血明显者，应密切观察，注意病情变化，特别是要定时检测血压。对于休克、腹膜刺激征、腹腔内出血，应立即采取相应措施，不失时机地进行抢救。

### （四）预防

掌握重要脏器部位的解剖结构，明确躯干部施术部位的脏器组织。操作时，注意凡有脏器组织、大的血管、粗的神经处都应改变针刀进针方向，避免深刺。同时注意体位，避免视角产生的谬误。肝、脾、胆囊肿大、心脏扩大的患者，胸、背、胁、腋的部位不宜深刺。

## 第七节 针刀的适应证、禁忌证和注意事项

### 一、针刀的适应证

针刀医学的适应证范围比较广泛，经过大量的临床应用，对其疗效卓越安全可靠的各种疾病，进行规范性的研究，形成了针刀医学庞大的治疗体系，涉及内、外、妇、儿科及诸多杂病。现就其比较成熟的适应证，分述如下。

**1. 各种因慢性软组织损伤引起四肢躯干各处的一些顽固性疼痛点**

根据针刀医学的研究，慢性软组织损伤性疾病的主要病理变化是粘连、挛缩、瘢痕、堵塞，被称之为慢性软组织损伤疾病的四大病理因素。

慢性软组织损伤疾病中“粘连”这一病理概念，可以从两个方面来认识，一种是外伤性软组织粘连，一种是病理性软组织粘连。

（1）外伤性软组织粘连，包括暴力外伤、积累性损伤、隐蔽性外伤、情绪性损伤以及多种损伤方式所引起的软组织粘连。所谓隐蔽性外伤，就是有外伤但并不明显，在受伤时患者并无感觉，在很长时间内也不产生病痛，在发病时患者也不认为是外伤，医生也不容易发现。比如开玩笑时在背上被击了一拳，而后并无明显不适，或只觉轻微不适，很快也就消失了，这种外伤在一定条件下也会引起软组织粘连，由这种外伤引起的软组织粘连，就称之为隐蔽性外伤的软组织粘连，这一点很重要，在临床中最容易忽略。询问病史时，要注意这个

问题。至于暴力外伤和积累性损伤引起的软组织粘连，意思明白，无须多述，情绪性损伤这是以往所没有认识的问题，一个人过悲、过喜、过怒、过分激动都会引起软组织损伤。情绪性损伤所导致的慢性软组织损伤性疾病的病理变化，同样是粘连、挛缩、瘢痕、堵塞。

（2）病理性软组织损伤性疾病的粘连，诸如风湿和疽、痈、疖切开排脓及其他做切开手术治疗的疾病伤口愈合后，均可能引起软组织粘连，可能引起肌肉与骨、肌肉、韧带、神经、血管等粘连，使局部疼痛、功能受限，这些都可以用针刀来治疗。

外伤性和病理性软组织损伤性疾病引起的各种方式的粘连，使人体的正常活动功能受到限制。并且在粘连点均有顽固性疼痛，此种疼痛由于它特定的病理因素，一般的处理治疗很难见效，也无法将粘连松解，故功能障碍不能恢复，疼痛也就不能解除。

另外粘连面积较小或是一个点的，疗效最佳。

**2. 部分骨刺（或骨质增生）**

骨刺的生成，有的是关节本身压应力过高引起，有的是软组织拉应力过高引起。主要是由肌肉和韧带紧张、挛缩引起，应用针刀可将紧张和挛缩的肌肉和韧带松解。在所有骨关节附近的肌肉和韧带附着点处的骨质增生（或骨刺）大多是软组织的原因，针刀有很好的疗效。

压应力过高引起的骨刺，不是单用针刀所能治疗的，但是必须通过针刀的治疗，使关节周围的软组织的力学状态得到平衡，然后再通过手法，使骨关节内的压应力恢复平衡，骨刺也就得到了根本性的治疗。针刀治疗为关节内部的力平衡的恢复创造了条件，手法才能取得效果。

**3. 滑囊炎**

人体的滑液囊非常之多，是肌肉和关节活动所需润滑液的供给

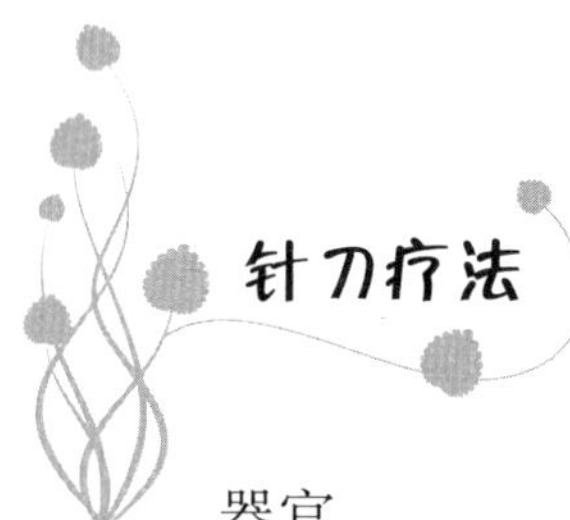


器官。

滑液囊受到急、慢性损伤之后，就会引起滑液囊闭锁，而使囊内的滑液排泄障碍，造成滑囊膨胀，而出现酸、胀、疼痛、运动障碍等症状。或由于过度膨胀而挤压周围的神经、血管，出现麻木、肌肉萎缩等症状。

此种病变用常规的治疗方法，难以奏效，应用针刀的切开减压的特点将滑囊从深面十字切开，针刀术后用手指迅速将滑液囊压扁，往往可立见成效。

**4. 四肢躯干因损伤而引起的后遗症**

损伤后遗症，包括四肢、躯干损伤，经治疗急性症状已解除，超过 100 日以上者，尚残留的功能障碍或肌肉萎缩，无其他引起骨断筋伤并发症时，均可用针刀来治疗，但有时需要配合其他疗法，若肌肉已经萎缩到没有再生能力的情况下，针刀治疗也并不理想。

**5. 骨化性肌炎初期（包括肌肉韧带钙化）**

对于骨化性肌炎，针刀治疗适应在骨化还没有完全僵硬之前，就是说肌肉还有弹性的情况下，才适应针刀治疗，不过疗程比较长，一般要 60 日左右。骨化性肌炎的病因和骨质增生一样，是肌肉和韧带拉应力过高引起的，限制了人体的正常功能。

**6. 各种腱鞘炎**

针刀治疗各种腱鞘炎，有时疗效极快，尤其对狭窄性腱鞘炎、跖管综合征、腕管综合征之类，有特殊的疗效，但有时也必须配合一些药物。

**7. 肌肉和韧带积累性损伤**

针刀治疗肌肉和韧带积累性损伤，对病损较久的疗效显著，对病损时间较短的疗效较差。

**8. 外伤性肌痉挛和肌紧张（非脑源性的）**

外伤性肌痉挛和肌紧张在临床上表现极为复杂。有的单独构成一种疾病，有的夹杂在其他疾病当中表现为一种症状，有的表现比较隐蔽。而由于肌痉挛和肌紧张继发出一种突出的临床症状。但只要弄清原因，是肌肉痉挛和肌紧张者，应用针刀治疗，都能取得立竿见影的效果。

**9. 手术损伤后遗症**

做切开手术如在四肢施行，特别是在关节附近容易造成腱鞘狭窄，筋膜、肌肉韧带、关节囊挛缩，瘢痕粘连，导致功能障碍。这是很令人烦恼的后遗症，针刀对此施行闭合性松解术，有很理想的疗效。

**10. 病理性损伤后遗症**

病理性损伤，指由于某种疾病导致软组织变性挛缩、瘢痕、粘连这一类疾病，如骨髓炎愈合后，类风湿关节炎导致的关节伸屈受限，软组织变性挛缩、瘢痕、粘连，针刀也有很好的疗效。特别是类风湿关节炎中期、晚期这种变化导致肢体畸形，一直是无法解决的难题，针刀就可以解决。

**11. 骨干骨折畸形愈合**

骨干骨折畸形愈合影响肢体功能或有肿胀不消、肌肉萎缩麻木疼痛无法解除者，必须在愈合处折断，再行复位，重新固定，纠正畸形。通常要做切开手术，创伤大，软组织损伤重，容易造成肢体无力等后遗症。传统中医治法用三角木垫于畸形愈合处，手法将其强行折断，再复位治疗。此法亦易损伤软组织，更易将正常骨折断，不易在需要折断的部位截断而造成新的骨折创伤，应用针刀闭合性折骨，可完全避免上述两种方法的不足，准确无误地在需要折断的地方折断，又不损伤周围的软组织，保证这些软组织形态的完整性，有利于功能的恢复。关节附近骨折及关节内骨折畸形愈合，也可以应用针刀闭合

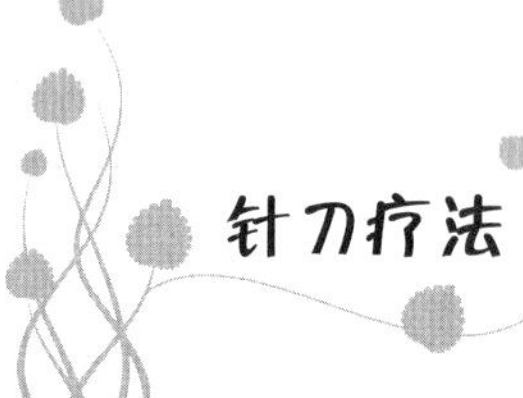


性折骨，但成功率不到60%，所以不列为适应证。

**12. 针刀治疗关节内骨折具有特殊的疗效**

可以避免关节功能障碍等后遗症。

**13. 针刀治疗用于整形外科疗效也非常满意**

如矫正部分五官不正、消除皱纹、矫正小儿“O”型腿、“K”型腿、“X”型腿及成人肢体畸形等。

**14. 针刀医学对部分慢性内科疾病的病因病理有了全新的认识**

在这种新的病因病理的指导下，不仅对此类疾病能够从根本上治愈，而且速度很快，一般针刀治疗1~2次即可。如糖尿病、慢性支气管炎、功能性心脏病、浅表性胃炎、慢性胰腺炎、慢性结肠炎、慢性肾炎、慢性膀胱炎、前列腺炎、慢性盆腔炎等，疗效在80%以上。

**15. 针刀对肛肠科疾病疗效也很确切**

不需要外科手术，即可将内、外痔核消除。

**16. 对一部分皮肤病也有很好的疗效**

它是在对部分皮肤病的病因病理新观点的指导下进行的，疗效极为神速，如鸡眼、痤疮、慢性荨麻疹、白癜风、顽癣、牛皮癣等。

**17. 针刀医学对一部分妇科病的病因病理进行了深入的研究，并且有了崭新的认识**

在这些新观点的指导下，用针刀治疗取得了很好的疗效。如痛经、乳腺小叶增生、卵巢囊肿、月经不调等。

**18. 对一部分内分泌失调疾病和部分感染性疾病，应用针刀治疗已经取得部分疗效**

现正在深入研究，有望有较大的突破。

**19. 对一部分整形美容外科疾病也有很好的疗效**

针刀疗法对以上这十九个方面的疾病都有相当好的疗效，对其中一大部分疾病则有独特的疗效，随着时间的推移，在国内外学者共同的努力下，针刀医学还会有更大的发展，并广泛地应用在临床实践中。

## 二、针刀的禁忌证

针刀手术的禁忌有七个方面，必须牢牢记住。

1. 一切严重内脏病的发作期。
2. 施术部位有皮肤感染、肌肉坏死者。
3. 施术部位有红肿、灼热，或在深部有脓肿者。
4. 施术部位有重要神经血管，或重要脏器而施术时无法避开者。
5. 患有血友病者或其他出血倾向者。
6. 体质极度虚弱者，在身体有所恢复后再施行针刀手术。
7. 血压较高，且情绪紧张者。

在以上七种情况之一，虽有针刀治疗的适应指征，也不可施行针刀手术。

## 三、针刀的注意事项

### 1. 准确选择适应证，严格掌握禁忌证

要按以上所述适应证、禁忌证；对每一患者，每一疾病的不同情况（个体差异和疾病的不同阶段）精心选择。这是取得较好疗效、避免失误的根本。

### 2. 要刻苦学习解剖

要深入了解和熟练掌握针刀施术处的解剖特点、动态改变、主要血管、神经的体表投影、体表标志和体内标志。在胸背部、锁骨上需要避免刺入胸膜腔；在颈部、腰部及四肢要注意不要损伤大血管、神经干及内脏器官。

### 3. 严格无菌操作

针刀是闭合性手术。虽然它的侵袭面很小，然而，治疗部位较深，或者部分治疗点处于关节腔，一旦感染很难处理。因此要求所有物品

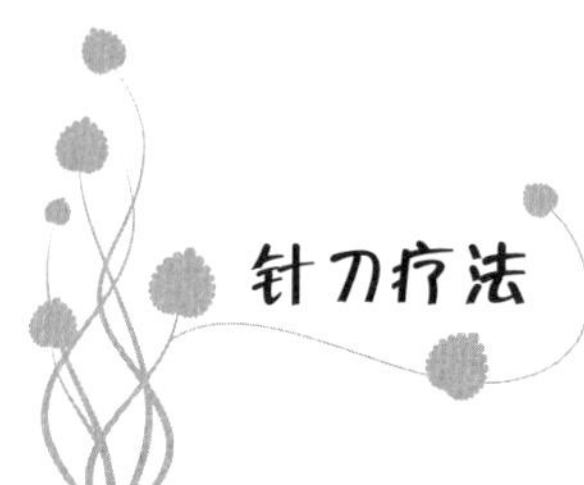


必须达到高压灭菌的要求。消毒要正规，操作要符合无菌规范。

4．防止晕针刀

晕针刀者并不少见。其表现与针灸、注射等发生的晕厥现象无任何区别，其程度有轻有重，重者可有失语、惊厥，甚至有暂时性意识丧失。对此，在术前，应做好患者的思想工作，以患者的现身说法最有效。对体弱、饮食睡眠不佳、过度疲劳、情绪不稳定的患者应推迟针刀术。在预防晕针刀方面，最重要的是选好体位，值得推崇的是卧位方式。不管是仰卧、俯卧还是侧卧位，如有上述晕针刀的表现，也不会发生晕倒，而只需在此体位上稍加调整，便可进行必要的处理，避免发生晕倒时，手忙脚乱，贻误抢救时机。

5．防止断针

金属同人一样也会疲劳，日久也会断裂。在针刀操作时应首先要用无菌敷料先擦拭针柄，使针柄干燥无液体附着，便于手指捏拿。然后，擦拭针体和刃，看针刀体直不直，活动一下，看体柄有否松动。当擦过刀刃时，则可感到刀刃是否已钝，有无锩刃。所有这一切，仅在几秒钟之内。但只要形成习惯，便会减少许多麻烦。在针刀操作时，要用柔和的力做各种剥离，而不是做强硬的剥离，更不能要弄什么花样，有如舞蹈一般，结果拔针时折断。在操作时，只能认认真真，稳稳当当，垂直拔出，针刀是不会折断的。

当针刀折断时，也不必惊慌。首先判断，针刀断于何处，距皮面的距离有多少，能否试着压迫皮肤，使断在皮内的针刀体露出皮外，便可用止血钳钳住拔出。如果上法无效，就要先做放射线透视定位，外科切开取出。

6．注意术后出血

针刀再小也是刀，只要切破血管就会出血。一般来讲，只要认真按照定点原则定点，加压分离后再刺入的方式进针刀，大血管基本可以避开；在软组织中深入时，如果不是用力过猛，也不会有大的损伤；如果针刀真正到达体内标志的骨点、骨面后再做各种剥离手法，那引起大出血的机会就更少，因为剥离的是粘连、疤痕，切开的是韧带、肌腱、关节囊、滑液囊等物，这些组织血供均较少、大血管也不在此处。所以说，针刀做得愈是到位，愈不易出现出血和血肿。相反，针刀在软组织中（皮下除外）做剥离，则愈易产生出血和血肿。

一般小血肿可以自行吸收。在肢体深部的大血肿、硬膜内外的血肿则要紧急处置或请专科处置，不得延误。所以说，针刀术后一定要严密观察肢体的感觉运动等情况，在门诊的患者要观察 0.5~1 小时后再回家，以确保安全。

# 第二章 软组织损伤疾病的针刀治疗

## 第一节　头颈部软组织损伤

### 一、项韧带损伤

项韧带损伤大多为长期低头工作的人积累性损伤引起。急性外伤引起的较为少见（图 2–1，2–2）。

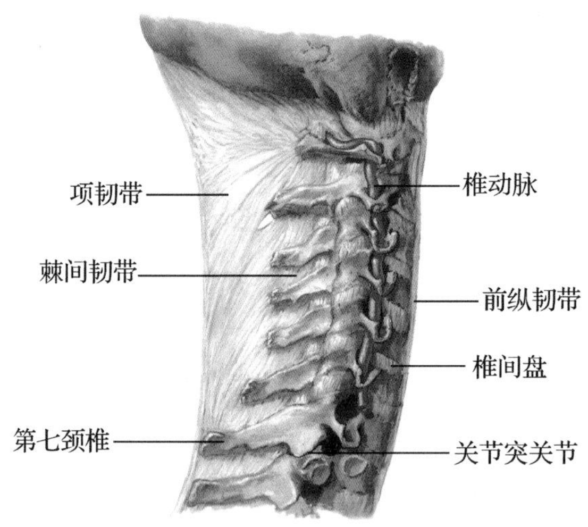


图 2–1　项韧带侧面观

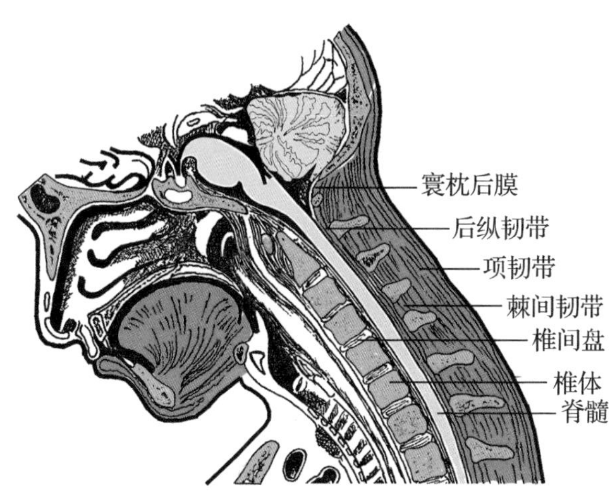


图 2-2 项韧带矢状面

【局部解剖】

项韧带起于颈椎的棘突，止于枕外隆凸和枕外嵴，为一三角形的弹力纤维膜。两侧有头夹肌、颈夹肌等多块肌肉附着。其主要作用为控制颈部过度前屈、头的左右旋转。在其他肌肉的作用下，颈部后伸时，项韧带被牵拉，极易受劳损，X 线可见项韧带上有钙化点。

【病因病理】

头的过度前屈、高角度仰卧或持续低头工作（前屈），易使项韧带疲劳而损伤。

项韧带损伤的常见部位有下位颈椎的附着点、枕骨粗隆下缘附着点和项韧带两侧肌肉的附着区和 $C_7$ 的附着点处。持续反复的牵拉性损伤，常使这几个部位出现韧带变性、变硬、甚至钙化。拇指触诊常有弹响声。急性暴力损伤，也会使项韧带撕裂而变性。

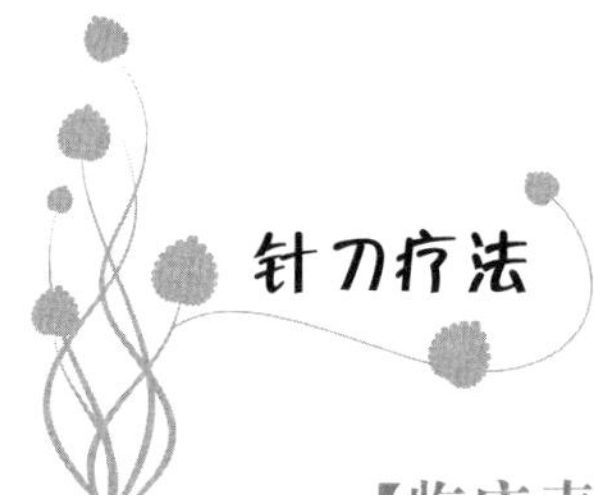

# 针刀疗法

**【临床表现】**

长时间伏案后，颈后部有酸、胀、痛感，严重者不能抬头，影响睡眠。

**【诊断】**

1. 颈项部疼痛不适。
2. 长期低头工作或高枕睡眠，或有颈部过度前屈、过度扭转的外伤史。
3. 项韧带分布区或附着处有压痛点。
4. 过度前屈或后伸会引起颈项部疼痛加剧。

**【治疗】**

依据针刀医学关于慢性软组织损伤的理论，项韧带损伤后，可引起瘢痕和挛缩，造成颈部的动态平衡失调，而产生上述临床表现。在慢性期急性发作时，有严重水肿、渗出，压迫神经末梢，使症状加剧。依据上述理论，项韧带损伤的部位大多在其两端的附着处。所以，只要用针刀将其两端附着处的粘连松解、瘢痕刮除，使颈部的动态平衡得到恢复。

## （一）针刀治疗

嘱患者颈部前屈，找好压痛点。如压痛点在颈部棘突处，针刀刀口线和颈椎棘突顶线平行，针体和颈部平面成90° 刺入，直至颈椎棘突上。在项韧带上，切开剥离1~2刀，然后，横行铲剥两下。如压痛点在枕骨隆凸下缘，针刀刀口方向不变，针体和枕骨下缘平面垂直刺入（否则，会将针刀刺入寰椎附近或寰枕关节，造成脊髓损伤），先切开剥离。然后，再横行铲剥2次即可（图2–3）。疼痛如不消失，5日后再做1次。

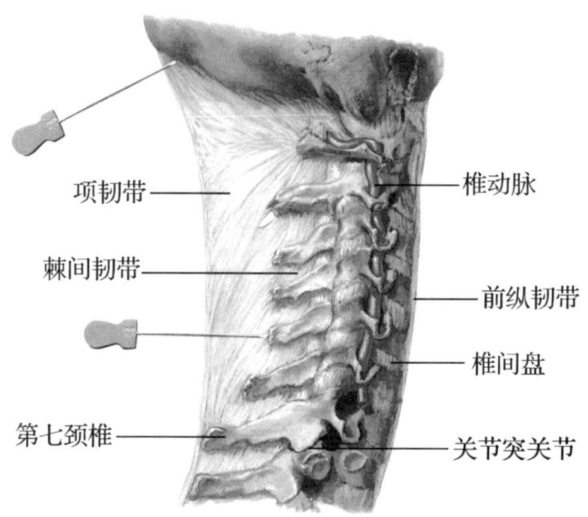


图 2-3 治疗项韧带手术位置图

### （二）手法治疗

针刀术后，嘱患者正坐，医生站于患侧，右肘关节屈曲并托住患者下颌，随颈部的活动在压痛点上施按揉法。用力不能过大，以免造成新的损伤。最后，提拿两侧肩部，并搓患者肩至前臂反复几次。

### （三）药物治疗

活络Ⅰ号胶囊，1 日 3 次，每次 6 粒。

### （四）康复治疗

嘱患者做前屈和后伸颈部锻炼。

## 二、帽状筋膜挛缩

帽状筋膜挛缩是头部浅表损伤后，在组织修复中帽状筋膜发生的瘢痕化挛缩。此病变可引起多种头部不适的症状。此病过去多无明确诊断，针刀医学对慢性软组织损伤的病因病理有了新的认识后，对此病才逐渐有了明确认识。

【局部解剖】

帽状筋膜紧邻头部皮下，由致密的结缔组织与脂肪组织构成，并通过许多结缔组织小梁将脂肪组织分成无数小格，内有血管及神经通过。具体分为：①前组：距正中线 2cm 处有滑车上动静脉和滑车上神经，距正中线 2.5cm 处有眶上动静脉和眶上神经。②后组：有行于枕区的枕动静脉和枕大神经。帽状筋膜将皮肤帽状腱膜紧密相连共同构成不易分层剥离的“头皮”，因而在维持头部表面正常结构上具有重要作用（图 2-4）。

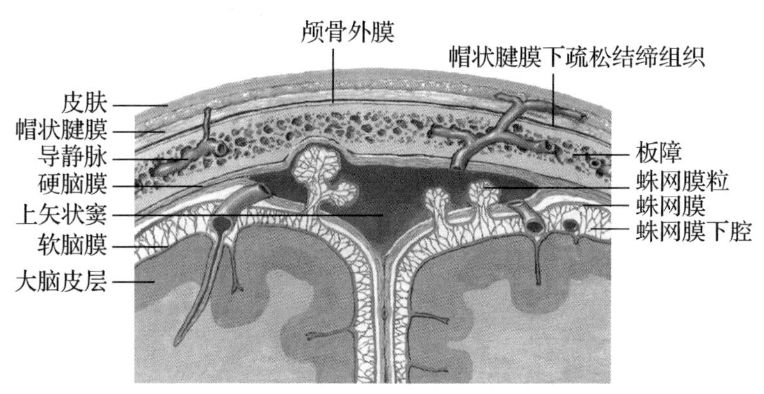


图 2-4　颅顶层次（额状面）

【病因病理】

头部浅表外伤或皮肤的感染性疾病均可累及帽状筋膜，造成损伤，组织修复过程中损伤处筋膜与周围组织粘连，进而纤维化形成瘢痕并挛缩，通过其中的血管神经受牵张压迫，而且挛缩造成局部体液流通不畅、代谢产物堆积、局部张力增加，刺激局部敏感神经末梢，引起神经刺激症状。

【临床表现】

头部不适、紧箍感，通常为顶枕部胀痛发麻甚至放射至颞部，持续性钝痛，当受寒或推动病损处时痛感加剧，可为针刺状。挛缩严重者可压迫上述前后组血管神经，引起相应症状。

【诊断】

1. 头部区域性胀痛发麻并有紧箍感。
2. 头部浅表有外伤或感染性疾病发作史。
3. 病损处有压痛点，受寒冷刺激或推动损伤区痛感加剧。
4. 可排除其他引起头痛的内外科疾病。

【治疗】

依据针刀医学关于慢性软组织损伤原理，造成上述临床症状的原因就是组织在损伤后修复过程中发生粘连、瘢痕、挛缩性病变，造成局部动态平衡失调，体液堵塞流通不畅。而且挛缩导致的牵拉打破了局部力的平衡，成为病变组织进一步损伤的原因。因而要打破这种恶性循环就要用针刀将瘢痕松解，重建局部的动态平衡。

（一）针刀治疗

患者取正坐位，让患者正坐于方凳上，医生用手触压患者头皮，痛性结节或压痛明显处，即为进针刀点。进针刀时，刀口线与帽状筋膜纤维走行方向一致，刀体与进针处颅骨骨面垂直，先给刀锋加适当压力，不使刺破皮肤，推挤下面血管神经，若患者感觉受压处突然发胀、发麻，则有可能触及神经，应偏斜少许再行进针，刺入皮肤后应采取切开剥离法，纵向切 2~3 刀，再横向剥离 2~3 下。

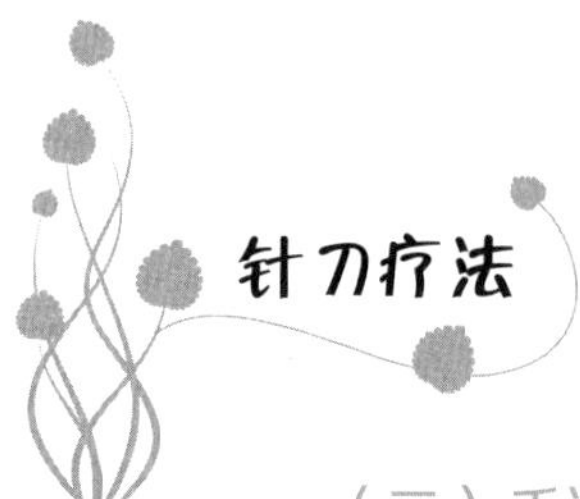


### （二）手法治疗

在痛点将头皮向周围推拉 1~2 次。

### （三）药物治疗

活络Ⅰ号胶囊，每日 3 次，每次 6 粒；抗生素常规预防感染。

### （四）康复治疗

头部按摩，用指腹梳理病变部位头皮。

## 三、项筋膜挛缩引起的偏头痛

寒冷、潮湿、慢性劳损等多种原因可造成项筋膜损伤，并在慢性病变过程中瘢痕挛缩，卡压牵拉枕大神经、枕小神经、耳大神经和耳后神经等，引起单侧头痛，此病属于累积性损伤所致的慢性软组织劳损范畴。

**【局部解剖】**

项区的深筋膜分为深浅两层，是分隔斜方肌、夹肌和半棘肌的一层有较强韧性及弹性的结缔组织。浅层覆盖在斜方肌表面，深层在该肌深面即为项筋膜。它位于项背部斜方肌、菱形肌和上后锯肌的深面，遮盖在头夹肌、颈夹肌和头半棘肌的表面，内侧附于项韧带、第 7 颈椎和上位 6 位颈椎棘突，上方附于上项线，向下移行为胸腰筋膜后层。其上部与斜方肌深面的筋膜附着较松，下部则与菱形肌和上后锯肌深面的筋膜隔以裂隙。自该筋膜的深面，向颈部各肌之间，伸出许多肌间隔，构成各肌的肌纤维鞘（图 2–5）。

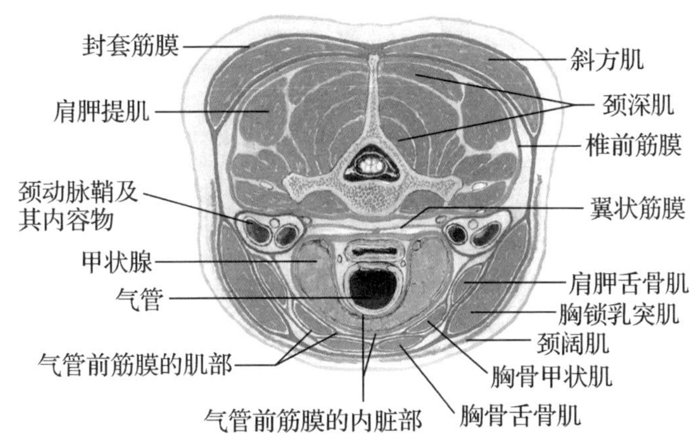


图 2–5 项筋膜（横断面）

夹肌位于上后锯肌深面，起自项韧带下半、下位颈椎棘突和棘上韧带，分为两部分即止于乳突和上项线的头夹肌和止于 2~3 颈椎横突的颈夹肌。夹肌单侧收缩使头转向同侧，两侧同时收缩使头后仰。

半棘肌在颈椎棘突两侧，起自下位椎骨横突，斜向内上方跨越 4~6 个椎骨，止于上位椎骨棘突。按止点及分布位置分为胸、颈、头半棘肌。其中颈半棘肌止于颈 2 棘突，头半棘肌止于上下项线间。前者双侧收缩可伸脊柱颈段，单侧使颈段转向对侧。而后者单侧收缩使头伸直且面部稍向对侧。

枕大神经是第二颈神经后支的分支，起自枢椎横突内侧寰椎后弓，斜向外上升，穿行在头半棘肌肌束间，并在其枕骨附着处穿过该肌及斜方肌肌腱和颈项固有筋膜，到达皮下后分布于头后部大部分皮肤（图 2–6）。

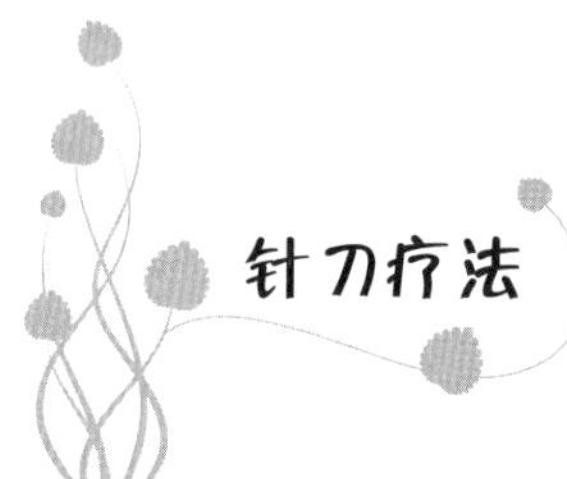

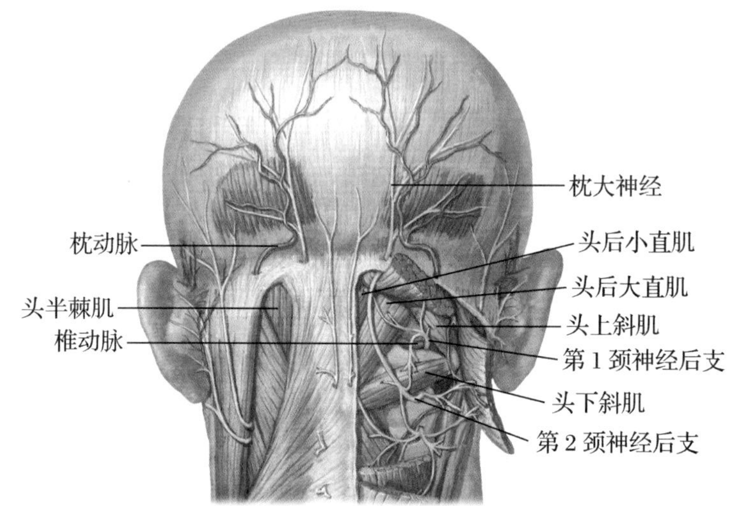


**图 2–6　枕部神经**

枕小神经属于颈丛皮支中的一支，由颈 2 发出，沿胸锁乳突肌后缘上升，分布于枕部及耳廓背面上部皮肤。

耳大神经起于第 2、3 颈神经，是颈丛皮支中最大的分支。沿胸锁乳突肌表面，向前上方，穿颈深筋膜，与颈外静脉平等上长。分前、中、后三部分终末支。前部的分支分布于腮腺及咬肌部位的皮肤；中部的分支分布于耳廓后面；后部的分支分布于乳突的皮肤。

【病因病理】

长时间固定姿势工作，如长期伏案低头者，以及长期处于寒冷、潮湿环境颈部受侵袭均可造成项筋膜炎性反应——水肿渗出和纤维化。其中工作劳损为主因，环境变化多为诱因，也可独立作用。反复慢性炎症过程终将导致项筋膜与周围组织的粘连、瘢痕形成和挛缩，局部形成异常小结节，并使肌束间光滑平面受到破坏，在肌束相对滑动中造成其损伤、激惹、痉挛。上述病变必将使穿行于项筋膜附近的结构牵拉受压，尤以枕大神经、枕小神经、耳大神经和耳后神经较显著。若挛缩程度轻，可在寒冷、潮湿、过劳等诱因下发作，而造成一系列临床表现。

## 【临床表现】

### 1. 项背部

呈弥漫性疼痛，晨起痛剧，活动后缓解，寒冷、过劳等刺激下单侧头部发作性头痛，痛感为电击样或针刺样，可伴有颈部发僵，发作时不伴呕吐。

### 2. 头部

患侧头部顽固性胀痛发麻，多为钝痛，以枕部为剧，甚可放射至颞部，且无明显规律性。头部可有紧压感，并伴有颈部发僵。以上症状在活动后缓解，一般无恶心、呕吐及神经官能症表现。

### 3. 项筋膜

分布区域可有点状压痛，严重者可触及皮下结节。

## 【诊断】

1. 单侧（偶可双侧）头部胀痛发麻，以枕部为重，多伴有颈部发僵活动不适。

2. 有长期固定姿势及寒冷、潮湿区域工作史。

3. 疼痛多为胀痛或钝痛，并伴头皮发麻，椎旁软组织筋膜附着处有明显压痛。多于过劳后发作，持续时间较长，活动后多有缓解。

4. 头部无器质性病变，并排除其他引起头痛的疾患。

## 【治疗】

根据针刀医学关于慢性软组织损伤的理论，该病表现为头部的疼痛和发麻，而主要病理变化却发生在项部。原因是：项筋膜的瘢痕挛缩使其力学关系发生改变，力的动态平衡失调，继发炎性反应使颈项肌肉痉挛，肌肉痉挛又可引起新的损伤，从而形成恶性循环，使病情逐渐加剧。因而，治疗的关键是恢复力的动态平衡，即从病变起点——项筋膜瘢痕挛缩入手，用针刀对患处进行松解，即可迅速解除症状。

### （一）针刀治疗

让患者正坐低头触压项筋膜走行区域，寻找压痛性点或结节为进针刀点。刀口线与脊柱纵轴平行，按四步规程进针后，先纵行切开瘢痕结节（2~3 刀），再行横行剥离 2~3 次。然后，再松解枕大枕小等项后神经穿出项筋膜的出口处，针体和进针部位的骨平面垂直，刀口线与该神经的走向平行，切开剥离 1~2 刀。

### （二）手法治疗

让患者俯卧于治疗床上，床头边缘垫上薄枕，令其稍抬头，下颌部钩住床边缘的薄枕处，与床头边缘齐平，让助手双前臂压患者背部，双手挽住患者肩部，医生左手托扶患者下颌部，右手放于患者枕部，向患者头顶偏下方向下压后枕部，和助手形成对颈后部位的对抗牵引。此手法实际上是以下颌部为支点，将头部向前方做旋转性运动，在助手的帮助下，使颈后部的筋膜受到最大限度的牵拉，使项筋膜的挛缩恢复。

### （三）药物治疗

活络Ⅰ号胶囊，每次 6 粒，每日 3 次。

### （四）康复治疗

主动进行头前屈过伸锻炼，舒展项筋膜。

## 四、胸锁乳突肌肌腱炎

胸锁乳突肌肌腱炎是一种常见病，大多发生于睡眠起身时，常被笼统地诊断为落枕。其实，胸锁乳突肌肌腱炎只是落枕中的一种。中医认为该病是风寒侵袭肌筋，颈项强直所致。西医认为该病是肌腱的无菌性炎症。针刀医学则认为该病为劳损所致。

该病常于睡眠后发病，其原因是劳损引起肌腱的慢性损伤，肌腱在不断地自我修复。白日头部活动频繁，血运良好，代谢较快；睡眠时，因头部停止活动，肌腱的局部血运较差，代谢减慢，加之睡眠姿势不良，可加重胸锁乳突肌的牵拉损伤，如果颈部保暖不好，会使肌腱血运进一步减少，使肌腱受损部位的坏死细胞、渗出物不能被排除，形成水肿，刺激神经末梢，而引起一系列临床表现。

现象上它是新病，实质上它是积累性劳损导致的旧病新发，针刀治疗疗效明显。

【局部解剖】

胸锁乳突肌起自胸骨体及锁骨胸骨端，止于乳突及枕骨上项线。一侧收缩使头转向对侧，两侧收缩使头后仰。它还有提胸廓、协助深吸气的作用，由副神经、颈丛肌支（$C_2$~$C_3$）支配（图 2–7）。

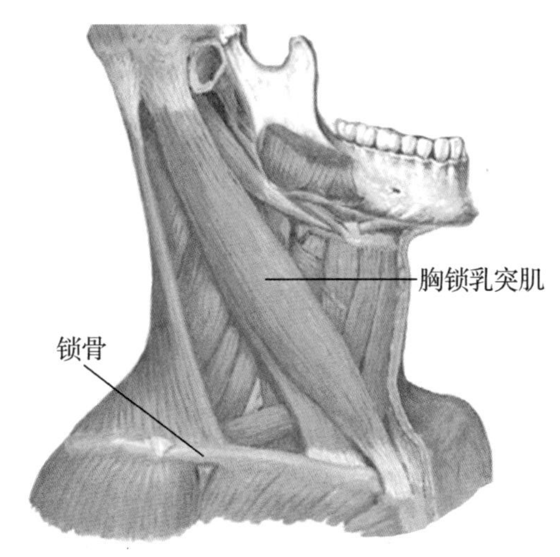


图 2–7　胸锁乳突肌解剖位置图

【病因病理】

突然转头或睡姿不良损伤胸锁乳突肌，造成胸锁乳突肌肌腱积累性损伤。肌腱劳损后，由于受寒或再次过度牵拉，造成局部代谢障

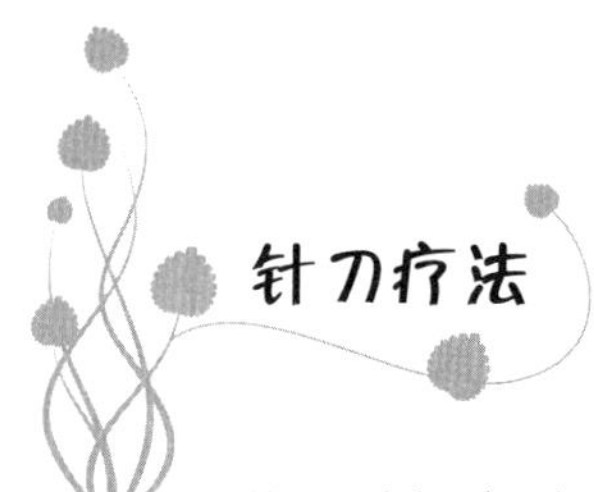


碍而引起水肿，代谢物刺激肌腱可造成肌腱疼痛、肌肉痉挛。

【临床表现】

一般都于睡眠起身后突然发作，患者颈部旋转活动受限、僵硬，勉强转颈会引起患侧颈部痉挛性疼痛。

【诊断】

1. 无明显外伤史，但有经常转颈、突然过度转头、睡眠姿势不良和颈部扭转斜置等劳损史。

2. 转颈受限，颈部僵硬。

3. 被动转颈或后伸颈部可引起胸锁乳突肌肌腱疼痛和胸锁乳突肌痉挛。

4. 胸锁乳突肌附着处有明显压痛。

【治疗】

依据针刀医学关于慢性软组织损伤的理论，胸锁乳突肌损伤后，引起粘连、瘢痕和挛缩，造成颈部的动态平衡失调，而产生上述临床表现。慢性期急性发作时，有水肿渗出刺激神经末梢，使上述临床表现加剧。依据上述理论，胸锁乳突肌损伤的部位在胸骨体、锁骨胸骨端、乳突及枕骨上项线肌肉的起止点。用针刀将其附着点处的粘连松解、瘢痕刮除，使颈部的动态平衡得到恢复，此病即得到治愈。

（一）针刀治疗

单侧发病时，用针刀在患侧乳突和上项线下缘之间，以及胸骨体同侧及锁骨胸骨端进行治疗；双侧发病时，用针刀在双侧乳突及枕骨上项线下缘、胸骨体和锁骨胸骨端进行治疗。针刀刀口线方向和胸锁乳突肌走行方向平行，针体和施术处骨面约成90° 角刺入，达骨面，先纵行剥离 2~3 次，再横行剥离 2 次，出针。

（二）手法治疗

针刀术毕，立即进行胸锁乳突肌牵拉手法。

（三）药物治疗

活络Ⅰ号胶囊，每日 3 次，每次 6 粒。

（四）康复治疗

进行胸锁乳突肌的功能锻炼。

## 五、肩胛提肌损伤

肩胛提肌损伤是一种常见病，大多被含糊地诊断为颈部损伤，或背痛、肩胛痛。亦或被诊断为颈椎病或肩周炎等。大多由突然性动作造成损伤。上肢突然过度后伸，使肩胛骨上提和向内上方旋转，肩胛提肌突然强烈收缩，由于肩胛骨周围软组织的影响，使肩胛骨与肩胛提肌不能同步运动，而造成肩胛骨脊柱缘的内上角肩胛提肌附着处的损伤。大多发生在上 4 个颈椎横突处（肩胛提肌的起点处），且损伤处瘢痕变性较明显。常规疗法较难治愈，但针刀疗法疗效明显。

**【局部解剖】**

肩胛提肌起自上 4 个颈椎横突的后结节，止于肩胛骨脊柱缘内侧角的上部，作用是上提肩胛骨并使肩胛骨转向内上方（图 2-8，2-9）。

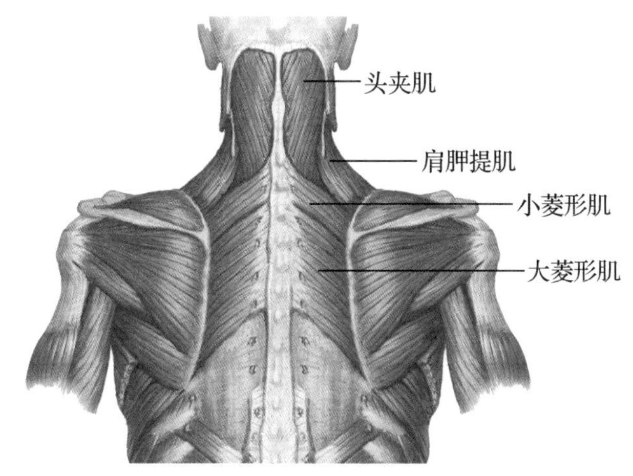


图 2-8　肩胛提肌、菱形肌透视位置图

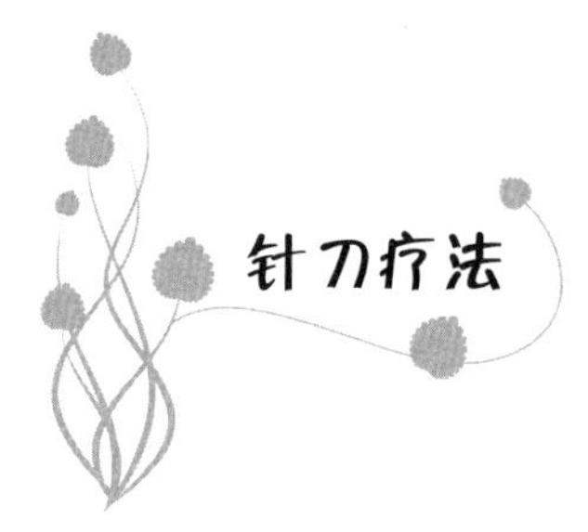


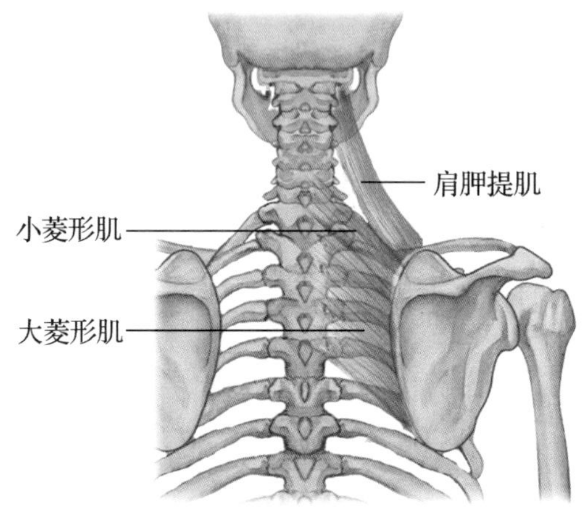


图 2-9　肩胛提肌、菱形肌解剖位置图

【病因病理】

在特殊情况下，为了使肩胛骨迅速上提和向内上旋转，肩胛提肌突然收缩，而参与肩胛骨运动的诸多肌肉不能协同收缩或舒张，常可导致肩胛提肌损伤。

该肌的损伤多数是在肌腱部位，即在该肌的起止点处，影响工作和休息。急性发作时，肩胛骨内侧缘上部有疼痛感。亦或在颈部上段出现疼痛，拒按。经休息或自我制动后缓解。以后出现慢性症状。

【临床表现】

该病多累及单侧，双侧受累较罕见。急性发作时，肩胛骨内侧缘上部有疼痛感，或在颈部上段出现疼痛，拒按，经休息或自我制动后缓解。转为慢性后，迁延难愈。患侧上肢后伸受限，不能伸到背部。患侧肩胛骨脊柱缘内侧上端和颈上段疼痛，不敢舒展躯干上段。睡眠时健侧向下，翻身困难。白日常有患侧抬肩畸形。

【诊断】

1. 有突发性损伤史。

2. 在肩胛骨脊椎缘内侧缘上端及肩胛骨内上角有1~2个压痛点。

3. 在上4个颈椎横突处有压痛点。

4. 上肢后伸，并将肩胛骨上提或内旋，引起疼痛加剧，或不能完成此动作。

【治疗】

依据针刀医学关于慢性软组织损伤的理论，肩胛提肌损伤后引起粘连、瘢痕和挛缩，造成颈背部的动态平衡失调，而产生上述临床表现。慢性期急性发作时，有水肿渗出刺激神经末梢，可使上述临床表现加剧。依据上述理论，针刀只要将患侧肩胛提肌起止点的粘连松解，瘢痕刮除，使颈背部的动态平衡得到恢复，此病就可得到治愈。

### （一）针刀治疗

患者静坐低头。

如压痛点在肩胛骨内上角的边缘，将刀口线方向和肩胛提肌纵轴平行，针体和背平面成90° 角刺入（俯卧位或坐位微前曲），达肋骨面。先纵行剥离，后将针身倾斜，使其和肩胛骨平面成130° 角。刀刃在肩胛骨边缘骨面上做纵向切开剥离，1~2次即可出针。

如压痛点在颈椎横突，在颈椎横突部进针刀，刀口线方向和颈椎纵轴平行刺入，达横突尖部时，先做纵行剥离，再做横行剥离（刀口线始终在横突尖部骨面上活动）。

### （二）手法治疗

术毕，医生一手压住患侧肩部，一手压于患侧枕部，牵拉肩胛提肌1~2次。

### （三）药物治疗

活络Ⅰ号胶囊，每日3次，每次6粒。

### （四）康复治疗

做肩部功能锻炼。

## 六、头夹肌劳损

头夹肌第7颈椎处和枕骨上项线处极易受损。经常挑担子者易患头夹肌劳损。挑担子时，头夹肌处于紧张状态，肌肉附着处易受损。第7颈椎的附着点处损伤后，因机化、增生形成瘢痕，造成第7颈椎处的圆形隆起，俗称扁担疙瘩。常规疗法疗效欠佳，但针刀疗效较好。

**【局部解剖】**

头夹肌起自上部胸椎和第7颈椎的棘突及项韧带，止于枕骨上项线。单侧收缩，使头转向同侧，双侧收缩，使头后仰（图2–10）。

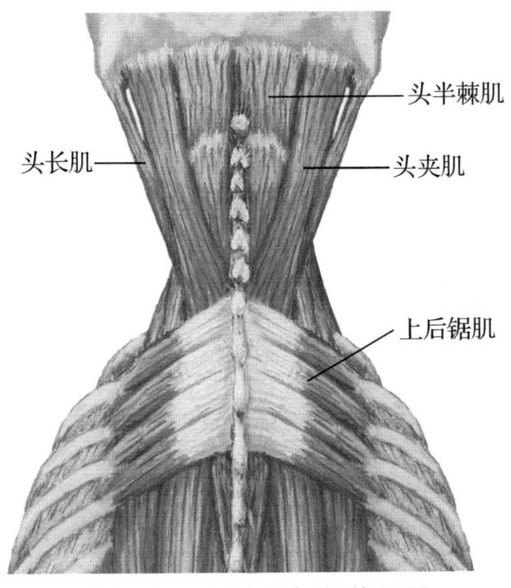


图2–10　头夹肌解剖位置图

【病因病理】

头夹肌的上面有斜方肌、背阔肌，下面有骶棘肌，它是使头部后仰的主要肌肉之一。头颈部的活动以第 1 胸椎为支点，而第 1 胸椎本身活动幅度较小。头颈部在频繁大幅度的活动时，第 7 颈椎棘突成为应力的中心。因此，头夹肌第 7 颈椎的附着处极易受损。

头夹肌的附着处损伤后，头颈部其他肌肉活动可影响头夹肌的修复。即使是肌腱处在制动状态，但肌腹会在其他肌肉的活动下不停地活动。因此，头夹肌损伤后，其修复和损伤同时进行，损伤点的瘢痕组织越来越厚。

【临床表现】

患侧枕骨缘的上项线或第 7 颈椎棘突处疼痛，转头或仰头受限，颈项部有僵硬感。热敷可使颈项松弛，但附着处疼痛始终存在。气候变化时，不适感加重。

【诊断】

1. 有外伤史或劳损史。

2. 在第 7 颈椎棘突处，或枕骨上项线单侧或双侧有压痛。

3. 用手掌压住颈后部，将颈部下压使其低头，再令患者努力抬头伸颈，可使疼痛加剧。

【治疗】

依据针刀医学关于慢性软组织损伤的理论，头夹肌在下位颈椎和枕骨上项线损伤后，引起粘连、瘢痕和挛缩，造成枕项部的动态平衡失调，而产生上述临床表现。慢性期急性发作时，水肿渗出刺激神经末梢使上述临床表现加剧。依据上述理论，用针刀将头夹肌起止点的粘连松解，瘢痕刮除，使枕项部的动态平衡得到恢复。

### （一）针刀治疗

令患者端坐低头。

如疼痛、压痛在第 7 颈椎棘突部，则在疼痛或压痛点处进针刀，刀口线和颈椎纵轴平行，使针体和背平面成 80° ~90° 角刺入，达第 7 颈椎棘突两侧，不可超过棘突根部，以免损伤神经或脊髓。先在棘突尖部的两侧缘沿头夹肌走行方向纵行剥离，再在棘突两侧铲剥数下，即可出针。

如疼痛、压痛点在枕骨上项线，在患侧疼痛点或压痛点处进针刀，针体与骨面成 90° 角刺入，进针刀时应注意避开神经和血管，达骨面后，先纵行剥离，后横行剥离，出针。

### （二）手法治疗

用手掌压住患侧颈后部，将颈部转向对侧，用力下压数次，即可。

### （三）药物治疗

活络 I 号胶囊，每日 3 次，每次 6 粒。

### （四）康复治疗

本病无须康复治疗。

# 第二节　上肢部软组织损伤

## 一、肩周炎

该病年老妇女较多见，青壮年男性较少见，发病较慢。关于其发病机制争论较多，有人认为，该病是由肩部肌群解剖位置发生微细变化所引起，并总结出 6 个痛点。有人认为该病是肩部软组织退行性变，又受寒湿浸入，引起肩关节的关节囊和关节周围广泛的慢性无菌性炎症，软组织广泛粘连，限制了肩关节的活动。因此，有“冻结肩”“凝肩”之称。

软组织的广泛粘连，使得肌肉失去动态平衡。热敷、封闭、针灸、拔火罐、膏药外敷、中药内服、按摩等疗法效果均不理想。曾有人使用扳动手法，用硫喷妥钠静脉麻醉，用人力强行将粘连扳动拉开。但术后患者关节周围极度肿胀疼痛，待消肿后，配合功能锻炼，有一定的疗效。但此法容易损伤健康组织，遗留关节隐痛不适。

**【局部解剖】**

肩关节周围的肌肉较多，分两层。前面有肱二头肌，其长头在肱骨结节间沟内穿过，止于关节盂上缘，其短头止于喙突。肩胛下肌止于肱骨小结节。上面有冈上肌止于肱骨大结节最上面的小面。后上方有冈下肌止于肱骨大结节中部的小面。后方有小圆肌止于肱骨大结节最下面的平面。在冈上肌腱和肩峰之间有肩峰下滑液囊。在关节囊与三角肌之间有三角肌下滑液囊。外层是三角肌，起自锁骨外 1/3 前缘、肩峰尖与其外侧缘及肩胛冈嵴，包绕肩关节的上、前、后和外面。向下收缩变窄成肌腱，止于肱骨三角肌粗隆。冈上肌、冈下肌、小圆肌与肩胛下肌共同组成腱帽（图 2-11，2-12）。

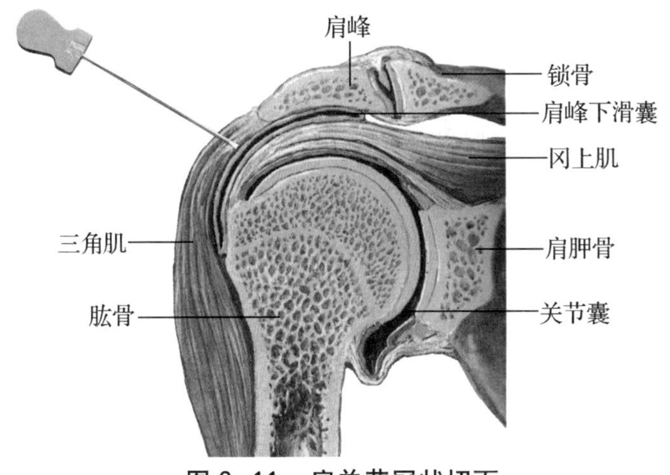


**图 2-11　肩关节冠状切面**

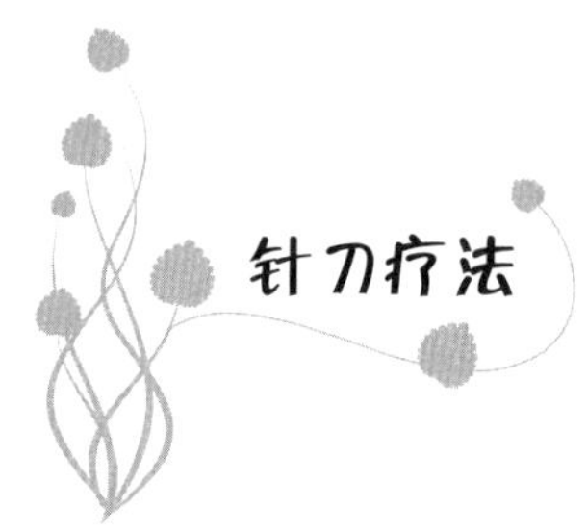

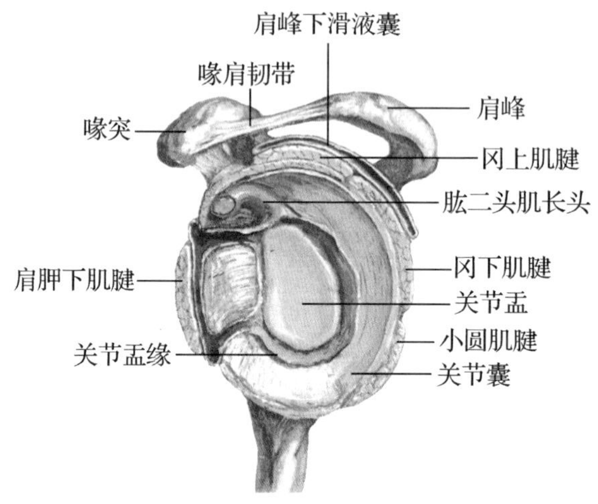


**图 2–12　肩关节横断切面**

【病因病理】

关于肩周炎的病因病理，从软组织损伤的角度来说，它确实在发病后，出现炎性渗出、细胞坏死、软组织增生、瘢痕粘连等病理变化。但究其病因，中医认为，该病由经脉空虚外邪侵入引起。针刀医学认为，肩周炎的根本病因是内分泌失调。这种内分泌变化均在50岁左右发生，当内分泌恢复正常后，就会痊愈。所以，肩周炎的愈后良好，极少出现后遗症。但此病病程长、痛苦大，严重影响了患者的生活和工作。将针刀疗法和特殊的手法治疗相结合能立即解除痛苦，再配合中药来调节内分泌，以正本清源，可使肩周炎得到治愈。

【临床表现】

患者主诉肩部疼痛，不能梳头，严重者肩关节的任何活动都受限制，穿衣困难。有的疼痛夜间加重，影响睡眠。

肩关节周围有压痛，喙肱肌和肱二头肌短头的附着点喙突处、冈上肌抵止端、肩峰下、冈下肌和小圆肌的抵止端压痛较明显。

【诊断】

1. 患者多为40岁以上，妇女多见。

2. 肩部疼痛，一般时间较长，且为渐进性。

3. 多无外伤史（有外伤史者多为肩部肌肉陈旧性损伤）。

4. 肩部活动时，出现明显的肌肉痉挛，肩部外展、后伸时最为明显。

【治疗】

依据针刀医学关于慢性软组织损伤的理论可知，人在50岁左右，内分泌失调，引起肩部的代谢障碍，使得代谢物淤积，而刺激有关的软组织，引起炎症反应，进而影响肩部血液循环，造成肩关节的动态平衡失调，而产生上述临床表现。慢性期急性发作时，肩部软组织的滑液进一步减少，甚至枯竭，可促进软组织粘连的形成，而形成“冻结肩”，使上述临床表现加剧。依据上述理论，肩关节周围肌肉损伤的部位主要是肱二头肌长短头、肩胛下肌、冈上肌、冈下肌、小圆肌、三角肌的起止点，只要用针刀将其附着点的粘连松解、瘢痕刮除，使肩关节的动态平衡得到恢复，再用中药调节内分泌，消除病因。

（一）针刀治疗

用针刀在喙突处喙肱肌和肱二头肌短头附着点、冈上肌抵止端、肩峰下滑囊、冈下肌和小圆肌的抵止端，分别做切开剥离或纵行疏通剥离，在肩峰下滑囊做通透剥离。如肩关节周围尚有其他明显压痛点，可以在该压痛点上做适当的针刀手术，炎性渗出严重者应用强的松龙

25mg 和普鲁卡因 120mg 在关节周围封闭 1 次，术后热醋熏洗患肩，并服中药局方五积散加制乳香、制没药、炒苡米等。5 日后，如未愈，再进行 1 次针刀治疗，一般 1~5 次即可治愈。

### （二）手法治疗

针刀术后，让患者仰卧于治疗床上，患肢外展，医生站于患侧，让一助手托扶患肢，并嘱患者充分放松。医生一手将三角肌推向背侧，另一手拇指沿胸大肌将肱骨上的附着点进行拔离，将胸大肌、胸小肌分开来，然后再将胸大肌（即腋窝前缘）向肩峰方向推压。再令患者俯卧位，助手仍托患肢，医生一手将三角肌推向胸侧，另一手拇指分拔冈上肌、冈下肌，大圆肌、小圆肌在肱骨大结节处的止腱，务必将各条肌腱分拔开。此时患者患肢原来外展上举可增加 30° ~50° ，医生双手托扶患肢，嘱患者尽量外展上举患肢，当达到最大限度，不能再上举时，医生双手猛地向上一弹，推弹速度必须快（约 0.5 秒），待患者反应过来时，手法已结束。如让患者预先知道，因其惧怕痛而使肩部紧张，既推弹不上去又容易损伤正常组织。肩周炎患者经上述针刀和手法治疗，当时即可上举 160° 左右。

推弹手法是将肩关节关节囊的粘连松解，是无损伤治疗，所有手法均不损伤软组织，针刀是将严重的粘连点剥离松解，手法即是将散在于三角肌深面的筋膜与冈上肌、冈下肌、胸大肌、大小圆肌在肩部的止腱粘连松解，最后的弹压手法则将最后的粘连区（关节囊内粘连）松解。

针刀和手法治疗后，患者疼痛基本消失，患肢活动功能也基本正常。

### （三）药物治疗

为了调节人体内分泌和巩固疗效可服如下中药 5 剂。

当归10g，炒白芍10g，党参10g，川芎8g，桔梗10g，白芷10g，川朴10g，云茯苓10g，法夏10g，干姜10g，桂枝10g，麻黄10g，苍术10g，枳壳10g，陈皮10g，红花10g，银花30g，大贝母10g，炒苡仁25g，防风10g。

#### （四）康复治疗

肩部卧式外展旋法及肩部卧式上举法，使肌肉放松。

## 二、冈上肌损伤

此肌常易损伤。摔跤、抬重物，或其他体力劳动均可成为病因。损伤的部位大多在此肌起点，也有在肌腱处和肌腹部的。若损伤在止点肱骨大结节处、三角肌深面，常被误诊为肩周炎；若损伤在肌腹，常被笼统诊断为肩痛，中医也常用祛风散寒药来治疗；若损伤在冈上窝起点时，常被诊为背痛。冈上肌受肩胛上神经支配。肩胛上神经是来自臂丛神经的锁骨上支，受颈5、6脊神经支配。所以颈5、6脊神经受压迫，也可导致冈上肌疼痛不适。

以上种种原因，导致冈上肌损伤这一疾病诊断上的混乱，当然也就谈不上正确的治疗。即使有明确的诊断，由于瘢痕粘连较重，一般的治疗方法也很难奏效。

**【局部解剖】**

冈上肌起自冈上窝，止于肱骨大结节，作用使臂外展（图2–13，2–14）。

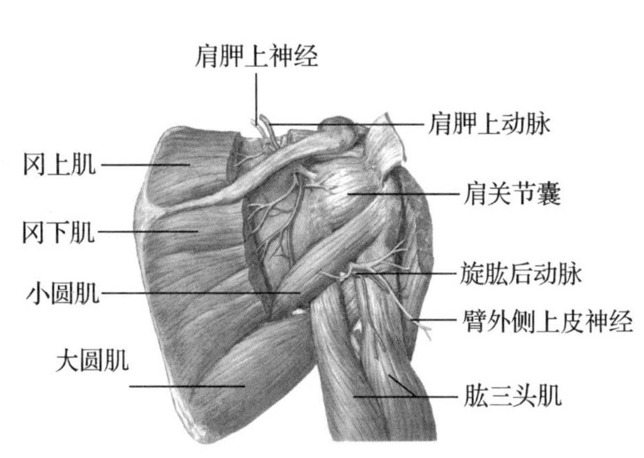


图2–13　肩部背侧肌群解剖层次结构图

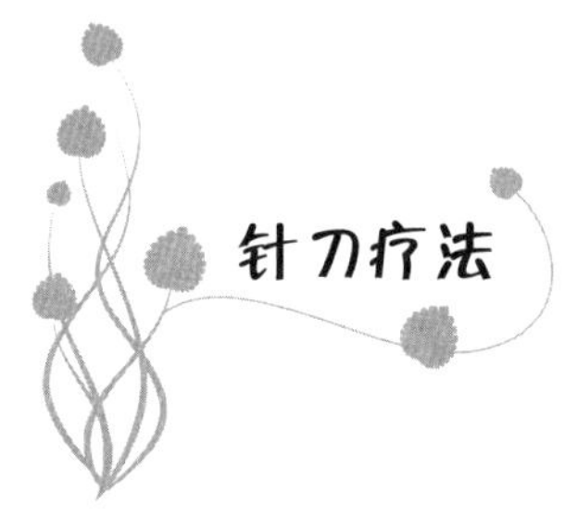

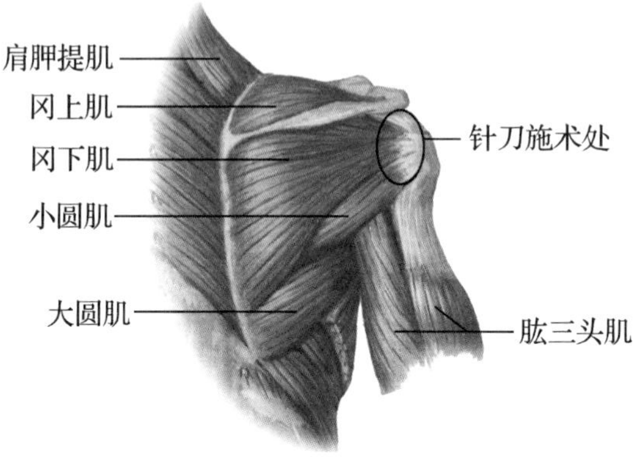


图 2–14 冈上肌、冈下肌、小圆肌解剖位置图

【病因病理】

冈上肌损伤大多由于上肢突然猛力外展造成。严重者造成冈上肌断裂。损伤之后，日久则会造成损伤处瘢痕粘连。上肢的外展活动，使瘢痕处受到牵拉，而引起急性发作。

【临床表现】

外伤后，冈上肌肌腱断裂时，有剧烈疼痛，肩关节外展受限（仅能达到70°）。急慢性均有此特点。慢性期，有持续性疼痛，受凉加重，甚至影响睡眠。

【诊断】

1. 有外伤史。
2. 在冈上肌两头肌腱或肌腹处有压痛点。
3. 患者自主外展患侧上肢，引起压痛点处疼痛加剧。
4. 须与以下疾病鉴别。

【鉴别诊断】

(一)冈上肌肌炎

1. 冈上肌肌炎的疼痛和压痛虽都在冈上肌，但无外伤史，且常有受寒受湿的病史。

2. 自主外展患侧上肢，冈上肌部位有弥散性疼痛，不如冈上肌损伤痛点明确。

(二)肩周炎

1. 肩周炎的发病年龄一般在50岁左右，而冈上肌损伤没有这个规律，可以发生于成人的任何年龄。

2. 肩周炎多无外伤史。

3. 肩周炎在肩部痛点多不止一个，而冈上肌损伤在肩部的痛点仅存在于肱骨大结节处。

4. 肩周炎关节本身活动多少有些受限。冈上肌损伤，肩关节本身功能无任何影响。

(三)神经根型颈椎病

1. 神经根型颈椎病痛且多有麻木，并向上肢放射，达手指。冈上肌损伤仅痛至肩部，很少有麻木。

2. 冈上肌损伤在冈上肌走行区都有明显痛点，神经根型颈椎病在冈上肌走行区，痛点不明确，患者主诉从颈至肩、从肩至臂都有疼痛区域，呈块状或线状分布。

3. 冈上肌有明显的外伤史。神经根型颈椎病多无明显的外伤史。

4. 神经根型颈椎病颈椎棘突旁多有明显压痛点。冈上肌损伤，在颈椎棘突旁多无压痛点。

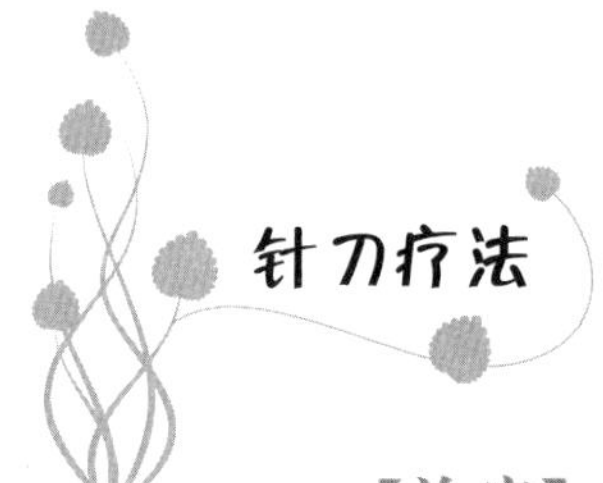

# 针刀疗法

【治疗】

依据针刀医学关于慢性软组织损伤的理论，冈上肌损伤后，引起粘连、瘢痕和挛缩，造成肩背部软组织的动态平衡失调，产生肩痛、背痛等临床表现。慢性期急性发作时，病变组织有水肿渗出刺激神经末梢使症状加剧。依据上述理论，冈上肌损伤的部位主要是冈上窝、肱骨大结节、肌肉的起止点，用针刀将其附着点处的粘连松解、瘢痕刮除，使冈上肌的动态平衡得到恢复。

## （一）针刀治疗

适应于陈旧性冈上肌损伤。损伤 1 个月以后，即为陈旧性损伤，时间越久，治疗效果越明显。

患侧上肢外展 90° ，选好进针刀点，在冈上肌止点肱骨大结节压痛点处，将刀口线和冈上肌纵轴平行刺入（肱骨大结节位于肩关节外侧缘，后上方），达骨面，针体与上肢呈 135° 角。先纵行剥离，再横行剥离。

若病变在冈上窝，患者坐位，稍弯腰，上肢自然下垂放于大腿上，针刀体和背平面呈 90° 角。刀口线和冈上肌纤维走向平行刺入，深度达骨面。先纵行剥离，后横行剥离，若痛点面积较大，刀锋可提至皮下，将针体和背平面呈 45° 角。沿肌纤维垂直方向移动 0.5cm，再刺至骨面。先纵行后横行剥离，出针。压迫针孔片刻，创可贴外敷，无菌纱布覆盖，胶布条粘贴。

## （二）手法治疗

针刀术后，患者正坐位，在肩关节下垂并稍内收的姿势下，稍外展肩关节，医生一手托肘上部，一手在冈上肌处用大拇指做按压 1~2 次，并过度内收患侧上肢 1 次，以牵拉冈上肌。

另一法：患者正坐位，医生立于患者患侧与患者并排，面向前。

医生以左手前臂自后侧插于患者腋下，右手持患者手腕，两手做对抗牵引。牵引时，将前臂向前旋转，徐徐下落。医生两膝分开屈曲，将患侧腕部夹于两膝之间。同时，医生用插于腋下的左前臂将患者上臂向外侧牵拉，使肱骨大结节突出。用右手拇指掌面压于肱骨大结节前下方，用力向后上部按揉、弹拨冈上肌肌腱。在此同时，两腿松开夹住的手腕，医生两手握住患者手腕向上拔伸，分别向前、后活动其肩关节 2~3 次。

对急性期疼痛的患者，手法宜轻柔缓和，以活血止痛，待疼痛缓解后，再按上法治疗。治疗后应嘱患者主动做肩关节的功能锻炼。

#### （三）药物治疗

活络 I 号胶囊，每日 3 次，每次 6 粒。

#### （四）康复治疗

让患者做肩部外展、外旋、内收、内旋活动。

## 三、冈下肌损伤

冈下肌的损伤较常见，且损伤多在起点。慢性期疼痛非常剧烈，患者常诉在肩胛冈下有钻心样疼痛。此种剧痛一般治疗无效，严重者打吗啡也只能缓解片刻。针刀对该病有明显的疗效。

**【局部解剖】**

冈下肌起于冈下窝，止于肱骨大结节。作用是使上臂内收、外旋。此肌受肩胛上神经的支配，肩胛上神经终止于冈下窝（图 2–14）。

**【病因病理】**

冈下肌大多由于上肢突然过度外展或内旋而损伤。起始部的损伤多于抵止端的损伤。起始部损伤初期，在冈下窝处多有电击样疼痛，累及肩峰的前方。止端损伤，在肱骨大结节处有明显的疼痛，且在疼痛点下侧 1cm 处常有一明显的压痛点，此疼痛点是冈下肌腱下滑液囊炎，不是肌肉损伤的原因，有时两个痛点模糊不清，不易分开。

腱下滑液囊，大多数也是损伤引起，可以一并治疗。

冈下肌起始部损伤，慢性期疼痛较剧烈，其原因为：第一，肩胛上神经止于冈下窝，冈下肌起始部，神经末稍较多，且敏感；第二，冈下肌在起始部损伤多较重。随着时间的延长，瘢痕粘连较重，挤压神经末梢也较严重。

【临床表现】

损伤初期，在冈下窝及肱骨大结节处多有明显胀痛，若在冈下肌起始部损伤，冈下窝处常发作钻心样疼痛。上肢活动受限，不小心活动患侧上肢，有时会引起冈下肌痉挛性疼痛。慢性冈下窝有疼痛感和麻木感，有时局部皮肤感觉减退。

【诊断】

1. 有外伤史。

2. 在冈下窝和肱骨大结节处，疼痛且有压痛。

3. 让患者上肢自主内收外旋，引起疼痛加剧，或根本不能完成此动作。

【治疗】

依据针刀医学关于慢性软组织损伤的理论，冈下肌损伤后，可引起粘连、瘢痕和挛缩，造成肩背部软组织的动态平衡失调，产生冈下窝钻心样疼痛和肩痛的临床症状。慢性期急性发作时，有水肿渗出刺激神经末梢，可使上述临床表现加剧。依据上述理论，冈下肌损伤的部位主要是冈下窝、肱骨大结节、肌肉的起止点。用针刀将其附着处的粘连松解、瘢痕刮除，使冈下肌的动态平衡得到恢复。

### （一）针刀治疗

**1. 疼痛在冈下窝**

让患者正坐，弯腰，两肘撑在两膝上，在冈下窝取 2~3 个进针刀点，刀口线和冈下肌肌纤维平行，针体和肩胛骨平面成 90° 角刺入，达骨面后，先纵行剥离，后横行剥离。如粘连严重，做切开剥离；粘连面积较大，做通透剥离。

**2. 痛点在肱骨大结节的冈下肌止点**

让患者正坐位，背微屈，两上肢肘部自然放于胸前桌上，在肩部后上方压痛点处取两个进针点，两点沿肌纤维走向纵行排列。两点距离不超过 1cm，一点在肌腱上，一点在冈下肌腱下滑囊，刀口线和冈下肌纤维走向平行，针体和上臂背面呈 135° 角刺入。上点先纵行剥离，后横行剥离，下点做切开剥离。

**3. 单纯肌腱部损伤**

如纯粹是肌腱部损伤，冈下肌腱下滑囊未损伤，压痛点局限，下点可不取。

### （二）手法治疗

针刀术后，一手握住患侧手腕向对侧偏下方用力牵拉，另一手用力下压患侧冈下肌。

### （三）药物治疗

活络 I 号胶囊，每日 3 次，每次 6 粒。

### （四）康复治疗

做上肢外展、上举、后伸锻炼。

## 四、菱形肌损伤

菱形肌损伤以青壮年多见，是一种常见病。过去多被称为背痛，其实它只是背痛的一种。

【局部解剖】

大、小菱形肌在肩胛提肌的下方。小菱形肌呈窄带状，起自下位两个颈椎的棘突，附着于肩胛骨脊柱缘的上部，在大菱形肌上方，与大菱形肌之间隔以菲薄的蜂窝组织层。大菱形肌菲薄而扁阔，呈菱形，起自上位 4 个胸椎的棘突，向外下，几乎附着于肩胛骨脊柱缘的全长。大、小菱形肌内收及内旋肩胛骨，并上提肩胛骨，使之接近中线（图 2-15）。

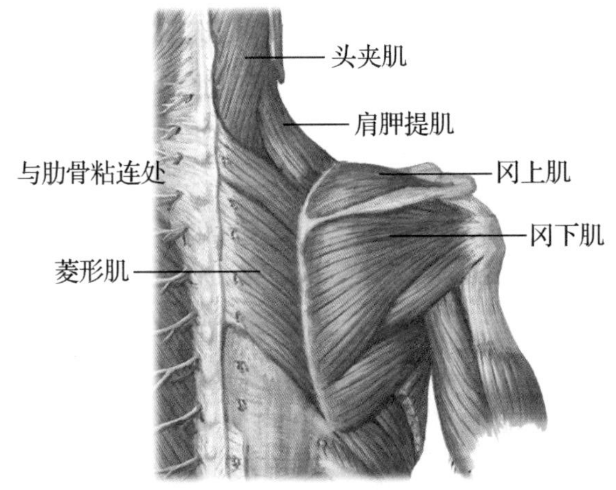


图 2-15　菱形肌解剖图

【病因病理】

该病大多数由上肢猛力掷物、摔跤，或上肢向后下方猛然用力等引起急性损伤，未经治疗或治疗欠妥，日久导致此病。

菱形肌与肋骨相邻，急性损伤出血，日久瘢痕粘连，若伤处恰在肋骨上，便和肋骨粘连，影响菱形肌的伸缩运动而发病。当上肢勉强活动时，牵拉到粘连处，就会引起新的损伤，而出现急性症状。

【临床表现】

该病在菱形肌急性损伤症状缓和很长一段时间后才发病（这也是腰背四肢各处因软组织粘连而引起的顽固性痛点的一个共同特征）。急性发作时，在上背脊柱和肩胛骨缘之间都有一突出的痛点，有时局部肿胀，感到上背沉重，背上如负重物，严重者不能入睡，翻身困难。走路时患侧肩部下降，患侧不敢持物和自由活动，以免加剧疼痛。

【诊断】

1. 有菱形肌损伤史。

2. 将患侧上肢被动向前上方上举，引起疼痛加剧。

3. 痛点和压痛点在第 5 胸椎和肩胛下端的连线以上，大多数靠近肩胛骨的内侧缘。

【治疗】

依据针刀医学关于慢性软组织损伤的理论，菱形肌损伤后，引起粘连、瘢痕和挛缩等，造成颈部的动态平衡失调，而产生上述临床表现。在慢性期急性发作时，有水肿渗出刺激神经末梢，可使上述临床表现加剧而发病。依据上述理论，菱形肌损伤的部位主要是其起止点处，即下位两个颈椎的棘突和肩胛骨椎柱缘的上下部（小菱形肌的起止点）、上位 4 个胸椎的棘突和整个肩胛骨椎柱缘（大菱形肌起止点）。用针刀将起止点处的粘连松解、瘢痕刮除，使菱形肌的动态平衡得到恢复。

（一）针刀治疗

患者正坐在方凳上，患侧上肢自然放胸前，略向健侧，找准痛点，沿肋骨在菱形肌上做横行剥离治疗。进针刀时，不可刺入肋间，以防刺伤肋间神经或穿透胸膜。

肿胀严重者，可在术毕用25mg强的松龙加120mg普鲁卡因在患处封闭，局部无肿胀者，可不必封闭，5日后不愈，再做1次，一般不超过3次即治愈。

### （二）手法治疗

患者取俯卧位，在患侧菱形肌实施推拿，活血止痛，解除肌紧张，然后在压痛点处推拿。

### （三）药物治疗

外敷：早期损伤可外敷消淤止痛膏。

活络Ⅰ号胶囊，每日3次，1次6粒。

### （四）康复治疗

肩部做一般性功能锻炼。

## 五、三角肌滑囊炎

外伤和劳损均可导致三角肌滑囊炎，肩周炎也可累及三角肌滑液囊。临床也常将三角肌滑囊炎误诊为肩周炎。因该滑液囊位于三角肌深面，痛点较深，患者主诉含糊，触诊不清楚，所以，有时也被误诊为肩峰下滑囊炎。三角肌滑液囊分泌的滑液主要是供给位于三角肌下面，冈上肌表面的冈上肌筋膜，以及冈下肌和小圆肌表面的冈下肌筋膜和小圆肌筋膜。使三角肌和下边这些肌肉的肌腱部不会因摩擦而受损。一旦三角肌滑囊因外伤而劳损，发生病变。这些肌肉和筋膜都将失去润滑，肩部就会出现严重不适感。三角肌滑囊炎，过去多数由于误诊而被忽视，即使诊断明确，也缺乏有效的治疗措施。用强的松龙封闭，仅能取得暂时的疗效。

**【局部解剖】**

三角肌滑液囊是在三角肌和肩关节之间的一个滑液囊，有时此囊与肩峰下滑液囊相通（图 2–16）。

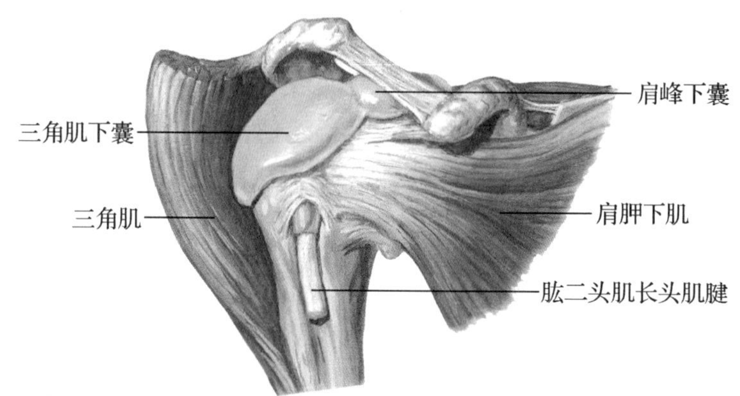


**图 2–16　三角肌滑囊解剖面**

【病因病理】

三角肌滑囊因受损（外伤和劳损），囊壁的膜性通道被自我修复的瘢痕组织堵塞，囊内的滑液排不出来，使滑囊臌胀，造成酸、胀、痛等感觉。由于滑液失去供应，冈上肌、冈下肌、小圆肌筋膜得不到润滑，肩部肌肉欠灵活，而有不适感。

【临床表现】

三角肌滑囊炎的患者均主诉肩部酸痛不适。上肢上举、外展困难。慢性期，患者活动上肢时，肩部有摩擦音和弹响声。

【诊断】

1. 有外伤史和劳损史。

2. 在肩峰下滑囊下缘，肩关节下缘有摩擦音或弹响声。

3. 肩关节下缘三角肌中上部有轻度高起，皮肤发亮。

4. 让患侧上肢主动外展上举，肩部疼痛加重，或患者拒绝做此动作。

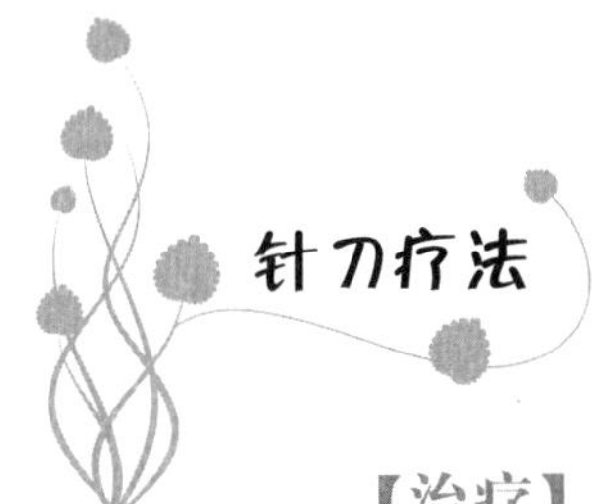



【治疗】

依据针刀医学关于慢性软组织损伤的理论，三角肌滑囊损伤后瘢痕堵塞滑囊，造成囊内外代谢障碍而产生上述临床表现。在慢性期急性发作时，有水肿渗出刺激神经末梢，使上述临床表现加剧。依据上述理论，三角肌滑囊损伤是由囊壁的膜性通道受瘢痕组织堵塞所致。用针刀将滑囊切开，排出囊内液体。

（一）针刀治疗

让患者端坐，患侧下肢自然下垂，前臂放于同侧大腿上，在肩关节外侧下缘，明显高起处进针。刀口线和三角肌纤维走向平行刺入2cm左右，不能到达骨面，在冈上肌、冈下肌腱膜缘纵行切开2~3点。出针。盖上无菌小纱布块，指压针孔，使其高起平复或稍凹陷。

（二）手法治疗

用手指垂直下压滑囊，以排出囊内的滑液。

（三）药物治疗

活络Ⅰ号胶囊，每日3次，每次6粒。

（四）康复治疗

进行肩部功能锻炼。

## 六、肱二头肌短头肌腱炎

肱二头肌短头肌腱炎是一种常见病。肱二头肌是上肢屈肌腱，由于上肢频繁地屈伸、后旋而劳损。因上肢做伸屈和前臂前后旋转活动最多，故此病发病率很高。易误诊为肩周炎。用强的松龙封闭亦可见效，但多不巩固。

【局部解剖】

肱二头肌呈梭形，起端有两个头，长头以长腱起自肩胛骨盂上结节，通过肩关节囊，经结节间下降；肱二头肌短头起自肩胛骨喙突尖部，喙肱肌外上方，在肱骨下 1/3 处与肱二头肌长头肌腹融合，并以一腱止于桡骨粗隆。主要功能是屈肘，当前臂处于旋前位时，能使其旋后。此外，还能协助屈上臂（图 2-17）。

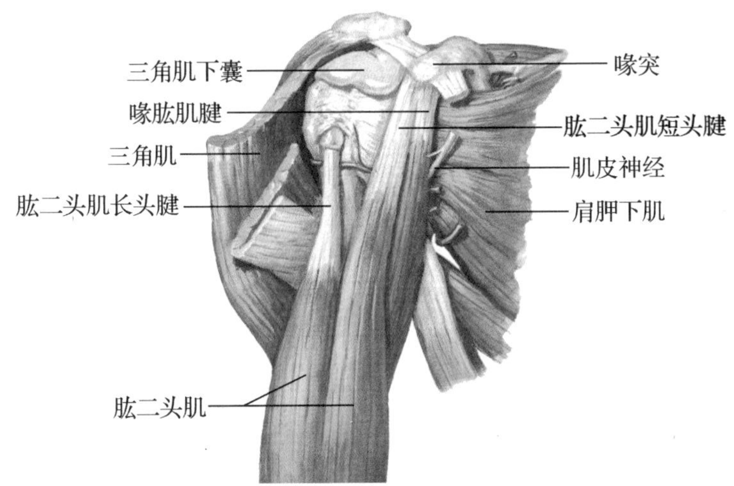


图 2-17　肱二头肌短头位置示意图

【病因病理】

肱二头肌短头和喙肱肌起始腱相邻并列，而肱二头肌短头和喙肱肌的作用和活动方向不是同步、一致的。喙肱肌是内收，屈臂向前，而肱二头肌是屈肘，使前臂旋后。所以和喙肱肌腱经常交错摩擦而损伤。如遇突然的屈肘，后旋前臂的动作，也容易损伤肌腱。另外，如喙突滑液囊和喙肱肌滑液囊有病变而闭锁，使喙肱肌和肱二头肌短头失去润滑，肱二头肌短头就会因之迅速磨损而发病。肱二头肌短头损伤或劳损后，局部瘢痕粘连，使局部血运和体液新陈代谢产生障碍，而引起肌腱部位的变性。

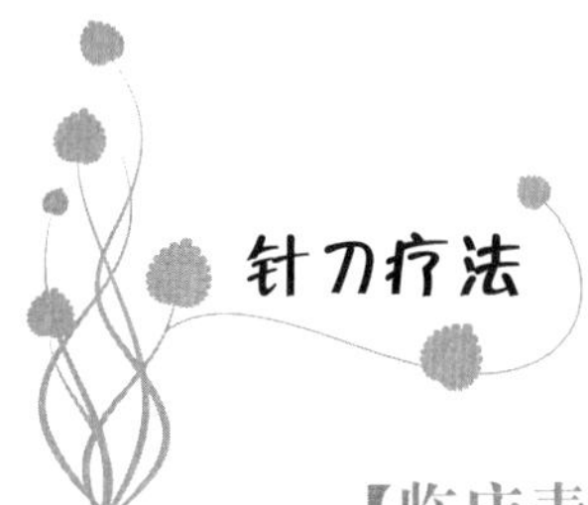

## 针刀疗法

【临床表现】

患者多有肩部急慢性损伤史，表现为肩部喙突处疼痛，也可蔓延到全肩部疼痛，肩关节外展后伸活动时疼痛加剧，内收、内旋位时疼痛可以缓解。随着疼痛的发展，肩关节逐渐僵硬，活动功能障碍，肩臂上举、外展、后伸及旋后摸背功能受限。

【诊断】

1. 肩部有急慢性损伤史。
2. 在喙突处有明显疼痛和压痛。
3. 上肢后伸，摸背和上举受限。
4. 注意和肩周炎及肩部其他软组织损伤疾患相鉴别。

【治疗】

依据针刀医学关于慢性软组织损伤的理论，肱二头肌短头肌腱损伤后引起粘连、瘢痕和挛缩，造成局部的动态平衡失调，产生上述临床表现。在慢性期急性发作时，有水肿渗出刺激神经末梢，使上述临床表现加剧。依据上述理论，肱二头肌短头肌腱损伤的主要部位是喙突外附着点处、喙肱肌外上方、胸小肌外侧的附着处。用针刀将其附着点处的粘连松解、瘢痕刮除，使局部的动态平衡得到恢复，该病即可得到治愈。

### （一）针刀治疗

患者仰卧于治疗床上，患侧上肢和躯干呈 30° 夹角。以痛点（多在喙突）为进针刀点，刀口线和肱二头肌短头走向平行刺入，达骨面。先纵行剥离，再横行剥离，如瘢痕较重，可切开剥离 2 刀。

### （二）手法治疗

针刀术后，将肘关节屈曲，肩关节外展、后伸、略外旋，在肱二头肌短头肌腱拉紧的情况下，用另一手拇指在喙突部用弹拨理筋法。接着在局部按压5分钟，再用摇动肩关节。治疗后，应鼓励患者做肩关节功能锻炼。

（三）药物治疗

活络Ⅰ号胶囊，每日3次，每次6粒。

（四）康复治疗

手法推拿压痛点周围做肩部外展、外旋等动作。

## 七、肱二头肌长头肌腱炎

肱二头肌长头腱鞘炎是一种常见病，可影响患侧上肢提物和外展。此病发病缓慢，多为摩擦劳损所致，且迁延难愈。过去常因非手术疗法难以奏效，而行手术治疗，将肱二头肌长头肌腱于结节间沟里切断，其远端与肱二头肌短头缝合，以此来解除肱二头肌长头在结节间沟内的摩擦，使症状消失。但手术后的患肢都没有原来有力。

**【局部解剖】**

肱二头肌长头附着于肩胛骨的盂上粗隆，有一个狭长的腱，被腱鞘包绕，经过肩关节与肱骨结节间沟下行。在上肢活动时，长头腱在鞘内上下滑动（图2–18）。

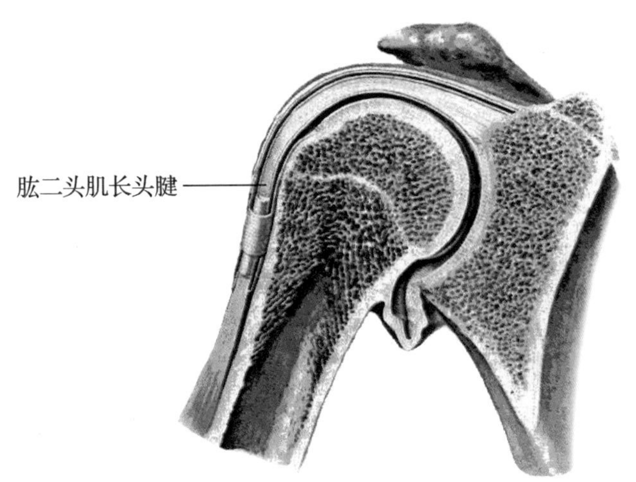


图2–18　肱二头肌长头解剖位

【病因病理】

在上肢活动时，肱二头肌长头除了在腱鞘内做上下滑动外，还做外展、内收的横向运动。但由于腱鞘被固定在肱骨结节间沟内，两侧有肱骨结节的骨性突起阻止，使肱二头肌长头不会离开它原来的位置，但也因此常受到横向应力的损伤和摩擦力的损伤。

肱二头肌长头腱鞘炎的实质是一种慢性损伤性疾病。只有在上肢做频繁活动引起急性发作时，才引起炎性反应。

由于慢性损伤，腱鞘壁的脏层增厚瘢痕和肌腱本身劳损变性，使腱鞘相对变窄，致使肌腱在腱鞘内活动受限而发病。有急性损伤时，也可引起本病，急性期过后就成慢性疾病。

【临床表现】

患病初期患肢活动时，在肩前面内下方，约肩峰下 3cm 处，相当于肱骨结节间沟处隐痛不适。随病程的延长，症状逐渐加剧，疼痛明显，上肢活动受限，患肢携物、外展、内旋时，症状加剧，有时局部尚有轻度肿胀。

【诊断】

1. 有劳损史或外伤史。
2. 在肩前偏内下方约 3cm 处有疼痛或压痛。
3. 自主屈曲肘关节后，外旋内旋上臂引起疼痛加剧。
4. 排除其他疾病。

【治疗】

依据针刀医学关于慢性软组织损伤的理论，肱二头肌长头腱鞘损伤后引起粘连、瘢痕和挛缩，造成鞘内外的动态平衡失调，而产生上述临床表现。在慢性期急性发作时，有水肿渗出刺激神经末梢，使上述临床表现加剧。依据上述理论，肱二头肌长头腱鞘损伤的部位在肩关节与肱骨结节间沟，鞘内有肱二头肌长头狭长的腱，在上肢活动时，长头腱在鞘内上下滑动。用针刀将腱鞘狭窄处的粘连松解、瘢痕刮除，使肱二头肌长头的动态平衡得到恢复，此病即得到了治愈。

### （一）针刀治疗

以压痛点为进针刀点，刀口线方向和肱二头肌长头方向平行，针体与进针刀点平面垂直刺入，达骨面，先纵行剥离，再横行剥离。如有韧性结节，做切开剥离。

### （二）手法治疗

针刀术后，用推、按、擦法作用于肩前部肱二头肌长腱处，或于局部轻轻弹拨。令患者屈曲肘关节，医生握住患肢腕上部做对抗牵拉，将患肢拉至伸直位。

### （三）药物治疗

活络Ⅰ号胶囊，每日3次，每次6粒。

### （四）康复治疗

针刀术后，嘱患者做上臂上提和外展锻炼。

## 八、肱骨外上髁炎

该病是一种常见病、多发病。过去认为该病由无菌性炎症引起的肱骨外上髁及其附近的疼痛综合征。推拿疗法、针灸疗法、中药（祛寒散结、活血通络、舒筋消肿、止痛等等）、封闭疗法（3周为1个疗程）和长臂夹板或石膏托固定（3~4周）等治疗方法疗效欠佳。近年来，有人采用手术疗法，将肱骨外上髁处的腕伸肌腱切断，并加以手术剥离，提高了治愈率。针刀疗法总结了前人的经验，大大简化了治疗方法，对该病的病理有了新的认识，并取得了较好的效果。

【局部解剖】

肱骨下端外侧的隆起为外上髁，桡侧腕屈肌和伸肌总腱起自于此（图 2–19）。

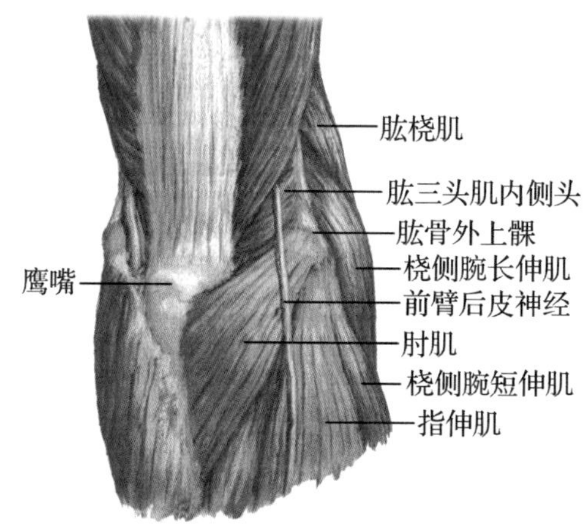


**图 2–19　肱骨外上髁周围肌肉组织结构**

【病因病理】

该病好发于经常做前臂旋转、伸屈肘关节工作或运动的人，大多是由积累性劳损引起。伸腕肌、伸指总肌、旋后肌附着点处肌腱内部轻度撕裂和局部轻微出血、机化，在自我修复过程中，瘢痕、粘连，挤压该处的神经血管束，引起疼痛。

触诊时发现患侧肱骨外上深处有一锐边，其实这一锐边就是内部瘢痕。正是这些瘢痕和粘连阻碍了该处的血液循环，挤压了该处的血管神经束，妨碍了这些肌肉的功能活动，才产生了臂部的功能障碍。由于发病后患者往往勉强运用上肢去完成生活自理，而使该处诸肌撕裂加重，牵拉了与该处有牵连的神经支，致使与该处有牵连的肌肉痉挛、疼痛而涉及前臂和肩前部。

【临床表现】

一般起病缓慢，因急性损伤而发病者较为少见。发病后痛及前肩和前臂，局部有时会出现轻度的肿胀，活动前臂后疼痛加重，不能做握拳、旋转前臂动作，握物无力，严重者握在手中的东西会自行掉下来。

【诊断】

1. 一般无明显外伤史，但常见于有经常使用前臂工作的劳损史。
2. 肘关节活动正常，但做旋转活动受限，肱骨外上髁处压痛明显。
3. 旋臂屈腕试验阳性。

【治疗】

依据针刀医学关于慢性软组织损伤的理论，肱骨外上髁附着的肌腱损伤后引起粘连、瘢痕和挛缩，造成局部的动态平衡失调，而产生上述临床表现。在慢性期急性发作时，有水肿渗出刺激神经末梢，而使上述临床表现加剧。依据上述理论，肱骨外上髁附着的肌腱有桡侧腕屈肌、伸肌总腱，用针刀将损伤的肌腱粘连松解、瘢痕刮除，切断神经血管束使局部的动态平衡得到恢复，此病即得到治愈。

（一）针刀治疗

将肘关节屈曲 90° 平放于治疗桌面上，在肱骨外上髁处常规消毒后，使针刀刀口线和伸腕肌纤维走向平行，使针体和桌面垂直刺入，至肱骨外上髁，先用纵行疏通剥离法后，再用切开剥离法，直至锐边已刮平，然后，使针体与桌面呈 45° 角，用横形铲剥法，使刀口紧贴骨面剥开骨突周围软组织粘连，再疏通一下伸腕肌、伸指总肌、旋后肌肌腱，出针。压迫针孔片刻，待不出血为止。也可当即用 25mg 强的松龙和 120mg 普鲁卡因在肱骨外上髁周围封闭 1 次，疗效更佳。

如无明显炎性肿胀渗出，则不必打封闭。5日后还未愈，再做1次治疗，一般只1次可治愈，最多不超过3次。

### （二）手法治疗

针刀术后，患者正坐，医生坐于患者患侧，右手持腕使患者右前臂旋后位，左手用屈曲的拇指端压于肱骨外上踝前方，其他四指放于肘关节内侧，医生以右手逐渐屈曲患者肘关节至最大限度，左手拇指用力按压患者肱骨外上踝前方，然后再伸直肘关节，同时医生左手拇指推至患肢桡骨头前面，沿桡骨头前外缘向后弹拨腕伸肌起点，术后患者有桡侧3指麻木感及疼痛减轻的现象。

弹拨方法很多，亦可将患肢前臂旋后、曲肘，安置桌上，肘下垫以软物。医生以双手食指和中指将肱桡肌与伸腕肌向外扳，然后嘱患者将患侧前臂旋前，用拇指向外方推邻近桡侧腕长伸肌和桡侧腕短伸肌，反复数次。

### （三）药物治疗

活络Ⅰ号胶囊，1日3次，1次6粒。

### （四）康复治疗

屈臂、屈腕等功能锻炼。

## 九、桡肱关节滑囊炎

该病大多由劳损造成滑液囊闭锁，多缠绵难愈。常被误诊为肱骨外上髁炎和桡肱关节病，临床针刺、理疗、封闭都很难见效。针刀治疗该病有满意的疗效。

**【局部解剖】**

桡肱关节滑囊即肱二头肌桡骨囊，位于肱二头肌止腱和桡骨粗隆前面之间，在肱桡肌深面的内侧面，旋前圆肌的外侧面下缘，桡侧腕长伸肌的内侧面（图 2-20）。

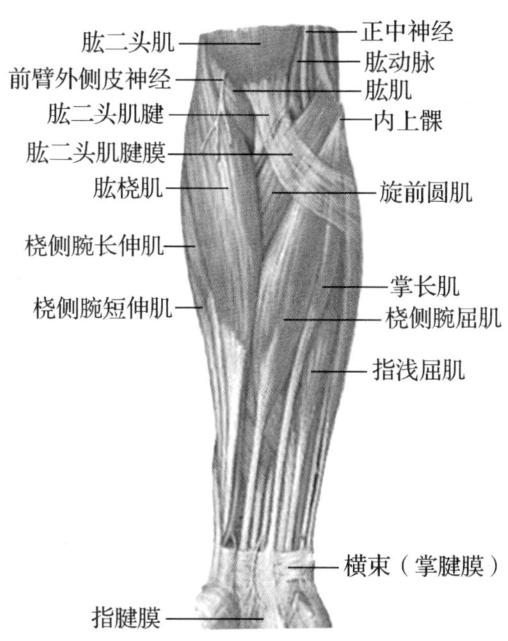


**图 2-20　桡肱关节滑囊在肱二头肌腱的深面**

【病因病理】

肘关节是活动最频繁的关节，其伸屈、内旋和外旋都有桡肱关节和桡肱关节滑囊周围的几条肌腱参与。因此，该滑囊的摩擦劳损机会极多，修复过程易将其向外排出滑液的通道堵塞，造成滑囊闭锁、膨胀，而引起胀痛不适。

【临床表现】

肘关节酸胀不适，夜间或休息时加重，变动体位也不能缓解，常影响睡眠。

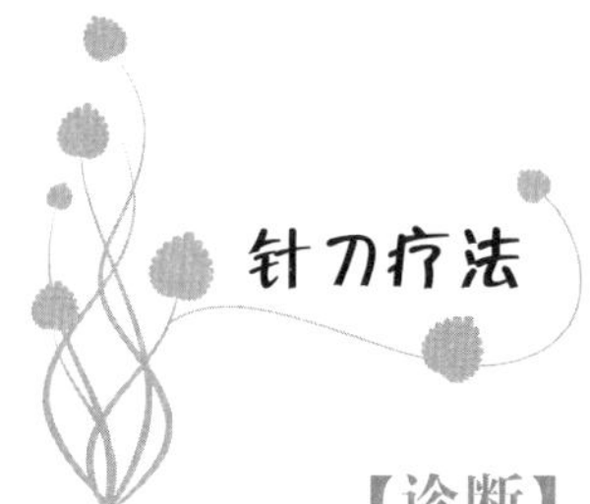

## 针刀疗法

【诊断】

1. 在肘关节横纹，肱二头肌腱与肱桡肌之间、肱骨外上髁前内侧和桡骨小头的内侧有压痛点。

2. 将上肢伸直，在肘关节之掌侧、桡骨粗隆处有明显压痛。

3. 肘关节功能正常。

【治疗】

依据针刀医学关于慢性软组织损伤的理论，桡肱关节滑囊损伤后瘢痕堵塞滑囊，造成局部的动态平衡失调，而产生上述临床表现。在慢性期急性发作时，有水肿渗出刺激神经末梢，而使症状加剧。依据上述理论，桡肱关节滑囊损伤后，造成囊内闭锁膨胀，囊外无滑液分泌，导致周围肌腱进一步劳损。用针刀将其附着点处的粘连松解、瘢痕刮除，将滑囊切开，此病即得到治愈。

### （一）针刀治疗

将患肢伸直，平放于治疗台上，在桡骨粗隆处按压，寻找压痛点，作为进针刀点。医生左手拇指在桡骨粗隆处将肱桡肌扳向外侧，并沿肱桡肌内侧缘，深掐下去，刀口线沿左手拇指指甲平面刺入皮下，即到桡肱关节滑囊，继续进针刀达骨面，切开剥离 2~3 刀，即可出针。无菌小纱布覆盖针孔。医生左手拇指按压针孔，右手过度伸、屈患者肘关节 1~2 下，治疗结束。

### （二）手法治疗

针刀治疗术后，用力下压滑囊，以排除囊内滑液。

### （三）药物治疗

活络Ⅰ号胶囊，1 日 3 次，1 次 6 粒。

### （四）康复治疗

患肢进行内旋、外展、屈臂等功能锻炼。

## 十、肱骨内上髁炎

肱骨内上髁炎常由损伤或劳损引起，表现为肱骨内上髁处及周围软组织疼痛。传统观念认为本病多见于学生，又称学生肘，实际学生患此病不多。

【局部解剖】

屈肌总腱和旋前圆肌附于肱骨内上髁，在肱骨内上髁后内侧的浅沟内，有尺神经通过（图 2-21）。

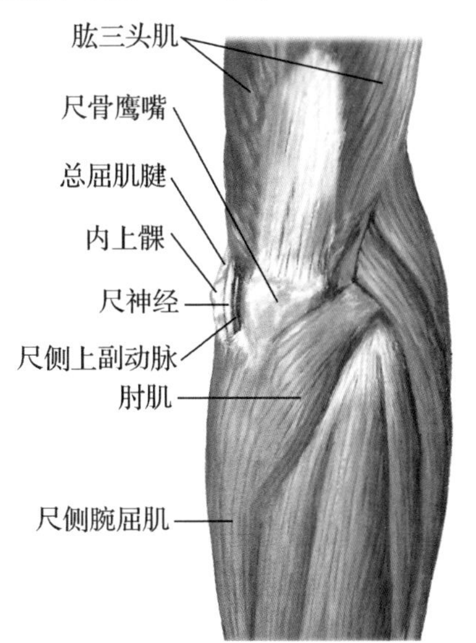


图 2-21　肱骨上髁周围的肌肉组织结构

【病因病理】

急性牵拉和积累性劳累引起肱骨内上髁处的屈肌总腱和旋前圆

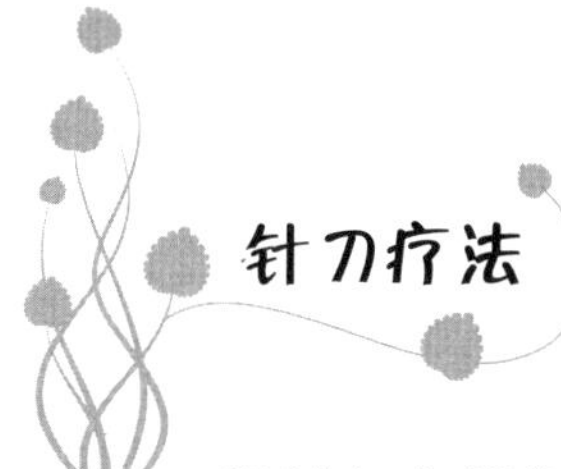


肌腱起点部位部分断裂、出血或渗出。长期写字使肱骨内上髁受压，引起缺血，在修复过程中形成瘢痕粘连，肌腱挛缩，引起顽固性疼痛。也可挤压尺神经皮支，引起疼痛。

【临床表现】

肘内侧疼痛，病情时轻时重。急性发作时，患肢肘关节屈曲和前臂旋前时疼痛加重，则使肘关节活动受限，严重影响日常生活。

【诊断】

1. 多见于青壮年，有肘部损伤或肘部慢性劳损史。

2. 肱骨内上髁处有疼痛及压痛。有时可在肱骨内上髁处触及黄豆大小的硬性结节。

3. 肘关节屈曲和前臂用力旋前时，疼痛加剧。

【治疗】

依据针刀医学关于慢性软组织损伤的理论，肱骨内上髁处附着的肌腱损伤后，引起粘连、瘢痕和挛缩，造成肘内侧端的动态平衡失调，而产生上述临床表现。在慢性期急性发作时，有水肿渗出刺激神经末梢，使上述临床表现加剧。依据上述理论，肱骨内上髁炎附着于肱骨内上髁的屈肌总腱和旋前圆肌肌腱，引起慢性软组织损伤。用针刀将其附着点处的粘连松解、瘢痕刮除，使肘内侧端的动态平衡得到恢复，此病就得到治愈。

（一）针刀治疗

肘关节内侧的压痛点即为进针刀点，使刀口线和屈肌腱走向平行，针体和进针点处骨平面垂直刺入，注意勿伤及尺神经，达骨面后，先纵行剥离，再横行剥离，如有瘢痕结节，做切开剥离。

### （二）手法治疗

治疗手法与肱骨外上髁炎相似，只是部位在肱骨内上髁处。

### （三）药物治疗

活络Ⅰ号胶囊，1日3次，1次6粒。

### （四）康复治疗

屈臂锻炼。

## 十一、桡骨茎突部狭窄性腱鞘炎

狭窄性腱鞘炎在指、趾、腕、踝等部位均可发生，但以桡骨茎突部发病较为多见，在腱鞘炎中以狭窄性腱鞘炎较为难治，一般保守疗法难以奏效。过去对该病的治疗也有多种方法，如推拿、针灸、理疗、中西药等，但疗效多不巩固。针刀医学对该类疾病的发病机制进行了探讨，将其应用于临床，疗效较好。

**【局部解剖】**

桡骨下端外侧面粗糙，向远侧延伸为茎突，茎突基底稍上方有肱桡肌附着，茎突末端有桡侧副韧带附着。在桡骨茎突的外侧，有一条浅沟，拇长展肌腱及拇短伸肌腱共同经此沟外面的骨纤维性腱管到达拇指，腕背韧带附着于桡骨下端的外侧缘及桡骨茎突。

**【病因病理】**

在腕部桡骨下端茎突处有一腱鞘，鞘内有拇长展肌腱和拇短伸肌腱通过，进入拇指背侧。由于腱沟表浅而狭窄，底面凹凸不平，沟面又覆盖着伸肌支持带。正常情况下，两肌腱只能紧密地通过这一坚韧的腱鞘。长时间外展拇指时，肌腱在狭窄的腱鞘内不断地运动、摩擦，造成积累性劳损，使腱鞘组织纤维轻度撕裂、破裂，轻度出血水肿，

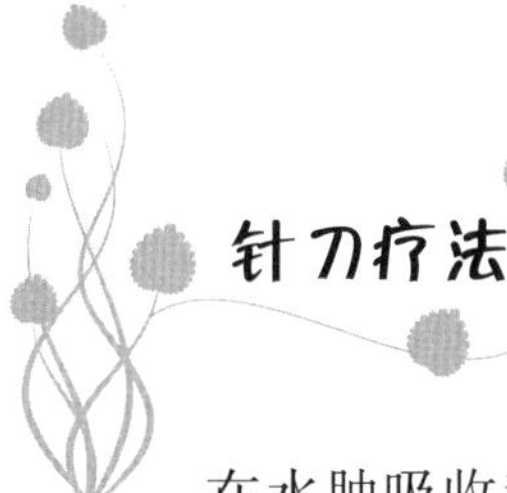


在水肿吸收和修复过程中，腱鞘内壁瘢痕不断增厚而狭窄，使两肌腱受挤压和粘连。由于腱鞘内层不断瘢痕，在一定条件下和鞘内肌腱发生粘连，肌肉又受挤压，在拇指做勉强外展内收活动中，造成肌腱和鞘内壁的撕裂，使拇长展肌和拇短伸肌腱痉挛、疼痛、局部肿胀。

【临床表现】

一般发病缓慢，桡骨茎突周围疼痛，疼痛可放射到手指和前臂。常可见腕部有肿胀或肿块，拇指和腕部活动受限。

【诊断】

1. 桡骨茎突处压痛明显。

2. 让患侧拇指内收屈曲放于掌心，握拳，再使腕部向尺侧倾斜，可引起桡骨茎突处剧烈疼痛。

【治疗】

依据针刀医学关于慢性软组织损伤的理论，桡骨茎突部腱鞘损伤后，引起粘连和挛缩，造成鞘内外的动态平衡失调，而产生上述临床表现。在慢性期急性发作时，有水肿渗出刺激神经末梢，使上述临床表现加剧。依据上述理论，用针刀在其鞘内外松解粘连，使桡骨茎突部的动态平衡得到恢复，此病即得到治愈。

（一）针刀治疗

患者握拳将患侧腕部放于治疗桌面上的脉枕上，在桡骨茎突处寻找最敏感的压痛点为进针刀点。常规消毒后，使针刀刀口线和桡动脉平行刺入，注意勿伤及桡神经和桡动脉，在腱鞘内纵行疏剥，病情严重者，亦可刺穿腱鞘使刀口接触骨面，倾斜针体，将腱鞘从骨面上剥离铲起，出针。酒精棉球压迫针孔 3 分钟（图 2–22）。

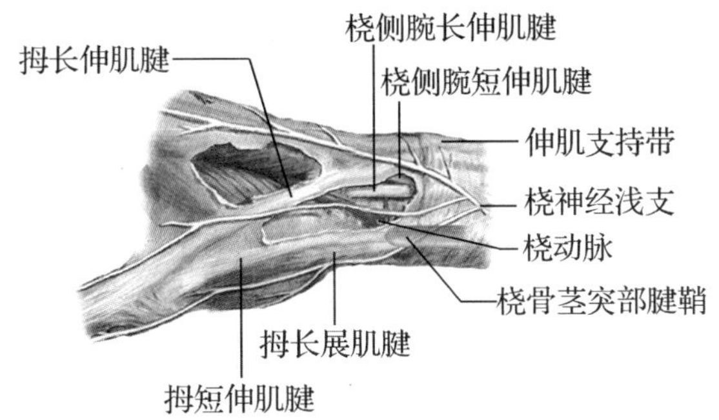


腕关节外侧面观

**图 2–22　桡骨茎突狭窄性腱鞘炎针刀手术示意图**

对肿胀严重者，可用 25mg 强的松龙和 80mg 普鲁卡因局部封闭 1 次。

针刀治疗 1 次后，未痊愈的，5 日后再做 1 次，一般不超过 3 次即可痊愈。

### （二）手法治疗

用拇指重点揉按桡骨茎突部及其上下方，达到舒筋活血的目的。一手握住患侧腕部，另一手食指及中指夹持拇指，其余手指紧握患者其他四指进行对抗牵引，并使患者腕部向尺侧和掌侧屈曲，同时，缓缓旋转推按桡骨茎突，反复 3~4 次。

### （三）药物治疗

活络Ⅰ号胶囊，1 日 3 次，1 次 6 粒。

### （四）康复治疗

屈臂锻炼。

## 十二、腕管综合征

腕管综合征又称正中神经卡压综合征，当腕部劳损或损伤引起腕管狭窄，就出现顽固性的临床症状，如手掌顽麻、腕部疼痛、腕关节和手指伸屈受限，过去对该病的治疗有针灸、电疗、中药熏洗等，都很难奏效。保守方法无效时，外科常采用腕横韧带切开松解术，此术又易导致粘连和腕关节无力。

【局部解剖】

腕管是由腕骨沟和腕横韧带共同组成的骨性纤维性隧道。腕管由前臂深筋膜、腕横韧带和大小鱼际肌间腱膜 3 部分组成。腕横韧带起自舟状骨结节和多角骨桡侧突起，止于豌豆骨和钩骨沟尺侧。在其浅面由近端前臂筋膜、掌长肌和掌部远端筋膜组成。腕管中有指浅屈肌、指深屈肌、拇长屈肌等 9 条肌腱和正中神经通过。每条肌腱都有腱旁系膜包绕，以保障血液供应和滑动功能（图 2–23）。

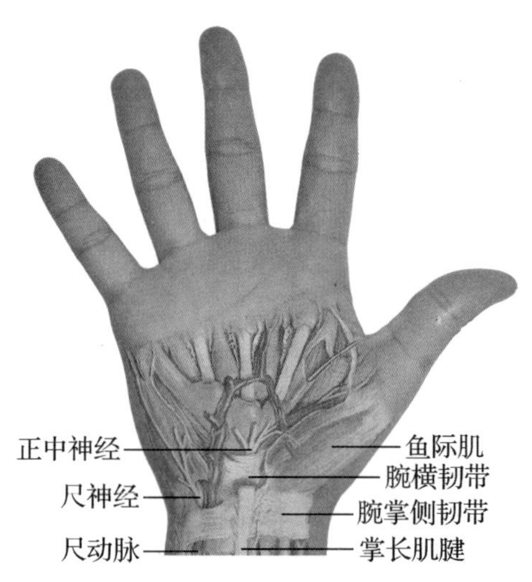


图 2–23　腕管掌面观术示意图

【病因病理】

腕横韧带厚而坚韧，宽约 2.5cm，弹性较差。腕部受损可使腕横韧带、肌腱旁系膜以及二者间发生粘连、瘢痕和挛缩，引起腕管管腔变窄，局部血运障碍，多条肌腱和正中神经受挤压和牵拉，而引起腕管活动受限。

【临床表现】

腕关节掌侧酸、胀、痛、僵硬，手掌麻木。腕关节和手指屈伸受限。

【诊断】

1. 腕部有损伤史。
2. 腕部掌侧稍偏尺侧有压痛，腕关节僵硬。
3. 腕关节背屈可使局部疼痛和手掌麻木加剧。

【治疗】

依据针刀医学关于慢性软组织损伤的理论，腕管损伤后，引起瘢痕和挛缩，使腕管容积变小，管腔狭窄而产生上述临床表现。在慢性期急性发作时，病变组织有水肿渗出刺激神经末梢，使上述临床表现加剧。依据上述理论，用针刀将腕横韧带切开松解，使腕部的动态平衡得到恢复，此病即得到治愈。

（一）针刀治疗

将患者手腕平放于治疗台上，腕关节置于脉枕上。让患者用力握拳屈腕，在腕部掌侧可有 3 条纵行皮下的隆起，中间为掌长肌腱，桡侧为桡侧腕屈肌腱，尺侧为尺侧腕屈肌腱。在远侧腕横纹尺侧腕屈肌腱的内侧缘，定一进针刀点，沿尺侧腕屈肌的内侧缘向远端移 2.5cm 左右再定一点；在远侧腕横纹上的桡侧腕屈肌腱的内侧缘定一点，再沿桡侧腕屈肌腱向远端移动 2.5cm 左右，再定一点。在此 4 点上分别进针刀，刀口线和肌腱走向平行，针体和腕平面成 90° 角，沿两侧屈肌腱内侧缘刺入 0.5cm 左右，应避开尺、桡动静脉和神经，将腕横韧带分别切开 2~3mm。与此同时，将针刀沿屈肌腱内侧缘向中间平推数下，以剥离腕屈肌腱和腕横韧带间的粘连，应避免损伤正中神经，出针（图 2–24）。

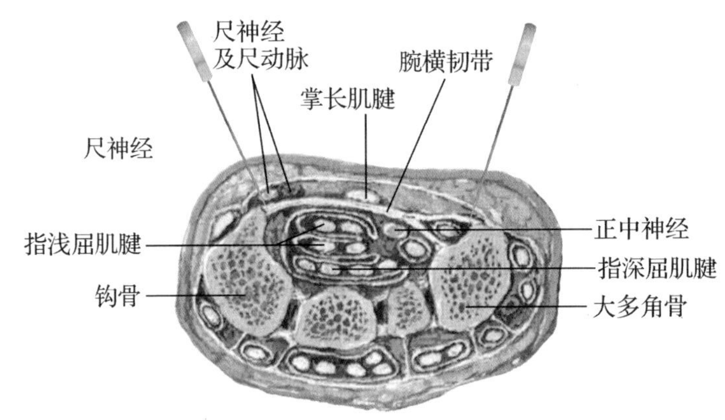


**图 2–24　治疗腕管综合征针刀进刀图**

### （二）手法治疗

针刀术后，患者正坐，前臂于旋前位，手背朝上。医生双手握患者掌部，右手在桡侧，左手在尺侧，而拇指平放于腕关节的背侧，以拇指指端按于腕关节背侧。在拔伸情况下摇晃关节。然后，将手腕在拇指按压下背伸至最大限度，随即屈曲，并左右各旋转 2~3 次。

### （三）药物治疗

活络Ⅰ号胶囊，1 日 3 次，1 次 6 粒。

### （四）康复治疗

腕部屈伸锻炼。

## 十三、尺骨鹰嘴滑囊炎

尺骨鹰嘴滑囊炎，又称肘后滑囊炎，本病多发于矿工，故又称“矿工肘”。患肢功能严重受限，尤其做伸屈活动时，肘后疼痛尤甚，用常规手法，药物治疗很难奏效。过去多用手术治疗，局部麻醉下手术切除，多会影响患者肘关节的伸屈运动。

**【局部解剖】**

尺骨鹰嘴滑囊由 3 个滑液囊组成：①鹰嘴皮下囊，在尺骨鹰嘴和皮肤之间，最为表浅；②鹰嘴腱内囊，在肱三头肌腱内；③肱三头肌腱下囊，在肱三头肌和尺骨鹰嘴之间，鹰嘴腱内囊的深部。

**【病因病理】**

在正常情况下，尺骨鹰嘴皮下囊、鹰嘴腱内囊和肱三头肌腱下囊可分泌滑液，润滑肱三头肌及有关筋膜。肘关节背面局部撞击可使滑囊发生急性损伤，滑液渗出增多，局部肿胀、疼痛。待自我修复后，滑囊由于瘢痕闭锁不能正常分泌滑液，而引起尺骨鹰嘴滑囊肿痛和肘关节滞动。肘部长期触地摩损可引起积累性损伤，而使尺骨鹰嘴滑囊壁增厚，纤维化，局部轻度肿胀，皮下可有摩擦感，或能触及块状韧性结节。

**【临床表现】**

患侧肘关节背面胀痛，局部肿胀。肘关节呈半曲状态，伸肘时疼痛加剧。

**【诊断】**

1. 有外伤史或劳损史。
2. 肘关节背面疼痛，伸屈受限。
3. 可在肘关节背面扪及囊样肿物，质软，有轻度移动感，波动感，

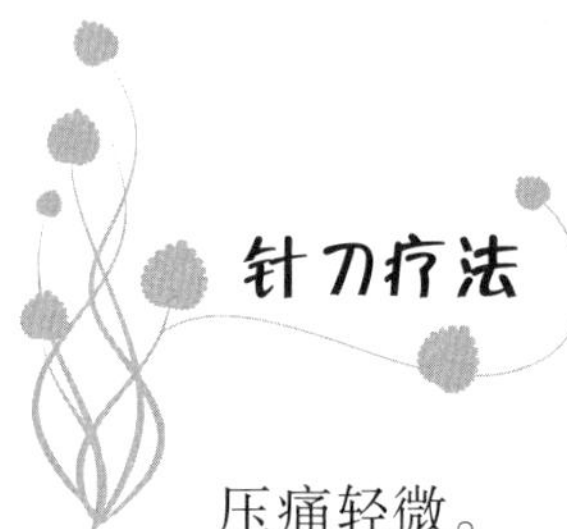


压痛轻微。

4. 注意与肱三头肌肌腱炎和尺骨鹰嘴骨折相鉴别。肱三头肌肌腱炎疼痛在肘关节背面，但无膨胀波动感，无囊样肿物，肱三头肌对抗阻力时疼痛加剧。尺骨鹰嘴骨折有明显外伤史，疼痛剧烈，压痛明显，可触及骨擦音，结合 X 线片可确诊。

【治疗】

依据针刀医学关于慢性软组织损伤的理论，尺骨鹰嘴滑囊损伤后，滑液囊由于瘢痕闭锁而产生上述临床表现。在慢性期急性发作时，病变组织有水肿渗出刺激神经末梢，使上述症状加剧。肱三头肌及有关筋膜失去滑液囊的润滑而表现为肿痛，用针刀将囊壁松解粘连，使肘关节背面的动态平衡得到恢复，此病就得到治愈。

（一）针刀治疗

患肢屈曲 45° 角。

痛点如在肘关节背面皮下稍偏远侧者，为鹰嘴皮下囊，以痛点为进针刀点，使针体和尺骨背面进针刀点的骨平面垂直，刀口线与肱三头肌走向平行刺入，达骨平面，切勿刺入肘关节囊，以免损伤尺神经，纵行切开 2~3 刀，再横行剥离后出针，覆盖好无菌纱布块后，以拇指腹按压进针点片刻，并将患肢过伸，过屈 1~2 次即可。

痛点如在鹰嘴尖部的关节间隙处，即是鹰嘴腱内囊或肱三头肌腱下囊，较浅的为前者，较深的为后者。在痛点处进针，使针体和进针处皮肤平面约成 90° 角，略向近侧倾斜刺入，刀口线和肱三头肌走向平行，达鹰嘴尖部骨平面，较浅的不要达骨面，切勿刺入肘关节囊，以免损伤尺神经，做切开剥离 2~3 刀后出针，覆盖好无菌纱布块，以拇指腹按压进针点片刻，并将患肢过伸过屈 1~2 次即可。

### （二）手法治疗

术后用力垂直下压滑囊，以排除囊内液体。

### （三）药物治疗

活络Ⅰ号胶囊，1日3次，1次6粒。

### （四）康复治疗

前臂屈伸锻炼。

## 十四、屈指肌腱鞘炎

由于手指伸屈频繁，屈指肌腱和腱鞘因摩擦劳损而发病，尤其以拇指和食指腱鞘炎最为常见。另外，由于手指掌侧指横纹处因无皮下组织，故皮肤直接与腱鞘相连。外伤后直接可达腱鞘处造成腱鞘炎。因此，屈指腱鞘炎大多在手指掌侧指横纹处。

此病多采用矫形外科的手术松解腱鞘治疗，一般保守疗法收效甚微。采用针刀治疗该病，简单安全，见效快。

**【局部解剖】**

屈指肌腱鞘包绕指浅屈肌腱和指深屈肌腱，此腱鞘由外层腱纤维鞘及内层滑液鞘组成。腱纤维鞘是由掌侧深筋膜增厚所形成的管道，附着于指骨关节囊的两侧，对肌腱起着固定和润滑的作用。肌腱滑液鞘是包绕肌腱的双层套管状的滑液鞘，分脏层和壁层。脏层包绕肌腱，壁层紧贴腱纤维鞘的内侧面。滑液鞘起着保护和润滑肌腱，避免摩擦的作用。

**【病因病理】**

屈指肌腱鞘炎由摩擦劳损引起。损伤后，腱鞘修复瘢痕，滑液分泌减少，使摩擦损伤加剧。

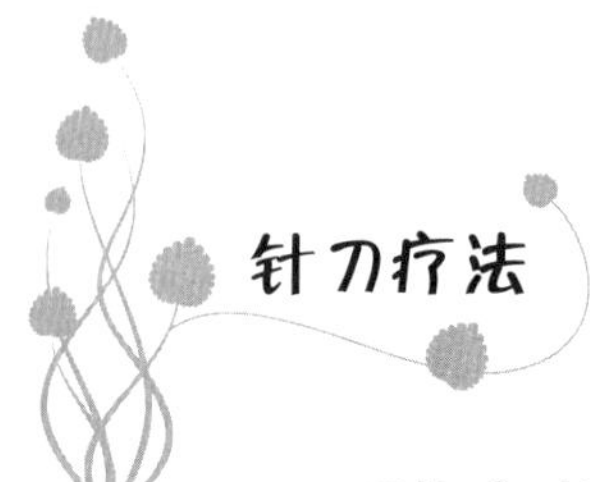

## 针刀疗法

【临床表现】

患指伸屈受限，多在指掌侧，指横纹处疼痛，或有肿胀，严重者不能执筷和扣钮扣，病程日久者，患者多诉指关节处有弹响声。在压痛点处多可触及条索状、块状硬结。

【诊断】

1. 手指损伤或劳损史。
2. 左手指掌面指横纹处疼痛、压痛。
3. 手指伸屈功能障碍。

【治疗】

依据针刀医学关于慢性软组织损伤的理论，屈指肌腱鞘损伤后，引起粘连、瘢痕和挛缩，造成局部动态平衡失调，而产生上述临床表现。在慢性期急性发作时，病变组织有水肿渗出刺激神经末梢，使上述临床表现加剧。依据上述理论，屈指肌腱鞘损伤主要在肌腱滑液鞘。屈指肌腱鞘分脏层和壁层，脏层包绕指浅和指深屈肌腱，壁层紧贴纤维鞘的内侧面。用针刀将纤维鞘内的粘连松解、瘢痕刮除，使手指部的动态平衡得到恢复。

### （一）针刀治疗

患侧掌心向上平放于治疗台上，在患指掌侧指横纹触到硬节处，或压痛点处即为进针刀点。针体和手掌面呈90° 角，刀口线与屈指肌腱平行刺入，达骨面。先做切开剥离，再做纵行或横行剥离。若有硬结则用切开剥离。

### （二）手法治疗

过度掌屈背屈手指2~3下。

### （三）药物治疗

活络Ⅰ号胶囊，1日3次，1次6粒。

### （四）康复治疗

患指做屈伸运动。

## 十五、腕背伸肌腱鞘炎

腕后区的6个骨性纤维管道就是腕背伸肌腱鞘，6个腱鞘均可发生腱鞘炎，但以拇长展肌和拇短伸肌腱鞘，指总伸肌和食指固有伸肌腱鞘炎为多见。

**【局部解剖】**

腕背侧韧带系由增厚的深筋膜组成。两侧附着于桡骨、尺骨及腕骨，从韧带的深面发出5个筋膜间隔，止于桡骨和尺骨下端背侧面的骨面上，将腕后区分成6个骨性纤维管道，来自前臂的12条肌腱，分别为6个滑液鞘所包绕，经过这6个管道到达手背和手指（图2–25）。

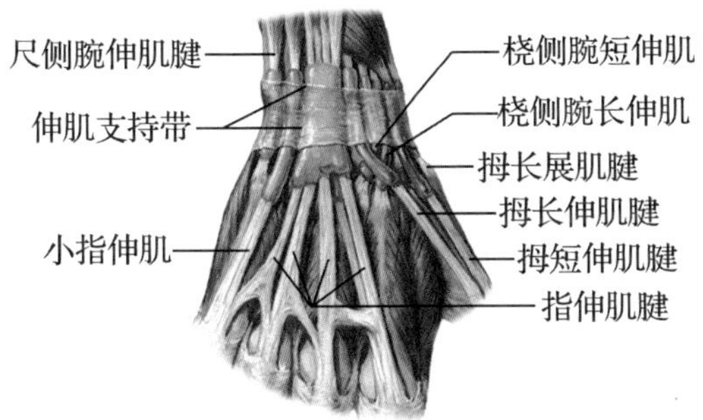


**图2–25　腕背伸肌腱鞘解剖位置图**

腕背从桡侧到尺侧从各个管道中通过的肌腱依次为：

1. 拇长展肌腱与拇短伸肌腱。
2. 桡侧腕长伸肌和桡侧腕短伸肌腱。

3. 拇长伸肌腱。

4. 指总伸肌腱和食指固有伸肌腱。

5. 小指固有伸肌腱。

6. 尺侧腕伸肌腱。

【病因病理】

腕背伸肌群的肌腱均排列于腕关节背部狭窄的骨性纤维管道——腕背伸肌腱鞘中，参与伸腕和伸指。加之伸腕和伸指活动频繁，肌腱易受摩擦损伤。

劳损性的摩擦损伤和急性外伤均可引起腕背伸肌腱鞘炎，腕背伸肌腱鞘损伤后，经粘连、瘢痕和挛缩，使管腔变狭而引起一系列临床表现。

【临床表现】

腕背侧某一部位酸、胀、痛，手掌背伸局部受限，或在腕背侧有一黄豆大小之硬结。

【诊断】

1. 腕部有劳损或损伤史。

2. 腕背侧酸、胀、痛。

3. 腕背侧某一部位有明显之压痛点，或有一条状肿胀或硬结。

4. 主动背伸腕关节受限。

5. 部分病例，腕部皮下有明显之肿胀。

根据上述腕背侧伸肌腱从桡侧到尺侧依次排列，即可知为哪一条腱鞘病变。根据腱鞘的走行方向即肌腱的走行方向，即可进行治疗。

【治疗】

依据针刀医学关于慢性软组织损伤的理论，腕背伸肌腱鞘损伤后，引起粘连、瘢痕和挛缩，造成腕背部的动态平衡失调，而产生上述临床表现。在慢性期急性发作时，病变组织有水肿渗出刺激神经末梢，可使上述临床表现加剧。依据上述理论，腕背伸肌腱鞘损伤的部位主要是由6个滑液鞘包绕了12条肌腱，从腕背桡侧到尺侧依次有拇长展肌腱、拇短伸肌腱、桡侧腕长伸肌腱、桡侧腕短伸肌腱、拇长伸肌腱、指总伸肌腱、食指固有伸肌腱、小指固有伸肌腱和尺侧腕伸肌腱。用针刀将变性的滑液鞘粘连松解、瘢痕刮除，使腕背部的动态平衡得到恢复。

（一）针刀治疗

腕部掌面朝下，平放于治疗台上，腕下放一脉枕，使腕部处于掌屈位。以最明显的压痛点或肿胀、硬结点为进针刀点，使刀口线与肌腱走向平行，针体和腕平面呈90°角刺入，达骨面。先纵行剥离，再横行剥离，如有硬结即做切开剥离。

（二）手法治疗

针刀术后，握住患侧手指进行牵拉。

（三）药物治疗

活络Ⅰ号胶囊，1日3次，1次6粒。

（四）康复治疗

过度掌屈1~2次即可。

## 第三节　背腰部软组织损伤

### 一、腰段棘上韧带损伤

腰段棘上韧带的损伤比较常见。脊柱的弯曲活动，常使其劳损或损伤，腰段的棘上韧带最易受损，突然外伤也常使棘上韧带损伤。新伤用恰当的手法治疗，效果甚佳，陈旧性的慢性损伤，针刀治疗效果也较理想。

【局部解剖】

棘上韧带为一狭长韧带，起于第 7 颈椎棘突，向下沿棘突尖部止于骶正中嵴，此韧带作用是限制脊柱过度前屈，此韧带附着于除上 6 个颈椎以外的所有椎体的棘突（图 2–26）。

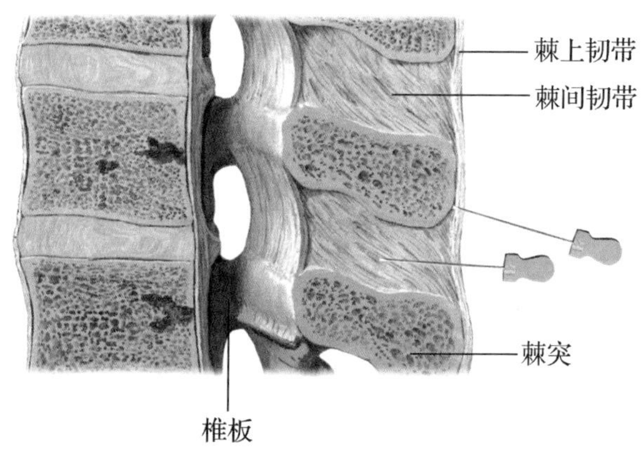


**图 2–26　棘上韧带棘间韧带解剖位置和针刀手术位置图示**

【病因病理】

脊柱在过度前屈时棘上韧带负荷增加。如果把脊柱前屈时人体看作是一个弯曲的物体，那么，棘上韧带处在弯曲物体的凸面，腹部处在弯曲物体的凹面，这样，根据力学原理，凸面所受到的拉应力最大，凹面受到压应力很大。所以，棘上韧带在脊柱过度前曲时最易牵拉损伤。如果脊柱屈曲位突然受到外力从纵轴上的打击，棘上韧带也会受损，脊柱屈曲受到暴力扭屈也易损伤棘上韧带。

棘上韧带损伤点大多在棘突顶部的上下缘。损伤时间较长，棘上韧带棘突顶部上下缘瘢痕挛缩，引发顽固性疼痛。

【临床表现】

1. 有损伤史。

2. 拾物试验阳性。

3. 在腰椎棘突上有痛点和压痛点，且都在棘突顶部的上下缘，其痛点浅在皮下。

【诊断】

1. 腰背部有损伤史和劳损史。

2. 腰棘突疼痛，弯腰加重。

3. 病变棘突可触及硬结局部钝厚和压痛。

4. 拾物试验阳性。

5. X线检查无异常。

【治疗】

依据针刀医学关于慢性软组织损伤的理论，棘上韧带损伤后，引起粘连、瘢痕和挛缩，造成腰部的动态平衡失调，而产生上述临床表现。在慢性期急性发作时，病变组织有水肿渗出刺激神经末梢，使上述临床表现加剧。依据上述理论，棘上韧带损伤的部位主要是棘突的上下缘，沿棘突的矢状面，用针刀将粘连松解、瘢痕刮除，使腰部的动态平衡得到恢复。

### (一)针刀治疗

患者俯卧于治疗床上。在离压痛点最近的棘突顶上进针刀，刀口线和脊柱纵轴平行，针体和背面成90° 角，达棘突顶部骨面。将针体倾斜，如痛点在进针点棘突上缘，使针体和下段脊柱成45° 角，如疼痛在进针点棘突下缘，使针体和上段脊柱成45° 角，再斜刺约

4mm，先纵行剥离，然后沿脊柱纵轴使针体向相反方向移动 90°，使其与上段脊柱或下段脊柱成 45° 角，刀锋正对棘突的上、下角，在棘突顶部上下角的骨面上纵行疏剥，再在骨面上横行剥离 1~2 下，刀下如果遇有韧性硬结，则纵行切开，出针。

#### （二）手法治疗

腰过度屈曲 1~2 次即可。

#### （三）药物治疗

活络 I 号胶囊，1 日 3 次，1 次 6 粒。

#### （四）康复治疗

弯腰锻炼。

## 二、棘间韧带损伤

棘间韧带对脊柱扭转起保护作用。韧带损伤的机会少于棘上韧带，在脊柱发生突然过度扭转时，易损伤。在临床上易和棘上韧带损伤相混淆。

**【局部解剖】**

棘间韧带位于相邻两个椎骨的棘突之间、棘上韧带的深部，前方与黄韧带延续，向后与棘上韧带移行。除腰骶部的棘间韧带较发达外，其他部位均较薄弱（图 2-26）。

**【病因病理】**

棘间韧带因脊柱突然过度扭转牵拉而损伤，伤后棘间隐痛不适，脊柱扭转和弯曲时疼痛加剧，而使活动受限。此韧带扭伤后，多数患者因延误治疗而转为慢性损伤，棘间韧带瘢痕挛缩，症状日趋突出，疼痛逐渐加重。棘间韧带挛缩可使上下棘突牵拉而靠近，形成吻性棘突，并使上下椎体力学状态发生一系列变化，造成复杂的临床症状。

【临床表现】

脊柱棘突间有深在性胀痛，患者不敢做脊柱旋转动作，卧床时多取脊柱伸直位侧卧。行走时，脊柱呈僵硬态。

【诊断】

1. 有脊柱扭转性外伤史。
2. 棘突间有深在性胀痛，但压痛不明显。
3. 脊柱微屈被动扭转脊柱，引起疼痛加剧。

【治疗】

依据针刀医学关于慢性软组织损伤的理论，棘间韧带损伤后，引起粘连、瘢痕和挛缩，造成腰部的动态平衡失调，而产生上述临床表现。在慢性期急性发作时，病变组织有水肿渗出刺激神经末梢，可使上述临床表现加剧。依据上述理论，用针刀将粘连松解、瘢痕刮除，使腰部的动态平衡得到恢复。

（一）针刀治疗

患者俯卧于治疗床上，脊柱微屈。在患者自诉疼痛的棘突间隙进针刀。刀口线和脊柱纵轴平行，针体与进针刀平面垂直刺入1cm左右，当刀下有坚韧感，患者诉有酸胀感时，即为病变部位，先纵行剥离1~2下，再将针体倾斜和脊柱纵轴成30°角，在上一椎骨棘突的下缘和下一椎骨棘突的上缘，沿棘突矢状面纵行剥离，各2~3下，出针。

（二）手法治疗

采用手法按揉松解。

（三）药物治疗

活络Ⅰ号胶囊，1日3次，1次6粒。

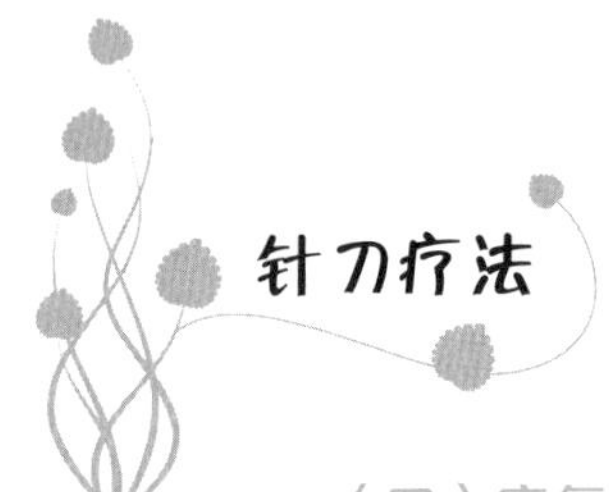



（四）康复治疗

腰部伸屈锻炼。

## 三、腹外斜肌损伤

腹外斜肌的损伤部位多在止点髂嵴前部，在人体屈曲并回旋脊柱时，由突然或过度的回旋动作引起损伤。损伤在起点多诊断为肋痛，在止点多笼统诊断为腰肌劳损。

在临床上分为急、慢性损伤两种，针刀治疗适宜于慢性损伤。

【局部解剖】

腹外斜肌起始自下8肋外面，止于髂嵴前部。另外，借腱膜止于白线，并形成腹股沟韧带。作用是前屈、侧屈并回旋脊柱（图2–27）。

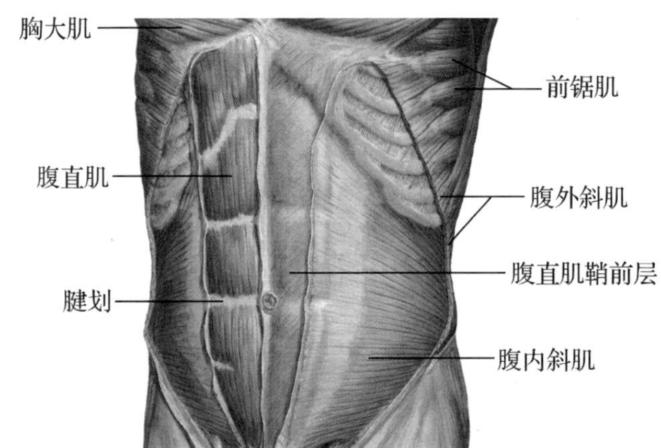


图2–27　腹部肌肉解剖图

【病因病理】

腹外斜肌损伤的患者，在临床上并不少见，大多被诊为肋痛和腰肌劳损。腹外斜肌的作用是稳定人体躯干和使人体躯干做回旋动作。所以，该肌劳损和受伤的机会较多。该肌损伤发生都是人体躯干处于前屈位做回旋动作时，此时，应力集中点都在其肋部的起点和髂骨嵴前部边缘处的止点。急性损伤有明显疼痛或肿胀。但通过人体自身制动休息和简单治疗都可缓解，而逐渐变为慢性。由于起止点损伤处发生内出血机化、瘢痕、肌肉挛缩，而导致特有的临床症状。

【临床表现】

起点损伤，多诉肋痛，止点损伤者多诉腰肌疼痛，腰部活动不便。单侧腹外斜肌损伤患者多是侧屈稍后伸姿势，双侧损伤，患者肋骨多下降，腰部呈稍前凸位姿势。

【诊断】

1. 在腰部屈曲位，有脊柱旋转性损伤史。

2. 下 8 肋腹外斜肌起点处有疼痛、压痛，或在髂嵴前部止点处有疼痛、压痛。

3. 侧屈位，嘱患者做脊柱旋转运动，疼痛加重。

【治疗】

依据针刀医学关于慢性软组织损伤的理论，腹外斜肌损伤后，引起粘连、瘢痕和挛缩，造成髂嵴的动态平衡失调，而产生上述临床表现。在慢性期急性发作时，病变组织有水肿渗出刺激神经末梢使上述临床症状加剧。依据上述理论，用针刀将腹外斜肌髂嵴前部的粘连松解、瘢痕刮除，使髂嵴的动态平衡得到恢复。

（一）针刀治疗

若损伤在起点，在压痛点附近的肋骨面上（一般压痛点就在肋骨面上）进针刀，刀口线和腹外斜肌纤维走向平行，先纵行剥离，再横向剥离，出针。针刀始终在肋骨面上活动。

若损伤在止点，患者侧卧位，患侧在上，健侧在下。患侧的腿屈曲，健侧的腿伸直，在髂嵴前部的痛点处进针刀（图 2–28），刀口线和腹外斜肌走向平行，针体和人体矢状面垂直刺入 0.5cm 左右。然后，将针体沿人体纵轴倾斜，使和人体纵轴上段成 30° 角，在髂骨嵴前部纵行剥离 2~3 下，再横行剥离 2~3 下，出针。

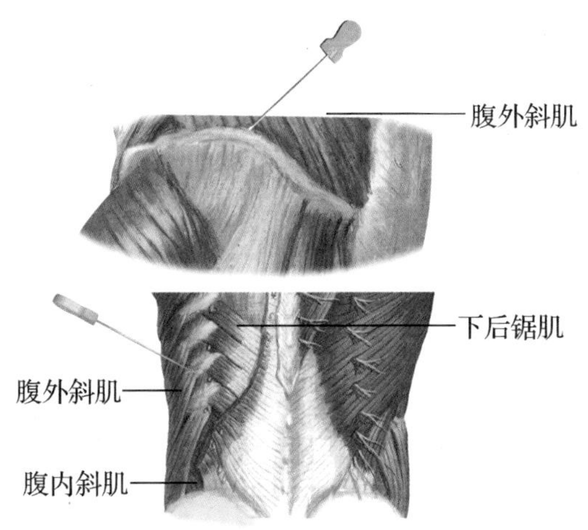


**图 2–28　腹外斜肌损伤进刀点**

### （二）手法治疗

患者垂直站立，两腿分开，弯腰并向健侧旋转 1~2 次。

### （三）药物治疗

活络 I 号胶囊，1 日 3 次，1 次 6 粒。

### （四）康复治疗

腹部肌肉功能锻炼。

## 四、腰肋韧带损伤

腰肋韧带常因腰部频繁的屈伸运动而劳损，或因突然腰部大重量负荷而损伤。常被诊断为腰背筋膜炎而得不到针对性的治疗。

【局部解剖】

腰背筋膜为腰部的深筋膜。分三层：浅层较厚，位于背阔肌和下后锯肌的深侧面，骼棘肌的表面，向上与颈部深筋膜连续，向下附着在髂嵴和骶外侧；中层位于骼棘肌与腰方肌之间，呈腱膜状，白色有光泽，在骼棘肌的外侧缘与浅层筋膜愈合而构成腹肌起始的腱膜；中层筋膜的上部明显增厚的部分叫腰肋韧带，此韧带上止于十二肋背侧下缘，下附于髂嵴，内侧附于腰椎横突。此韧带腰部两侧各有1条，对维持人类的直立姿势起重要作用。腰背筋膜损伤中最多见的是腰肋韧带损伤（图2-29，2-30）。

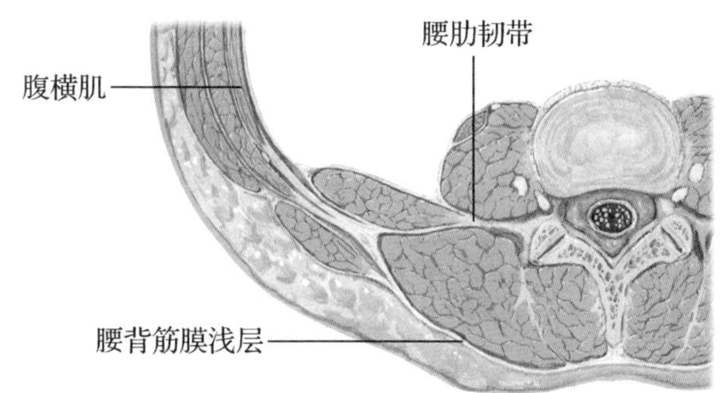


图2-29 腰背筋膜浅层

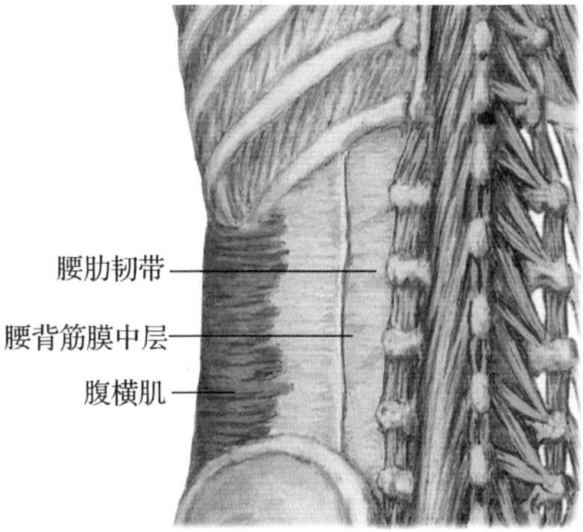

图2-30 腰肋韧带

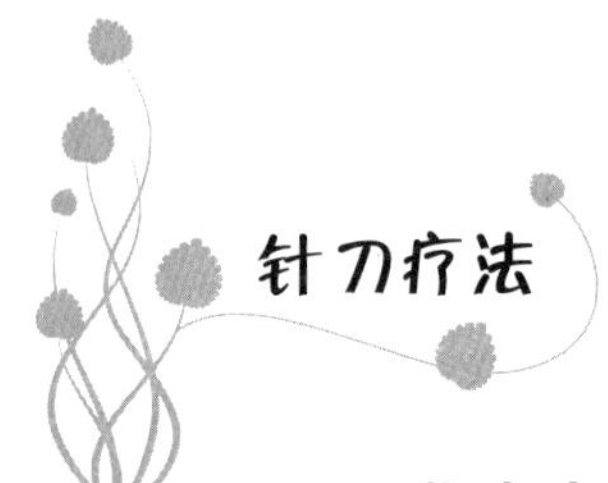

【临床表现】

腰背疼痛，腰部活动受限，呈僵硬态。如双侧损伤，患者行走呈鸭形步态，腰部喜暖怕凉。行走时，常用双手扶持腰部，严重者步履艰难。不能自穿鞋袜，腰部不敢前屈。

【诊断】

1. 有劳损或外伤史。

2. 在第 5 腰椎横突外侧缘髂嵴处或十二肋下缘第 1 腰椎横突外侧有疼痛和压痛。

3. 拾物试验阳性。

【治疗】

依据针刀医学关于慢性软组织损伤的理论，腰肋韧带损伤后，引起粘连、瘢痕和挛缩，造成腰部的动态平衡失调。在慢性期急性发作时，病变组织有水肿渗出刺激神经末梢，使上述临床症状加剧。依据上述理论，腰肋韧带损伤的部位主要是第 5 腰椎横突外侧缘髂嵴处 12 肋下缘，用针刀将第 5 腰椎横突外侧缘的髂嵴处或第 12 肋的粘连松解、瘢痕刮除，使腰部的动态平衡得到恢复。

(一) 针刀治疗

患者俯卧在治疗床上，以髂嵴或十二肋压痛点为进针刀点。

若压痛点在十二肋，则在十二肋压痛点上缘处，刀口线和腰椎纵轴成 15° 角，与进针刀处平面垂直刺入，达骨面，然后，将刀口移至十二肋下，刺入 1~2mm，沿刀口线纵行剥离 2~3 下，刀口线方向不变，将针体向下倾斜和肋平面成 150° 角，在十二肋下缘骨面上先行纵剥离 1~2 下，再横行剥离 1~2 下，出针。

若压痛点在髂嵴，刀口线和腰椎纵轴呈 15° 角，针体和髂骨面成 90° 角刺入，达骨面，然后，将针体倾斜和髂骨呈 60° 角，刀口线方向不变，刺入髂骨嵴上缘，再刺入 3mm 左右，先纵行剥离 2~3 下，然后再将针体倾斜，刀口线方向不变，使和髂骨呈 150° 角，在髂嵴上缘骨面上纵行剥离 2~3 下，再横行剥离 2~3 下，出针。

（二）手法治疗

过度弯腰 1~2 次即可。

（三）药物治疗

活络 I 号胶囊，1 日 3 次，1 次 6 粒。

（四）康复治疗

腰部肌肉功能锻炼。

## 五、第 3 腰椎横突综合征

第 3 腰椎横突综合征是比较常见、也是难治愈的腰痛病之一。一般治疗方法难于见效。由于针刀疗法的应用，对该病病理进行了新的探讨和认识，故在治疗上取得了立竿见影的疗效。

【局部解剖】

第 3 腰椎横突有众多大小不等的肌肉附着，相邻横突之间有横突间肌，横突尖端与棘突之间有横突棘肌，横突前侧有腰大肌及腰方肌，横突的背侧有骶棘肌，腰背筋膜中层附于横突尖。在腰椎所有横突中，第 3 腰椎横突最长，活动幅度也大，受到的拉力也最大，因此，损伤机会也较多。

【病因病理】

第 3 腰椎横突比其他腰椎横突较长。处于腰椎的中段，起到加强腰部稳定性和平衡的作用。由于这一生理特征，在腰部做屈伸活动时，增加了横突尖部摩擦损伤腰部软组织的机会，当人体做过多的、持久的弯腰屈伸活动时，第 3 腰椎横突尖部就会摩擦损伤腰背深筋膜

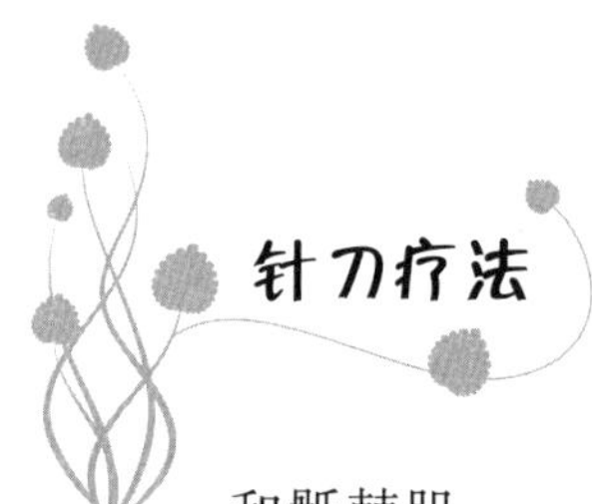


和骶棘肌。

受第3腰椎横突尖部摩擦损伤的肌肉，会有毛细血管出血、肌肉纤维断裂，自我修复过程中，在一定条件下肌肉的内部就会产生瘢痕，而与第3腰椎横突尖部粘连，限制腰背筋膜和骶棘肌的活动（腰部的屈伸）。当人体用力做弯腰活动或劳动时，深筋膜和骶棘肌就会受到牵拉而进一步损伤，引起局部出血、充血和水肿，出现严重的临床症状。经过一段时间的休息，充血和水肿被吸收，临床症状又有所缓解，但是，粘连更加严重，形成恶性循环。所以，临床上未得到有效治疗者（剥开粘连或切除第3腰椎横突）都有症状逐渐加重的趋势。由于受第3腰椎横突尖部摩擦牵拉损伤的肌肉部位是在第3腰椎横突尖部运动范围内的一条线上，因此，发生粘连必在横突尖部，当粘连形成后，将痛点就固定在第3腰椎横突尖部这个点上，故形成第3腰椎横突综合征。

**【临床表现】**

腰部中段单侧或双侧疼痛。腰背强直，不能弯腰和久坐、久立，严重者行走困难，站立时，常以双手扶持腰部，通过休息和各种治疗可缓解。一旦腰部做过多活动，疼痛又加重，严重者生活不能自理，在床上翻身都感到困难。较轻者不能弯腰工作，站立工作不能持久，有时也受气候影响而加重。

**【诊断】**

1. 有外伤或劳损史。
2. 在第3腰椎横突尖部单侧或双侧有敏感的压痛点。.
3. 屈躯试验阳性。

【治疗】

依据针刀医学关于慢性软组织损伤的理论，第3腰椎横突损伤后，引起粘连、瘢痕和挛缩，造成腰三横突的动态平衡失调，而产生上述临床表现。在慢性期急性发作时，病变组织有水肿渗出刺激神经末梢，使上述临床表现加剧。依据上述理论，第3腰椎横突损伤主要在第3腰椎横突末端。用针刀将其粘连松解、瘢痕刮除，使腰椎三横突末端的动态平衡得到恢复。

（一）针刀治疗

在发作期和缓解期均可用针刀治疗，在第3腰椎横突尖部（即压痛点处），常规消毒以刀口线和人体纵轴线平行刺入，当针刀刀口接触骨面时，用横行剥离法，感觉肌肉和骨尖之间有松动感就出针，以棉球压迫针孔片刻。炎症严重者，应用25mg强的松龙和20mg普鲁卡因在剥离处做封闭。一般1次治疗即可痊愈，如1次还没有完全治愈，尚存余痛，在5日后再做1次，最多不超过3次（图2-31）。如果是横突后板损伤，应用平刃针刀在后板铲切。

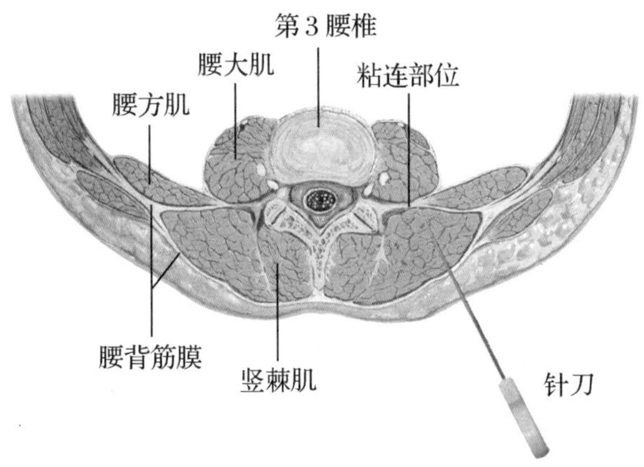


图2-31　第3腰椎横突综合征针刀手术进刀图

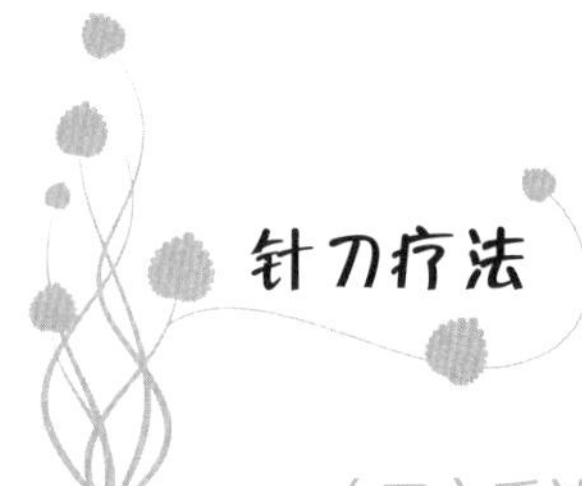


### （二）手法治疗

患者立于墙边，双足跟抵墙，医生一手托住患侧腹部令其弯腰，另一手压住患者背部。当患者弯腰至最大限度时，突然用力压背部1次，然后让患者做腰部过伸。

### （三）药物治疗

活络Ⅰ号胶囊，1日3次，1次6粒。

### （四）康复治疗

做轻度弯腰屈背活动。

## 六、骶棘肌下段损伤

骶棘肌下段损伤大多被笼统诊断为腰肌劳损。骶棘肌下段损伤是腰肌劳损中的一小部分，还有更多的腰部软组织损伤疾病属于腰肌劳损。过去对腰肌劳损的病因病理缺乏正确的认识，也无较好的治疗方法。针刀医学重新认识了该病的病因和病理，并取得了满意疗效。

**【局部解剖】**

骶棘肌为腰部强有力的脊柱竖肌，起自骶骨背部和髂骨后部，其纤维向上分为3列：外侧列止于肋骨，称为髂肋肌；中间列附于横突，向上达颞骨乳突，称最长肌；内侧列附于棘突，称棘肌。此肌的作用使脊柱后伸，受颈、胸及腰部脊神经后支支配。骶棘肌下段是指骶棘肌腰骶部分。

骶棘肌下段损伤最常见的部位是腰椎横突、骶骨甲背面及髂骨后部（图2-32）。

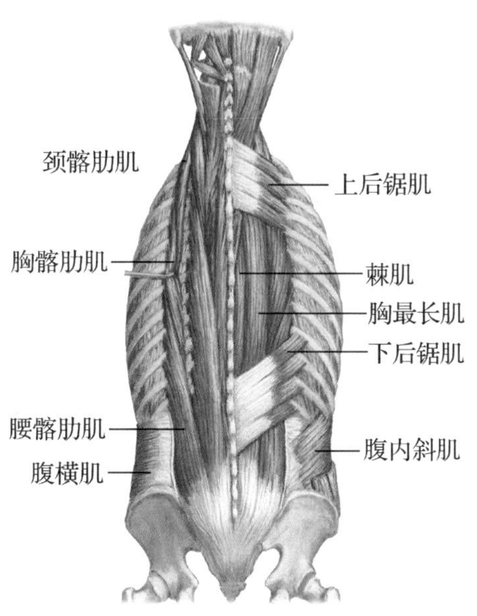


图 2–32　骶棘肌背面图

【病因病理】

骶棘肌下段处在人体的腰骶部位，是脊柱做屈伸侧弯活动最频繁的部位，也是做这些运动时应力最集中的地方。损伤有积累性劳损和突然的暴力引起的牵拉伤两种情况，前者是人体持续过度牵拉而引起的缓慢损伤，或肌纤维、肌腱受到附近骨突的摩擦而引起的缓慢损伤。另外突然的暴力使腰部过度前屈，或人体欲努力将脊柱从屈曲位变为伸直位，又受到暴力的阻止，肌肉强烈收缩，而使骶棘肌的肌纤维和肌腱突然断裂而损伤。这些急慢性损伤，都需要自我修复。在修复过程中，肌肉本身瘢痕而和周围组织器官（筋膜、骨突、韧带等）粘连，造成局部血运和体液代谢障碍，周围组织的动态平衡被破坏。在这种情况下，腰部的屈伸和侧屈活动受到限制，勉强活动导致进一

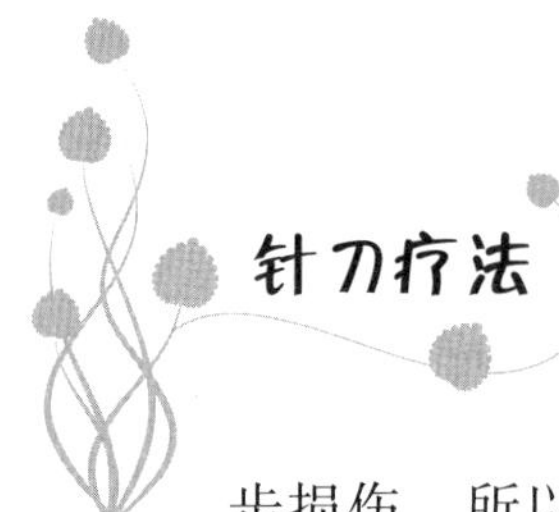


步损伤，所以在临床上都出现反复发作，并有逐渐加剧的趋势。

【临床表现】

腰骶部疼痛，弯腰困难，不能久坐和久立，不能持续做脊柱微屈体位的工作。患者喜欢用手或桌子的一角顶压腰骶部的疼痛部位。严重者上下床均感困难，生活不能自理。

【诊断】

1. 腰骶部有劳损史或暴力损伤史。

2. 骶骨岬或髂骨背部骶棘肌附着点处疼痛，且有压痛点。

3. 腰椎横突尖部或棘突下缘有疼痛和压痛（第 3 腰椎横突除外，因第 3 腰椎横突尖部损伤最常见，已单独列一节叙述。但第 3 腰椎横突综合征，也属于骶棘肌下段损伤的范围）。

4. 拾物试验阳性。

5. 让患者主动弯腰会使上述一些痛点疼痛明显加剧。

【治疗】

依据针刀医学关于慢性软组织损伤的理论，骶棘肌下段损伤后，引起粘连、瘢痕和挛缩，造成腰骶部的动态平衡失调，而产生上述临床表现。在慢性期急性发作时，病变组织有水肿渗出刺激神经末梢使症状加剧。依据上述理论，用针刀将其粘连松解、瘢痕刮除，使腰骶部的动态平衡得到恢复。

（一）针刀治疗

让患者俯卧于治疗床上，肌肉放松。

若骶髂部有压痛，以压痛点为进针刀点，刀口线和骶棘肌纵轴平行，达骨面，先纵行剥离，再横行剥离。出针。

若腰椎横突部有压痛，以有压痛的腰椎横突尖部为进针刀点，刀口线和骶棘肌纵轴平行，达横突尖部骨面，先纵行剥离 1~2 下，再横行剥离，刀锋达横突顶端，沿横突顶端骨面下剥，将肌肉和筋膜纵横突尖部骨平面和横突顶端骨面上铲剥下来。如在横突尖部骨面上有韧性结节，将其纵行切开、出针。

若腰椎棘突下缘有痛点，以痛点为进针刀点，沿棘突顶端骨面下缘进针刀，达棘突顶端平面下约 0.5cm，先纵行剥离 1~2 下，再将针体沿脊柱纵轴倾斜，使其和下段脊柱纵轴呈 30°，在棘突下骨面上先纵行剥离，再横行剥离、出针。

### （二）手法治疗

腰部过度屈曲 1~2 次。

### （三）药物治疗

活络 I 号胶囊，1 日 3 次，1 次 6 粒。

### （四）康复治疗

腰骶部一般性功能锻炼。

## 七、下后锯肌损伤

下后锯肌损伤常见于剧烈运动，突然转身、弯腰，或遇到其他不协调的活动，使呼吸节律突然打乱所致。损伤后都是肋部疼痛，呼吸受限，俗称“岔气”。对急性损伤，手法治疗效果极佳。陈旧性损伤用针刀治疗效果较好。

**【局部解剖】**

下后锯肌处在腰部的上段和下 4 个肋骨的外侧面，起自下两个胸椎及上两个腰椎棘突，止于下 4 个肋骨外侧面。此肌的作用是下降肋骨帮助呼气，受肋间神经支配（图 2–33，2–34）。

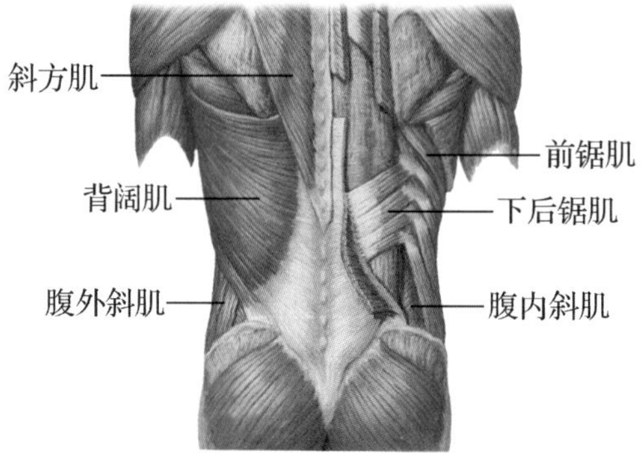


图 2-33　下后锯肌解剖位置图

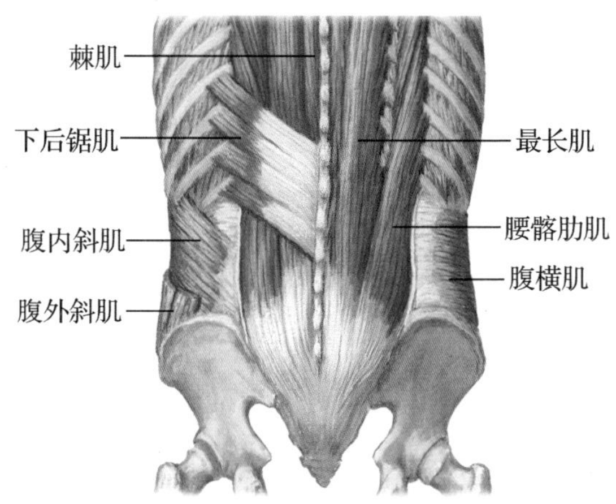


图 2-34　下后锯肌解剖图

下四肋和脊柱的夹角，称脊肋角，正常时约为 70°。下后锯肌与脊柱下段和肋骨的夹角分别约为 120° 和 90°。所以，下后锯肌沿肌肉的纵轴收缩可使肋骨下降。肋骨下降，胸廓收缩，胸腔变小，故呼气。正常情况下，下后锯肌随着呼吸，有规则地不停收缩和舒张。

【病因病理】

由于人体各种活动和突然动作，正常的呼吸节律被破坏，又由于下后锯肌分成四条肌束带终止于4条肋骨，也就容易在突然接到改变伸缩信号时，四条肌束带不能同步伸缩。很可能在某一个时间的“横切面”上，四条肌束带的伸缩机制有1条或2条与其余3条或2条正好相反，如果这1条或2条处在收缩状态，而其他3条或2条处于舒张状态，这1条或2条就容易造成牵拉性损伤。如果这1条或2条肌束带处在舒张状态，其他3条或2条肌束带就会屈曲或卷折，或轻度移位。

【临床表现】

急性损伤时肋部疼痛，剧烈者不敢深呼吸，强迫性气短，上半身向患侧侧弯后伸。卧床时不敢翻身，慢性期患侧肋外侧部疼痛。第1种是肌腱撕裂型，其疼痛点多在下后锯肌止点，下四条肋骨的外侧部，慢性期疼痛时发时止，不敢做肺活量大的工作和运动。第2种屈曲卷折移位型，慢性期痛点多在下后锯肌中段4条肌束带上，如起初未得到正确治疗，症状多较严重，正常呼吸活动均受到影响，只是时重时轻，严重时呼吸均感困难，出现强迫性气短，痛点处常可触及索状肿物。

【诊断】

1. 有突发性肋外侧疼痛的病史。

2. 在下两个胸椎、上两个腰椎至下4条肋骨的外侧面区域内有疼痛和明显压痛。

3. 呼气时疼痛明显加重。

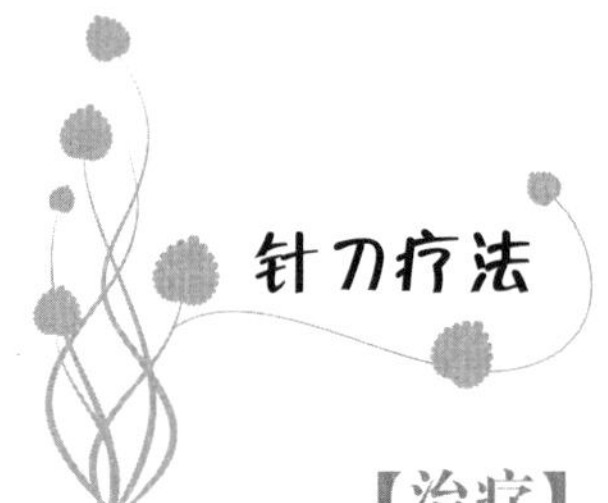

# 针刀疗法

【治疗】

依据针刀医学关于慢性软组织损伤的理论，下后锯肌损伤引起粘连、瘢痕和挛缩，造成下胸上腰部的动态平衡失调，而产生上述临床表现。在慢性期急性发作时，病变组织有水肿渗出刺激神经末梢使症状加剧。依据上述理论，下后锯肌损伤的部位主要是下4肋骨，用针刀将其粘连松解、瘢痕刮除，使下胸上腰的动态平衡得到恢复。

## （一）针刀治疗

患者侧卧于治疗床上，患侧朝上，健侧朝下，患侧上肢放于胸前。第1种肌腱撕裂型，疼痛点在下后锯肌止点，下4肋外侧，在压痛点最靠近肋骨面上进针刀，刀口线和患处肋骨呈90° 角，达肋骨面，贴肋骨面和肋骨上下缘沿肌纤维纵轴，先纵行剥离后横行剥离，出针。第2种屈曲卷折移位型，疼痛点在下后锯肌中段，在压痛点进针刀，达肋骨面，刀口线和下后锯肌纵轴平行刺入，先纵行剥离，再横行剥离，将肌肉从肋骨面上铲起，遇有肿胀硬结，将其纵行切开，出针。针孔上覆盖好无菌小纱布，然后，医生用拇指推顶下后锯肌处病变肌束带，使肌束带恢复。

## （二）手法治疗

针刀术后，患者正坐，患侧在右，医生以右前臂自前向后插于患者腋下，以右前臂向上提拉（即拔伸）肩部，将移位的关节和痉挛的肌肉理顺。随后嘱患者用力吸气，医生以左手掌根叩击右胸背侧患处1次。再令患者做深呼吸，则疼痛即可消失。

## （三）药物治疗

活络Ⅰ号胶囊，1日3次，1次6粒。

## （四）康复治疗

功能锻炼。

# 第四节　下肢部软组织损伤

## 一、梨状肌损伤

梨状肌损伤是梨状肌因为外伤、劳损或解剖变异等原因引起梨状肌水肿、肥厚、粘连及挛缩，压迫坐骨神经及其营养血管所致的系列症状，是坐骨神经痛的常见原因之一。采用针刀术治疗，疗效确切。

【局部解剖】

梨状肌呈三角形，位居臀深层，起于骶骨盆面第2~4骶骨前孔旁，沿小骨盆壁向外下行，通过坐骨大孔将该孔分为上下两孔，最终以腱止于股骨大转子上缘的后部。其作用是使髋关节外旋，该肌受第1~2骶神经支配。在梨状肌下孔有臀上神经和臀上动、静脉通过，在梨状肌下孔有臀下神经、坐骨神经、阴部神经、股后皮神经和臀下动、静脉及阴部内动脉通过。其中的坐骨神经由 $L_4$~$S_3$ 脊神经前支组成，沿骨盆后壁下行，多数自梨状肌下孔穿出，为正常型。但变异类型可自梨状肌中穿出，或分成两支，一支穿出梨状肌下孔而另一支穿梨状肌或从梨状肌上孔通过，这些变异易导致梨状肌综合征。梨状肌体表投影：由髂后上棘与尾骨尖连线，在该线上从髂后上棘下2cm处与股骨大转子所做连线为梨状肌体表投影(图2-35)。

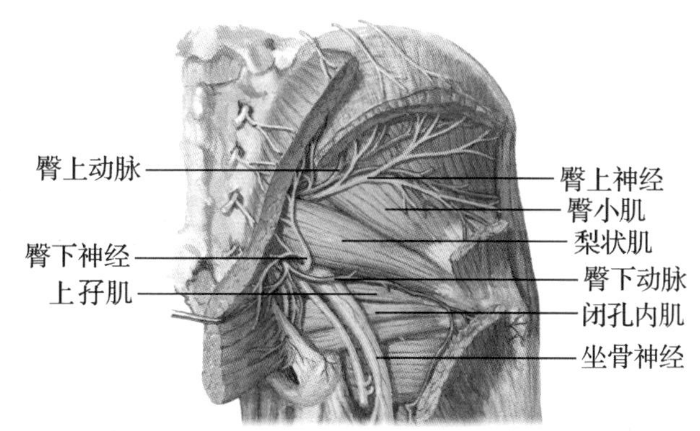


图2-35　臀中肌解剖图

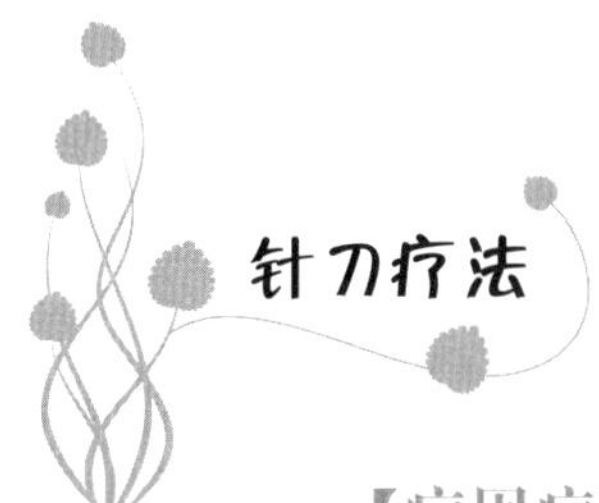



【病因病理】

梨状肌本身外伤、劳损，如髋部不协调的或超生理范围的内外旋转，被动或主动突然牵拉，使梨状肌牵扭伤或肌膜撕裂伤。或因感受风寒湿，久蹲、久坐而损伤梨状肌。炎症也可引起此病，如盆腔炎、腹膜炎、骶髂关节炎等蔓延到梨状肌所致。外伤劳损后出血、肿胀，或充血、水肿，以及痉挛、炎症，继而使梨状肌体积增大，或与周围组织粘连、变性、增生，加上某些结构变异使其周围的神经、血管受机械压迫或炎症刺激而出现较为复杂的临床症状。

【临床表现】

本病主要表现为通过梨状肌上、下孔的神经、血管及梨状肌本身损害的症状，常有过度内外旋、外展病史，出现坐骨神经痛或臀部的疼痛，其中最突出的是干性坐骨神经痛。初期症状多为臀部钝痛、刺痛并伴有紧困、酸胀感，且疼痛常向大腿后侧、小腿后外侧及足背或足外缘放射，走路或其他体力劳动时加剧。此外，有时疼痛尚伴有下腹部及会阴部感觉异常。

【诊断】

1. 外伤史及劳损史。

2. 下肢后外侧疼痛，小腿后外侧及足底麻木。

3. 梨状肌投影区有压痛，并向股后、小腿后外侧、足底放散。

4. 双足并拢，患肢主动外旋抗阻力疼痛加重（梨状肌紧张试验阳性）。

5. 直腿抬高试验，60° 以前疼痛明显，超过 60° 后疼痛反而减轻，经此可区别于腰椎间盘突出症。

【鉴别诊断】

1. 腰椎间盘突出症

病变部位在腰部，腰活动受限。直腿抬高试验阳性，抬腿越高症状越重。与大腿内、外旋位置无关，梨状肌紧张试验阴性。而梨状肌综合征，疼痛主要在臀部，下肢做旋转运动时加剧，并沿坐骨神经向下放射。CT、MRI 可以得到证实。

2. 骶髂关节损伤或半脱位

多呈歪臀跛行，压痛在骶髂关节，两侧髂后上棘不对称，单腿负重试验阳性等可以区别。

【治疗】

依据针刀医学关于慢性软组织损伤的理论，梨状肌损伤后，引起粘连、瘢痕和挛缩，造成臀肌的动态平衡失调，而产生上述临床表现。在慢性期急性发作时，病变组织有水肿渗出刺激神经末梢，使上述临床表现加剧。依据上述理论，用针刀将梨状肌周围的粘连松解、瘢痕刮除，使臀肌的动态平衡得到恢复。

（一）针刀治疗

患者俯卧于床，取髂后上棘、尾骨连线中点与大转子连线的中点的中内 1/3 点作为进针刀点。常规消毒皮肤后进针刀，刀口线与坐骨神经走向平行，针刀体与皮肤表面垂直。刺入后探索进针，当针刀通过臀大肌，达到梨状肌时，可能出现空虚的感觉，如果该肌粘连变性会有硬韧酸胀感，同时会有麻串感，如麻串强烈并沿坐骨神经下传，提示针刀已触及神经干，需提起针刀向外侧移动 5mm，再进针刀。出现酸胀感时则为病变处。先排切 2~3 刀，横行剥离 1 次，再纵行疏通 1 次即可出针。

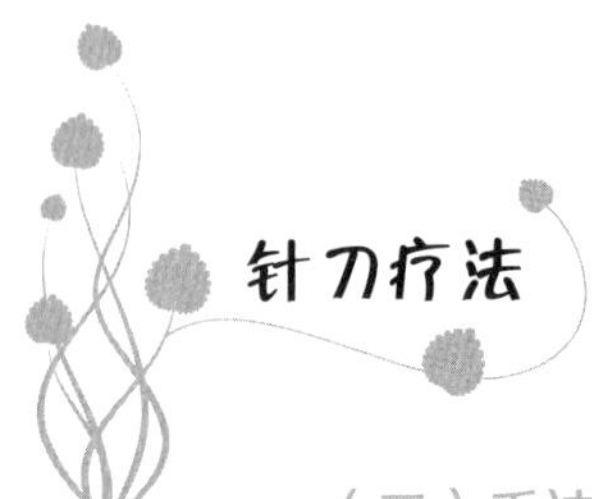


### （二）手法治疗

患者仰卧，屈髋屈膝 90°，术者用手压住患者膝部外侧，让患者做外旋抗阻力动作 2 次。

### （三）药物治疗

活血止痛胶囊，每次 2 粒，每日 3 次，口服。

### （四）康复治疗

大腿外展，内旋或外旋锻炼。

## 二、臀中肌损伤

臀中肌损伤有急、慢性两种。急性损伤者，局部肿痛显著，无复杂的临床症状，极少数病例因损伤较重，内出血太多，影响附近的神经和血管，出现臀部麻木、发凉等症状。慢性者，肿胀不显著，但出现的症状较为复杂，除局部疼痛麻木外，还常常引起坐骨神经疼痛，行走受限。波及梨状肌时诊断更为困难。慢性臀中肌损伤的发病率在骨伤科疾病中较高，常被误诊为梨状肌损伤或笼统诊断为坐骨神经痛。有明确诊断者，也很难治愈，大多成为老病号。

**【局部解剖】**

臀部的中层肌肉由上往下分别为：臀中肌、梨状肌、闭孔内肌、股方肌。臀中肌起于髂骨翼外侧、臀下线或臀后线之间，止于股骨大粗隆尖部的外侧面，作用是外展大腿，并协助前屈内旋，后伸外旋。臀中肌本身受臀上皮神经支配。梨状肌与臀中肌相邻，起于坐骨大切迹及骶骨的前面，止于大粗隆的上缘（即大粗隆尖部），其止点和臀中肌紧密相邻。又因梨状肌由坐骨大孔穿出后，将坐骨大孔分为梨状肌上下孔，此二孔是盆内神经，为血管通往臀部及下肢的必经之门户。所以，臀中肌病变后必然要波及梨状肌及与它紧密相连的神经血管。

臀中肌损伤后，在临床上出现较为复杂的临床症状是与它的特定的解剖位置紧密相关的（图 2-36）。

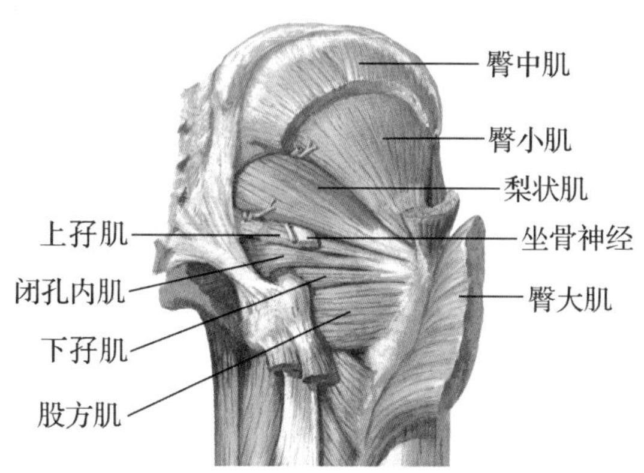


图 2-36 臀中肌深层肌肉解剖位置图

【病因病理】

臀中肌损伤大多由突然猛烈地外展大腿时所致，在大腿前屈、内收、后伸外旋运动时损伤的机会较少。损伤日久，臀中肌瘢痕粘连、挛缩，和附近软组织粘连（大多数为肌肉筋膜损伤挛缩而粘连），如果其他软组织和臀中肌相邻部位同时损伤，则多为臀中肌和其他软组织直接粘连，这种情况比较少见。

臀中肌瘢痕粘连，除本身活动受到限制，同时也挤压摩擦周围的软组织，引起其他软组织的临床症状。如挤压牵拉梨状肌就出现近似梨状肌损伤综合征的症状；挤压牵拉梨状肌上下孔的神经血管，就出现下肢疼痛麻木、发冷等症状。

【临床表现】

臀中肌损伤可根据臀中肌损伤所波及的范围和病理变化，分为 3 型：单纯型、臀梨综合型与混合型。

1. 单纯型

臀中肌本身受损，并未波及其他软组织，所以只在臀中肌本身有1~2个单纯的压痛点，多不引起牵涉痛。患者疼痛较局限，下肢有轻微的疼痛和麻木感。

2. 臀梨综合型

臀中肌本身有痛点，压痛波及梨状肌，做梨状肌牵拉试验，引起臀中肌疼痛加重，梨状肌上有压痛点，但都较轻微，且疼痛范围不清楚，或有下肢疼痛。

3. 混合型

臀中肌本身有痛点和压痛。梨状肌也有疼痛和压痛。压臀中肌和梨状肌都引起下肢沿坐骨神经干的牵涉性疼痛、麻木。患者主诉行走、站立时下肢有痛麻感、发凉感等。

【诊断】

1. 有损伤史。

2. 臀中肌附丽区有疼痛和压痛，梨状肌无压痛，患侧下肢或有轻微痛麻感觉；让患侧下肢主动做外展运动，引起疼点处疼痛加剧，为臀中肌损伤单纯型。

3. 臀中肌附丽区有疼痛，压痛，位置偏于下侧，且梨状肌表面投影区也有疼痛和压痛（臀裂上端和患侧髂后上棘连线中点与同侧股骨大粗隆连线，即为梨状肌的表面投影），痛点和臀中肌上的痛点相邻，且两痛点模糊不清，很难分清，连成一片，做梨状肌牵拉试验引起疼痛加剧，下肢麻木感不明显，即为臀中肌损伤的臀梨综合型。

4. 臀中肌附丽区有疼痛和压痛，并牵涉下肢沿坐骨神经干痛麻不适。梨状肌表面投影区有疼痛，和（或）引起下肢沿坐骨神经干痛麻加剧。患者走、站均感下肢疼痛不适，此为臀中肌损伤混合型。

【治疗】

依据针刀医学关于慢性软组织损伤的理论，臀中肌损伤后，引起粘连、瘢痕和挛缩，造成臀肌的动态平衡失调，而产生上述临床表现。在慢性期急性发作时，病变组织有水肿渗出刺激神经末梢，使上述临床表现加剧。依据上述理论，臀中肌损伤的部位主要是附丽区，用针刀将其粘连松解、瘢痕刮除，使臀肌的动态平衡得到恢复。

### （一）针刀治疗

患者侧卧于治疗床上，患侧朝上，健侧朝下，健侧腿伸直，患侧的膝关节屈曲。

#### 1. 单纯型

单纯型的损伤点大多在臀中肌的起点。压痛点即为进针刀点，刀口线和臀中肌纤维走行平行，针体和髂骨面垂直刺入，达骨面，先纵行剥离，后横行剥离。

#### 2. 臀梨综合型

先在臀中肌本身的痛点进行针刀手术，方法和单纯型同。另外，以梨状肌的压痛点为进针刀点，刀口线方向和梨状肌走行方向平行，针体和臀部平面垂直，达梨状肌肌腹，沿梨状肌纵轴，先纵行剥离，然后做切开剥离 1~2 下，出针。

#### 3. 混合型

第一步治疗同臀梨综合型，然后在臀中肌和梨状肌压痛点之间，二痛点连线之中点进针刀，刀口线方向和臀中肌纤维方向平行刺入，达骨面，纵行剥离 2~3 下、出针。然后做一下梨状肌牵拉试验。

### （二）手法治疗

患者仰卧位，患侧下肢屈髋屈膝，医生将手压在膝关节髌骨下缘，向对侧肩关节猛压一下即可。

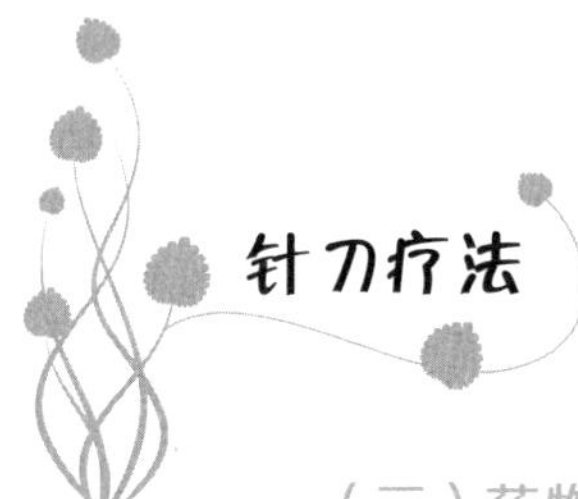


### （三）药物治疗

活络Ⅰ号胶囊，1日3次，1次6粒。

### （四）康复治疗

大腿外展，内旋和外旋锻炼。

## 三、慢性腰臀部肌肉损伤

慢性腰臀部肌肉损伤，实际上就是几组肌肉的联合损伤，导致一种病情复杂的顽固性腰腿痛。过去对该病无有效的治疗措施。大松解术对此有一定疗效，但因损伤较大，后遗症较多，具有较大争议。

该病病情复杂，症状严重，痛苦极大，使患者处于痛苦不堪的半残废状态。通过对该病的病因病理做了深入细致的研究，应用针刀对各肌肉的病变处进行针对性的闭合性手术治疗，既达到了松解的目的，又不损伤正常组织和引起后遗症，且疗效极快，有效率可达到100%，治愈率达90%以上。

该病损伤的肌肉常见的有3组：①腰大肌、腰方肌；②臀中肌、梨状肌、股方肌、闭孔内、外肌，上、下孖肌。③半腱肌、半膜肌、股二头肌。把①组称作该病的腰组，②组称作臀组，③组称作股组。腰臀组的肌肉都是中深层的肌肉，该病最常见的病变部位也是这两组肌肉。

**【局部解剖】**

### （一）腰组

腰大肌、腰方肌。

该组的两块肌肉都位于腰椎的前侧面。

#### 1．腰大肌

位于腰椎的前面腹侧，起自第12胸椎及全部腰椎侧面的横突根部，其纤维走向下外方，经腹股沟韧带之深面，止于股骨小粗隆。此肌的作用是屈髋及外旋髋关节，其神经供应来自腰2、3、4（图2–37）。覆盖于腰大肌之前的筋膜称腰筋膜，其内缘止于脊柱，外缘与腰方肌筋膜连续。

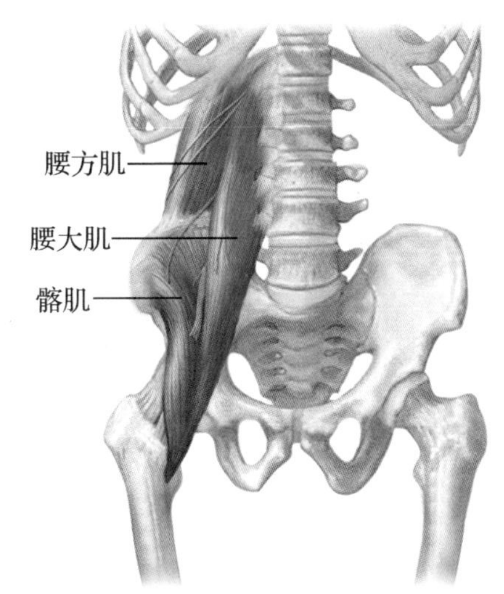


图2–37　腰大肌、腰方肌透视图

2．腰方肌

呈扁方形，位于末肋与髂嵴之间，起于髂腰韧带，髂骨嵴后部，其止点为12肋内侧1/2的下缘，胸12椎体及第1~4腰椎横突尖部。该肌受来自胸12及腰1~3神经支配，该肌的作用是当一侧收缩时可使腰椎侧屈，两侧收缩可降第12肋（图2–38）。

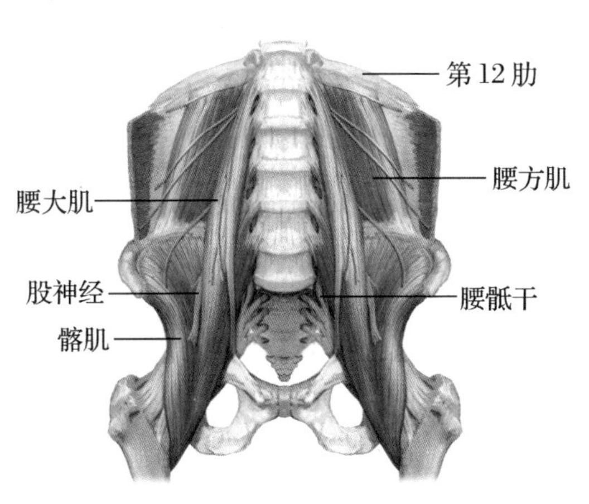


图2–38　腰方肌前面图

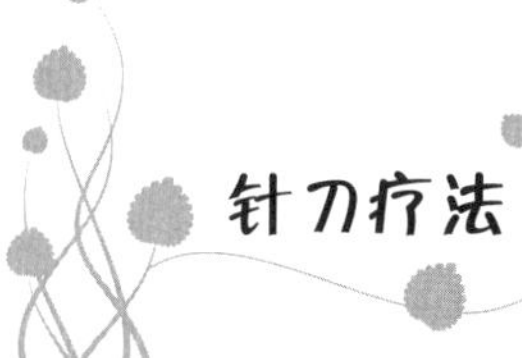


腰丛神经起自腰1~4神经前支，常有胸12神经前支的少量纤维参与组成，其起点为腰大肌覆盖，其分支下有髂腹下神经、髂腹股沟神经、股神经、股外侧皮神经及闭孔神经。所以，腰大肌和腰方肌的损伤可引起下肢及腰丛神经的其他分布区牵涉性痛。

### （二）臀组

分为臀中层组和深层组。

#### 1．臀中层组

有臀中肌、梨状肌、闭孔内肌和股方肌（图2-36）。

（1）臀中肌　前文已述。

（2）梨状肌　起于坐骨大切迹及骶骨前面，止于大粗隆上缘，作用为外旋髋关节，协助髋关节外展后伸，由骶丛分支（$L_1$~$S_2$）支配。

（3）闭孔内肌　起自闭孔膜及坐骨耻骨支内面，止于股骨粗隆内侧面，作用为外旋髋关节，由骶丛分支（$L_4$~$S_2$）支配。

（4）股方肌　起自坐骨结节外面，止于股骨大粗隆及粗隆间嵴，作用为外旋髋关节，由骶丛分支（$L_5$~$S_1$）供给。

#### 2．臀深层组

有臀小肌、闭孔外肌、上孖肌和下孖肌（图2-39）。

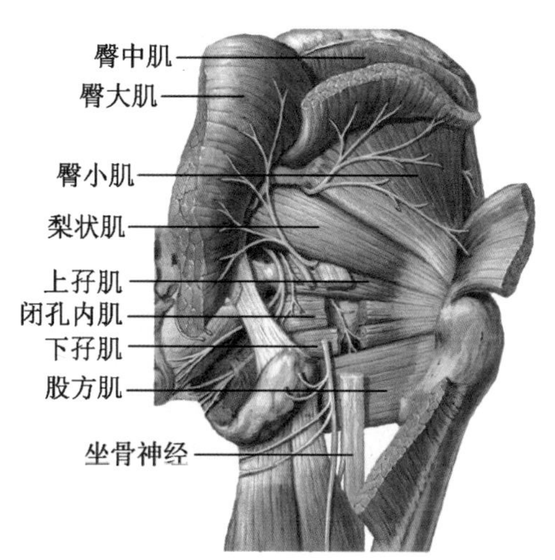


图2-39　臀部深层肌肉解剖位置图

（1）臀小肌　起自臀前线及髋臼以上的髂骨背面，止于大粗隆的前缘，作用为外展髋关节微内旋。由臀上神经（$L_4$~$S_2$）支配。

（2）闭孔外肌　起自闭孔外面及坐骨耻骨支的外面，止于大粗隆的前线，作用为外旋髋关节微内收。由骶丛分支（$L_5$~$S_1$）支配。

（3）上孖肌　起自坐骨棘外面，止于闭孔内肌肌腱，作用为外旋髋关节。由骶丛分支支配。

（4）下孖肌　起自坐骨结节，止于闭孔内肌肌腱，作用为外旋髋关节。由骶丛分支支配。

### （三）股组

有半腱肌、半膜肌和股二头肌。

#### 1. 半腱肌

起自坐骨结节，止于胫骨粗隆内下方及小腿筋膜，其作用为伸髋、屈膝并微内旋，由坐骨神经（$L_4$~$S_2$）支配。

#### 2. 半膜肌

起于坐骨结节，止于胫骨髁内侧面，作用为伸髋屈膝并微内旋，由坐骨神经支配（图 2-40，2-41，2-42）。

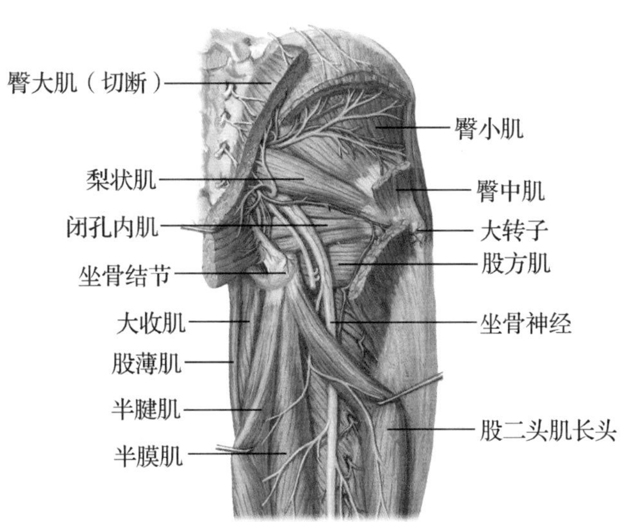


图 2-40　半腱肌、半膜肌上段解剖位置

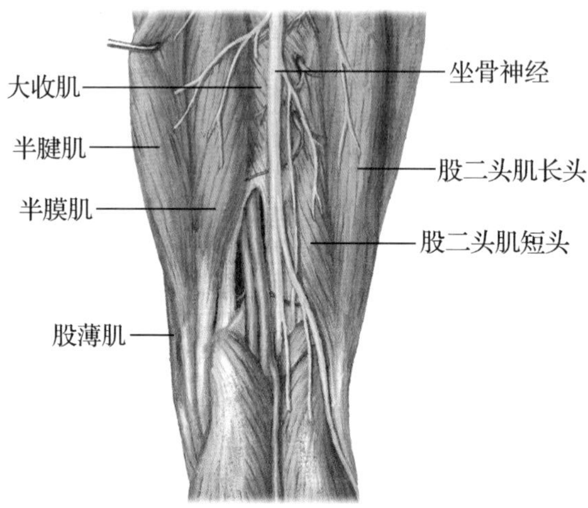


图 2-41　半腱肌、半膜肌下段解剖位置图

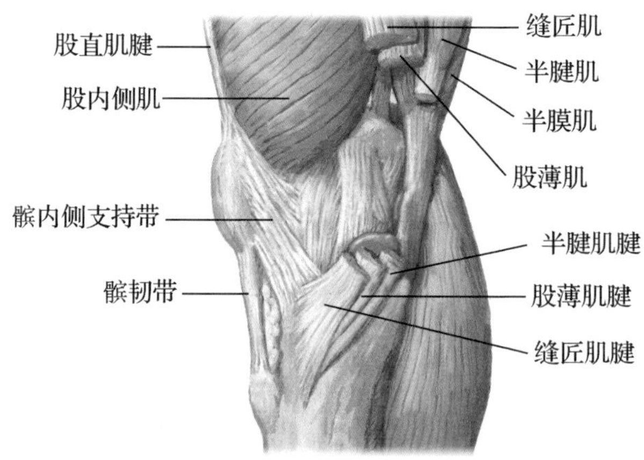


图 2-42　半腱肌、半膜肌内侧面解剖图

3．股二头肌

起自坐骨结节及股骨嵴外侧唇，止于腓骨小头，作用为伸髋屈膝并微外旋，由坐骨神经支配（图 2-43）。

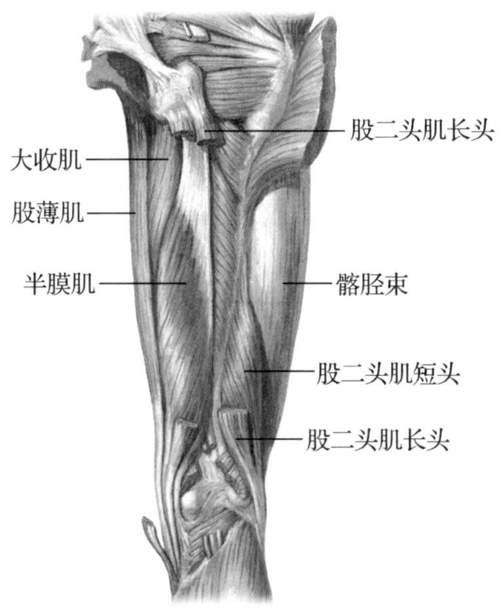


图 2-43　股二头肌解剖图

该病的腰组肌肉（腰大肌、腰方肌）和腰丛神经起点紧密相连，所以损伤后，亦可引起下肢前内侧和其他分布区痛麻感。

该病的臀中层组肌肉和深层组织肌肉都属骶丛神经支配，损伤后，引起臀部和下肢的后外侧痛麻感。

该病的股组肌肉都和坐骨神经紧密相连，损伤后易引起坐骨神经支配区痛麻感。

腰组、臀组和股组这 3 组肌肉损伤后，所涉及的神经支配区域广泛。故慢性腰臀部肌肉损伤在临床上出现错综复杂的症状，另外这几组肌肉损伤后还要影响附近的动脉血管造成肌肉萎缩及局部发凉等症状。因此简单复习一下经过几组肌肉的动脉也很必要。

（四）腰臀诸肌

腰臀部肌肉的血液供应来自肋间动脉及腰动脉的后支。

臀肌动脉分浅支和深支，浅支行臀大肌与臀中肌之间，供应臀大肌，深支行于臀中肌和臀小肌之间，供应二肌，并发出关节支营养髋关节，臀下动、静脉，阴部内动脉。都经过梨状肌下孔。股组肌肉有旋股外侧动脉及其分支分部其间。

该病的三组肌肉有同时损伤的，有两组损伤的，也有单组肌肉损伤的，亦有几组肌肉相继损伤的。如果是一组肌肉中某一两块肌肉损伤而别组肌肉没有损伤，那就不能诊断为此病，另设章节单独叙述。

三组同时损伤的机会并不多，相继损伤较为多见；三组都损伤的不多，两组损伤的较多。此病因多种疗法都难以见效，又由于急性损伤者症状还较简单，患者和医生都未引起足够重视，只作为一般损伤来处理，直至久治不愈，症状变得严重复杂时，才开始重视和治疗。所以临床上把这种久治不愈的几组肌肉的联合损伤的疾病命名为慢性腰臀部肌损伤。

【病因病理】

这几组肌肉损伤日久，由于瘢痕、粘连、变性而挤压、牵拉附近的神经血管，除了受损肌肉本身疼痛、肿胀外，受累的神经及该神经支配的部位痛、麻，感觉障碍，受累的血管扭曲、变扁、堵塞，引起该血管供给血液之肌肉疼痛、萎缩、无力。

更由于损伤软组织之间的粘连，臀部和下肢的正常功能受到限制，在勉强活动时，互相牵拉，引起进一步损伤，粘连和瘢痕加剧，症状日趋严重，疼痛剧烈，不能行走，生活不能自理。

【临床表现】

该病的症状极为复杂，由于三组肌肉的不同组合，所以临床根据三组的不同组合分为七型。

1. 三组联合型

（1）腰椎旁 2cm 处有深在性酸胀痛。十二肋下缘近脊柱侧疼痛，第 5 腰椎横突处至髂嵴后上缘疼痛，髂骨翼后外侧疼痛，梨状肌表面投影区有压痛，臀部中下部有深在性疼痛，大腿后外侧疼痛。

（2）臀部、大腿外侧面、前面、后面及内侧中部皮肤、会阴部和外生殖器皮肤、小腿后面及足外侧缘皮肤麻痹感。

（3）臀部及大腿后外侧部，麻至小腿外侧、小足趾。性功能下降，严重者男子可出现阳痿不举、下肢无力，严重者不能行走。

（4）臀及下肢肌肉都出现不同程度的萎缩，局部皮温下降，鸭形步态。患侧下肢抬举受限，膝关节不能伸直。

（5）到晚期多有顽固而剧烈的疼痛。晚间难以入睡，多喜叫家属敲打腰、臀、大腿部诸痛点，甚至要求家属用足跟站在臀和大腿后外侧诸痛点上，晚期任何止痛药均难以让患者安静入睡，痛苦十分剧烈，有不少患者都产生轻生念头。

2. 腰臀联合型

与三组联合型全部症状相似，只是大腿后外侧无压痛。

3. 臀股联合型

大腿前面、内侧、小腿内侧、足内侧缘均无症状，其余和三组联合型相同。

4. 腰股联合型

臀部没有症状，大腿后外侧疼痛局限，小腿外侧及足外侧症状亦较轻微。其余与三组联合型同。

**5. 单纯腰型**

臀部、大腿后外侧、小腿外侧、足外侧没有症状，大腿的伸屈功能接近正常，其余与三组联合型同。

**6. 单纯臀型**

腰部、大腿、小腿、足内侧无症状，其余症状和三组联合型近似。

**7. 单纯股型**

大腿后外侧疼痛明显突出，小腿外侧、足外侧症状轻微，其余与三组联合型同。

**【诊断】**

### （一）三组联合型

1. 十二肋下缘近脊柱的背侧疼痛并有压痛；腰椎旁开约2cm处有深在性疼痛，压痛不明显；或腰5横突至髂嵴诉有疼痛：臀部有深在疼痛，重按有压痛并沿坐骨神经干有胀痛或麻木感；大腿后外侧诉有疼痛，并有压痛。在这些压痛点处有可触及块状或条状硬结。

2. 让患者主动侧屈引起腰部痛点加剧，让患者患侧下肢主动后伸、外展、外旋或屈膝引起臀部痛点疼痛加剧，或根本不能完成某些动作。

3. 排除椎间盘突出及腰椎和髋关节的骨性损伤。

4. X线片示腰椎侧弯轻微，不严重。骨盆多向健侧倾斜。结合其他症状即可确诊。

### （二）腰臀型

此型大腿后外侧无压痛，患者亦主诉此区疼痛。结合该型临床症状参照三组联合型诊断标准可以确诊。

### （三）臀股型

此型腰部无疼痛和压痛，参照三组联合型的诊断标准，再结合该型的临床症状便可确诊。

### （四）腰股型

臀部无疼痛和压痛，参照三组联合型的诊断再结合该型的临床症状便可确诊。

### （五）单纯腰型

臀部、大腿后外侧无疼痛和压痛，参照三组联合型的诊断标准，再结合该型之临床症状，便可确诊。

### （六）单纯臀型

腰部和大腿后、外侧无疼痛和压痛，参照三组联合型的诊断标准，再结合该型的临床症状即可确诊。

### （七）单纯股型

腰部和臀部没有疼痛和压痛，参照三组联合型的诊断标准，再结合该型的临床症状即可确诊。

## 【治疗】

依据针刀医学关于慢性软组织损伤的理论，腰臀肌损伤后，造成动态平衡失调的三大病理因素是粘连、瘢痕和挛缩、挤压、牵拉神经血管。在慢性期急性发作时，病变组织有水肿渗出刺激神经末梢使症状加剧。腰臀肌损伤后，根据腰臀肌肉损伤的七种类型，用针刀将其粘连松解、瘢痕刮除，使腰臀股的动态平衡得到恢复。

### （一）针刀治疗

三组联合型的治疗：腰组肌肉损伤的治疗时，先在十二肋内侧痛点处做一记号。在肋下侧缘离记号最近部位进刀，深度达到骨面，刀口线和肋骨约呈 70° 角。刀锋达肋骨面后，将刀锋滑至肋骨下缘痛点处。刀口线方向不变，将针体倾斜，与背平面约呈 70° 角，在

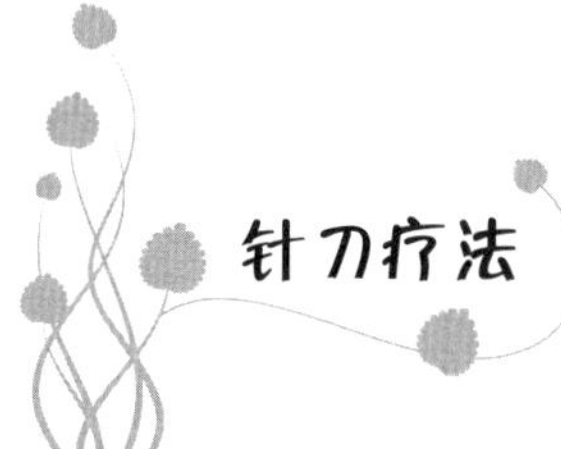


肋下侧面下缘先纵行剥离，再横行剥离，出针。

在腰椎横突尖部的深在性痛点处进针刀，深度达横突尖部骨平面，刀口线和脊柱纵轴平行，刀锋达骨面后，转动刀口线使和横突纵轴近端成135° 角，将刀锋移至横突尖部下角，沿刀口线方向使针体倾斜，与腰平面的骶髂方向呈30° 角，先纵行剥离，再横行剥离，出针。

在髂骨处的压痛点上进针刀，深度达髂骨面，刀口线方向和脊柱纵轴呈45° 角，针体和髂骨面垂直。先纵行剥离，再横行剥离，出针。

臀上部手术方法同臀中肌损伤。

臀中部治疗时让患者侧卧于治疗床上，健侧在下，患侧在上，健侧腿伸直，患侧腿屈曲，人体略向前倾斜，使膝部着床，找准梨状肌压痛点，即在此处进针刀。刀口线和梨状肌纵轴平行，针体和臀部平面垂直，当刀锋刺入皮下后，边摸索边深入，如果患者诉有电击感、刺痛感，即将刀锋稍上提，移动1~2mm，继续进针刀，待患者诉有酸胀感时，说明已达梨状肌病变部位，先纵行剥离，再横行剥离，如有硬结，则切开剥离。在做各种剥离手术时，时时注意手下针感和患者主诉，凡诉有麻电感时，则立即稍上提刀锋，移动1~2mm，再刺入做剥离手术。臀下部的手术体位和上同，只是将健侧下肢屈曲，将患侧下肢伸直。

臀下部的深在压痛点即是闭孔内、外肌和上、下孖肌的病变部位，这四块肌肉因深在而又短小，且相连在一起，很难区别是哪块肌肉损伤病变，所以只能在最明显的压痛点处进针刀。刀口线方向和坐骨神经走行方向平行刺入，刺入后，具体方法同上。当患者诉有酸胀感时，即停止深入，此时深度可达10cm左右，然后掉转刀口线方向，使和下肢纵轴方向近乎垂直。沿刀口方向先纵行剥离，后横行剥离，如有硬结则做切开剥离，出针。

股后、外侧部的压痛点即为进针刀点，患者俯卧位，刀口线和大腿纵轴近乎平行，针体和施术部大腿平面近于垂直刺入，深度可达股骨面，此处进针要严格按四步进针法进针，防止刺伤坐骨神经和旋股外动脉。先纵行剥离，再横行剥离。有硬结则纵行切开，出针。

其他六型均按上述腰部、臀部、股部施术方法对症施术，不需赘述。

对该病的治疗必须耐心，腰部、股部的病变1~2次即可治愈，臀部深层施术很难做到准确，所以要反复多次治疗，但每次治疗都需稍移动一下进针点，尽量避免在一个进针点上治多次。要多次治疗主要是在几块肌肉都损伤的情况下，有一处治疗不到病亦不除，故多次治疗需按这几块肌肉的位置排列和临床痛点情况进行。其次由于该病涉及范围广泛，不可一次将腰、臀、股部都进行治疗，只能分批分期进行。

一般此病治疗5~6次，进针点在15个左右，每次在2~3个进针刀点上进行治疗。

### （二）手法治疗

弯腰屈腿，在臀部痛点用力按压10秒钟即可。

### （三）药物治疗

活络Ⅰ号胶囊，1日3次，1次6粒。

### （四）康复治疗

腰臀部肌肉功能锻炼。

## 四、髂腰韧带损伤

髂腰韧带损伤在临床上较为多见，多因诊断不够明确而被误诊。

髂腰韧带因其肥厚而坚韧，即使受到强大的暴力损伤也不会完全断裂，只会发生局部损伤。它是稳定第4、5腰椎的强有力的结构，也通过它使髂骨和第 4、5 腰椎的连接更为稳固。因 4、5 腰椎为人体躯干应力的集中点，腰部伸、屈和侧弯时，髂腰韧带都要受到相应的应力影响，因此损伤的机会较多。

髂腰韧带因在第 4、5 腰椎横突和髂嵴内侧之间，有骨性组织覆盖。病变后，疼痛深在，且触压不到，给诊断和治疗都带来一定的困难。所以患此病后，被治愈者不多，大多数年久不愈，或自我代偿修复自愈。

**【局部解剖】**

髂腰韧带为一肥厚而坚韧的三角形韧带。起于第 4、5 腰椎横突，呈放射状止于髂嵴的内唇后半，在骶棘肌的深面。髂腰韧带覆盖于腰方肌内侧筋膜的增厚部，它的内侧与横突间韧带和骶髂后短韧带相互移行，髂腰韧带可以抵抗身体重量。因为第 5 腰椎在髂嵴的平面以下，这个韧带可以限制第 5 腰椎的旋转和在骶骨上朝前滑动（图 2-44，2-45）。

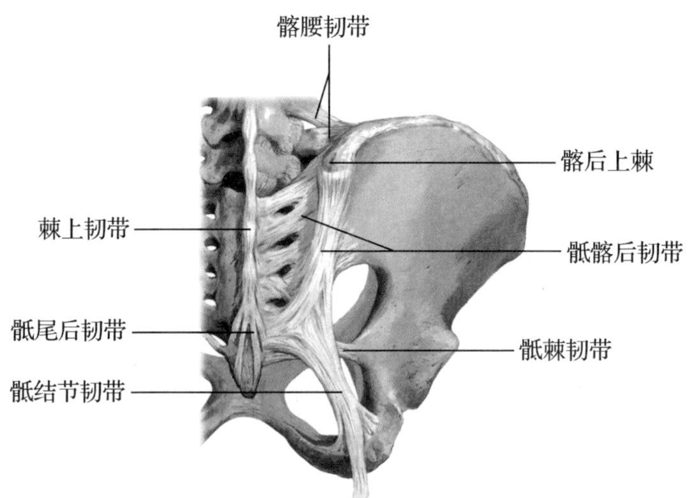


图 2-44　髂腰韧带背面观

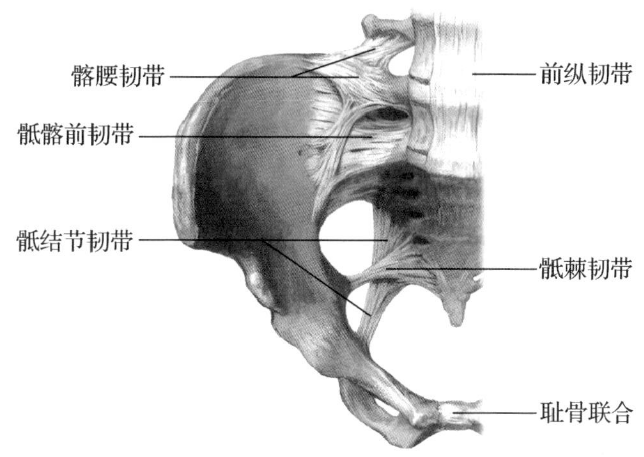


图 2-45　髂腰韧带前面观

【病因病理】

髂腰韧带的损伤，主要由腰部过度屈曲和过度扭转或侧弯引起。急性损伤较多见，伴有疼痛发作。单侧多见，双侧较少见，发生明显疼痛多为一侧，两侧较少。变为慢性钝痛，劳作后发作，休息后好转。慢性劳损多见于长期从事过度弯腰工作者，多为两侧同时发病，一侧较少。

髂腰韧带损伤慢性期的主要病理变化为，使平衡第 4、5 腰椎的作用丧失，腰部呈僵硬状态。

【临床表现】

第 5 腰椎两侧或一侧深在性疼痛，患者只能指出疼痛部位，指不出明显的痛点。腰部屈伸、侧屈、旋转活动受限。搬重物时容易引起剧痛。

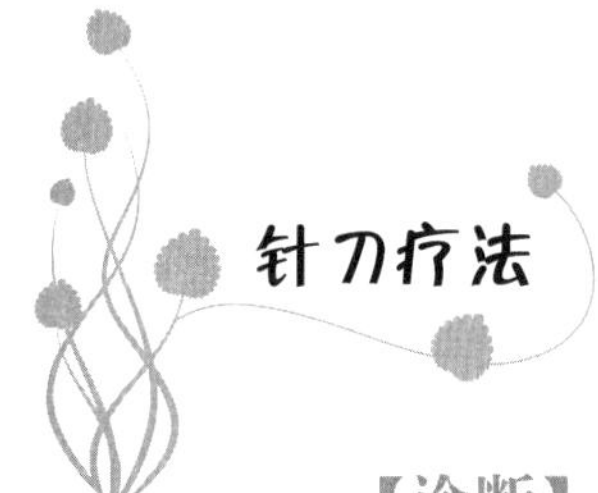

## 针刀疗法

【诊断】

1. 有腰部的外伤史或劳损史。

2. 在第4腰椎和第5腰椎外侧缘和髂骨内嵴之间的髂腰角处有深在性压痛。

3. 令患者正坐，向患侧背后转身，引起髂腰韧带处疼痛加剧。

4. 排除其他疾病。

【治疗】

依据针刀医学关于慢性软组织损伤的理论，髂腰韧带损伤后，引起粘连、瘢痕和挛缩，造成髂腰部的动态平衡失调，而产生上述临床表现。在慢性期急性发作时，病变组织有水肿渗出刺激神经末梢使症状加剧。髂腰韧带损伤的部位主要是髂腰韧带的起点和止点，用针刀将其粘连松解、瘢痕刮除，使髂腰的动态平衡得到恢复。

### (一)针刀治疗

如痛点偏向于第4、5腰椎横突，以第4、5横突为依据，从横突末端的骨平面进针，刀口线和骶棘肌平行，针体和背平面垂直刺入。当刀锋到达横突骨平面后，将刀口线转动90° 左右与横突的纵轴平行，将刀锋滑到横突顶端，并使针体沿横突纵轴线向外侧倾斜，使针体与腰外侧平面呈30° 角，先纵行剥离，再横行剥离，然后，将刀口线转90° ，做切开剥离一、二刀出针，盖上无菌纱布方巾后，一手固定患侧髂嵴处，令患者向健侧过度侧屈2~3次即可。如痛点偏于髂嵴，以靠近痛点的髂骨边缘为进针点，使刀口线与进针点和第5腰椎横突的连线平行，使针体和进针部的皮肤平面垂直刺入，深达骨面后，使刀锋滑至髂嵴边缘的内唇。然后使针体沿刀口线方向向第5腰椎横突方向倾斜，使针体与内侧皮肤平面成15° 角，令刀锋紧扣髂嵴边缘内唇的骨面，先纵行剥离，再横行剥离，然后将刀口线转动

90°，做切开剥离2、3刀出针。覆盖上无菌纱布方巾后，一手固定患侧髂嵴处，令患者向健侧过度侧屈2~3次即可。

### （二）手法治疗

用拇指按压第5腰椎患侧，嘱患者向对侧过度弯腰数次即可。

### （三）药物治疗

活络Ⅰ号胶囊，每日3次，每次6粒。

### （四）康复治疗

腰部肌肉功能锻炼。

## 五、膝关节内侧副韧带损伤

膝关节内侧副韧带损伤是由内侧副韧带受撞击、挤压、牵拉或其他各种外伤（多由小腿外翻而伤）引起部分撕裂、轻度内出血、肿胀等急性损伤，没有得到正确及时治疗，年深日久遗留下来的从股骨内侧髁到胫骨内侧髁这一部位的顽固性疼痛。因为无明显红、肿、热等体征，常被诊为风湿，也有诊断为外伤引起，无适宜疗法。多数迁延不愈，患肢功能严重障碍，外侧副韧带也有患此疾病者，但以内侧副韧带为多见。

**【局部解剖】**

胫侧副韧带呈扁宽的三角形，基底向前，为关节囊纤维层的加厚部分。胫侧副韧带分浅、深两层。深层起于股骨内上髁，止于胫骨干内面和关节边缘，内面与外侧半月板紧密相连。胫侧副韧带浅层较长，起于股骨内上髁顶部的收肌结节附近，止于胫骨上端的内面，距胫骨关节面2~4cm，前部纤维纵行向下，也称前纵部。

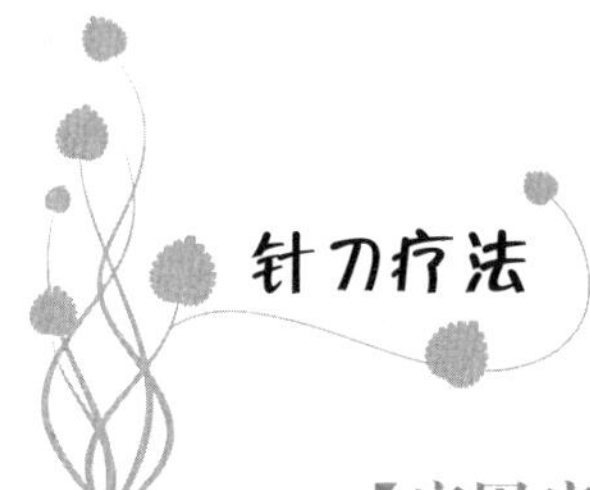

## 针刀疗法

**【病因病理】**

该病多由膝关节内侧副韧带急性损伤，但没有完全断裂，未得正确治疗，日久而发病。由于韧带损伤后，在修复过程中，韧带和股骨内侧髁或胫骨内侧髁瘢痕粘连，使韧带局部弹性降低，不能自由滑动而影响膝部功能。当勉强走路，或做其他膝部勉强活动时，瘢痕受到牵拉，引起新的损伤而使症状加重。

**【临床表现】**

患者膝部内侧疼痛，活动后加重。患腿伸直受限、跛行，严重时不能行走，下蹲困难。患者在股骨内侧髁或胫骨内侧髁，有时可摸到小的皮下结节。

**【诊断】**

1. 有轻重不同的外伤史，常以小腿外翻扭伤多见。
2. 病程较长。
3. 在股骨内髁和胫骨内髁都可找到明显的压痛点。
4. 内侧副韧带分离试验阳性。

**【治疗】**

依据针刀医学关于慢性软组织损伤的理论，膝关节内侧副韧带损伤后，引起粘连、挛缩和瘢痕，造成膝部的动态平衡失调，而产生上述临床表现。在慢性期急性发作时，病变组织有水肿渗出刺激神经末梢使症状加剧。依据上述理论，膝关节内侧副韧带损伤的部位主要在其起止点。用针刀将其粘连松解、瘢痕刮除，使膝部的动态平衡得到恢复。

### （一）针刀治疗

在内侧副韧带上找准压痛点，局部皮肤消毒后，在压痛点进针刀，针刀刀口线和韧带纵轴平行刺入，当刀口接触骨面时开始剥离。如在韧带附着点处，用纵行疏通剥离法，不在附着点则用横行铲剥法，将韧带从骨面上铲下，出针，压迫针孔片刻。5日后不愈者，再做1次，一般2~3次可愈。膝关节外侧副韧带损伤后遗症治疗方法相同。

### （二）手法治疗

针刀术后，患者仰卧，患肢伸直并外旋。医生在损伤部位及其上、下方施揉、摩、擦等法。新鲜损伤肿痛明显者手法宜轻；日后随着肿胀的消退，手法可逐渐加重。

外侧副韧带损伤极为少见，其症状和处理与内侧副韧带损伤类同。

### （三）药物治疗

活络Ⅰ号胶囊，1日3次，1次6粒。

### （四）康复治疗

膝关节伸屈功能锻炼。

## 六、髌韧带损伤

髌韧带损伤在临床上也很多见，且多为慢性。急性的轻伤常被患者忽视而不就诊。因为急性轻伤症状都不严重，重伤者髌韧带也不会离断，只有从胫骨结节处撕脱。这是由于髌韧带肥厚而坚韧的缘故。当然极少数由于铁器直接切断髌韧带而造成离断，大量的就诊者还是慢性损伤。故普通常规疗法收效甚微，或极易反复。

**【局部解剖】**

髌韧带是股四头肌延续的筋膜，从髌骨上缘至髌骨下缘收缩为髌韧带，止于胫骨粗隆，此韧带肥厚而坚韧，位于膝关节囊的前面，当股四头肌收缩时，它受到牵拉而使膝关节伸直（图2-46）。

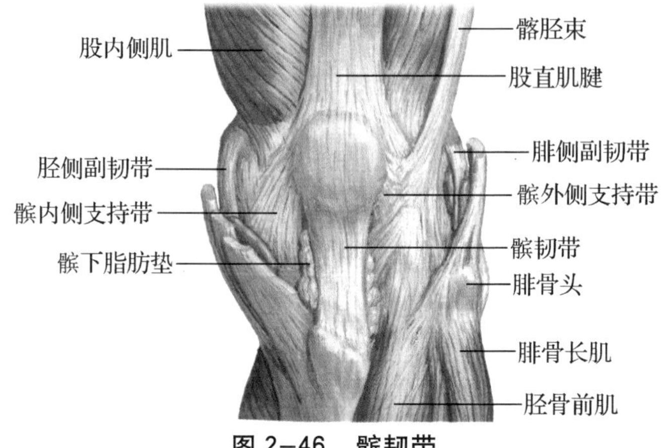


图 2-46　髌韧带

【病因病理】

在突然猛力伸腿时，股四头肌急剧收缩而拉伤髌韧带，或受到外力强制屈曲膝关节，也容易拉伤。但髌韧带肥厚而坚韧，一般不易拉断。拉伤后在胫骨粗隆附着点处都有部分纤维撕脱或撕裂，而导致慢性的少量出血，病程日久，机化瘢痕，局部血运和代谢受阻，引起慢性顽固性疼痛。

【临床表现】

髌韧带的附着点，胫骨粗隆处疼痛，膝关节不易伸直，走路跛行。

【诊断】

1. 有外伤史。

2. 髌韧带附着点、胫骨粗隆处疼痛或压痛。

3. 股四头肌收缩，引起疼痛。

【治疗】

依据针刀医学关于慢性软组织损伤的理论，髌韧带损伤后，造成膝部的动态平衡失调，而产生上述临床表现。造成动态平衡失调的三大病理因素是粘连、瘢痕和挛缩，在慢性期急性发作时，病变组织有水肿渗出刺激神经末梢使症状加剧。依据上述理论，髌韧带损伤的部位主要在止点，用针刀将其粘连松解、瘢痕刮除，使膝部的动态平衡得到恢复，此病就得到了根本性的治疗。

### （一）针刀治疗

患者仰卧，屈膝让足掌平放于治疗床上，进针刀点是在髌韧带附着点处的压痛点上。刀口线与髌韧带纵轴平行，针体和髌韧带平面垂直，深度直达骨面，先纵行剥离，再横行剥离。如有硬结则纵行剥开，出针。一般1~2次可愈。

### （二）手法治疗

用拇指按压髌韧带，让患者过度屈曲膝关节数次即可。

### （三）药物治疗

活络Ⅰ号胶囊，1日3次，1次6粒。

### （四）康复治疗

膝关节伸屈功能锻炼。

## 七、髌下脂肪垫损伤

髌下脂肪垫损伤又叫髌下脂肪垫炎，多由劳损所致，急性外伤引起的相对较少，发病缓慢，多缠绵难愈，有逐渐加重的趋势。过去一直强调炎症，对劳损、内部软组织变性认识不足，以封闭疗法为主要的保守治疗措施治疗效果欠佳。针刀治疗有较好疗效。

**【局部解剖】**

髌下脂肪垫位于髌韧带与膝关节囊的滑膜之间，是一个三角形的脂肪组织，对髌韧带起减少摩擦的作用，对膝关节起稳定作用（图2-47）。

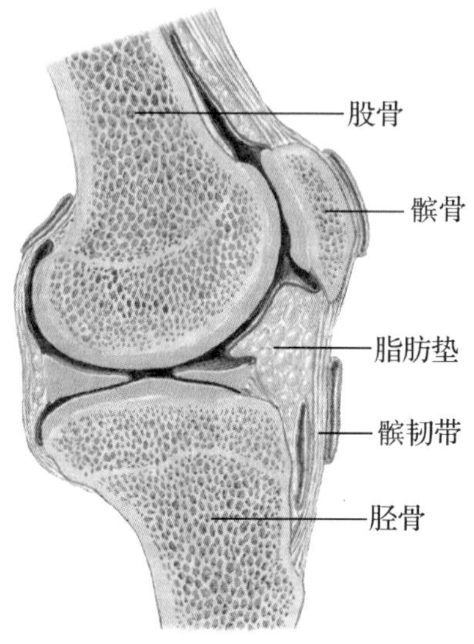


图 2-47　髌下脂肪垫矢状切面

此病在临床上多迁延难愈，针刀对该病有较好的疗效。

【病因病理】

此病发病多缓慢，是由膝关节的频繁屈伸活动而摩擦损伤，脂肪垫充血变性，使其失去减少摩擦的作用，瘢痕与髌韧带摩擦加剧，使髌韧带活动受到限制和产生疼痛。

【临床表现】

髌骨下方、胫骨粗隆上方、髌韧带内下方疼痛，膝关节伸屈受限，不能伸直，下楼梯时疼痛更为明显。

【诊断】

1. 有膝关节劳损史。
2. 髌下脂肪垫处疼痛，且有压痛。
3. 患者屈曲膝关节后令其迅速伸直，多不能完成，且引起髌骨下疼痛加剧。

【治疗】

依据针刀医学关于慢性软组织损伤的理论，髌下脂肪垫损伤后，瘢痕和髌韧带摩擦加剧，造成上述症状。在慢性期急性发作时，病变组织有水肿渗出刺激神经末梢使症状加剧。依据上述理论，髌下脂肪垫损伤的部位主要在髌韧带与脂肪垫之间，用针刀将其粘连松解、瘢痕刮除，使膝部的动态平衡得到恢复，此病就得到了根本性的治疗。

### （一）针刀治疗

让患者仰卧于治疗床上，屈曲膝关节，使足掌平稳放于治疗床上。在髌骨下缘和胫骨粗隆之间的压痛点上进针刀，刀口线方向和髌韧带纵轴平行刺入，针体和髌韧带平面垂直，深达髌韧带下方，先做纵行切开剥离，然后将刀锋提至髌韧带内面脂肪垫的上面，刀口线方向不变，将针体沿刀口线垂直方向倾斜和韧带平面成15°角，在髌韧带和脂肪垫之间进行通透剥离，并将针体沿刀口线方向摆动，将髌韧带和脂肪垫分剥开来，然后再使针体向相反方向倾斜和髌韧带平面成15°角，重复上述手术方法，将髌韧带和脂肪垫的另一侧剥离开来，出针。

把握进针深度，当刀锋穿过髌韧带以后即开始做切开剥离术，其深度约为0.5cm，不可穿过脂肪垫，损伤膝关节滑膜和软骨。

### （二）手法治疗

针刀术后，患者仰卧，屈膝屈髌90°，一助手握住股骨下端，医生双手握持踝部，两者相对牵引，医生内、外旋转小腿，在牵引下，使膝关节尽量屈曲，再缓缓伸直。此时对脂肪垫嵌入关节间隙者，效果尤著。

术后加强功能锻炼，对疼痛轻、病程短的患者，可用醋酸氢化

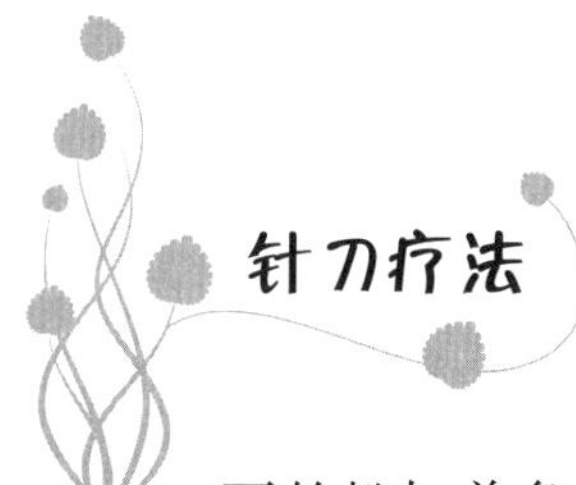


可的松加普鲁卡因局部封闭。

### （三）药物治疗

活络Ⅰ号胶囊，1日3次，1次6粒。

### （四）康复治疗

膝关节伸屈锻炼。

## 八、髌下滑囊炎

本病多见于青壮年体力劳动者或运动员。多于膝关节反复而频繁的伸屈活动引起，起病缓慢，无明显外伤史。

**【局部解剖】**

髌下滑囊包括：①髌下深囊，位于髌韧带和胫骨前面，髌下脂肪垫的下端之间。②髌下皮下囊，位于胫骨粗隆上缘髌韧带和皮肤之间。③胫骨粗隆皮下囊，位于胫骨粗隆和皮肤之间。

这3个滑液囊都在髌韧带的止点附近，诊断治疗时极易混淆，病变时常被统称为髌下滑囊炎，要精确地诊治此病，必须精确地将其解剖位置分清，不可混淆。

**【病因病理】**

这3个滑囊虽位置不同，其损伤机制大致相同，多由长期反复频繁的伸屈膝活动所致。由于长期伸屈膝活动，髌韧带与胫骨上端发生反复的摩擦运动，导致滑液囊的慢性损伤，滑液囊壁增厚，纤维化而闭锁，使滑液不能排出，滑囊膨胀，髌韧带和胫骨上端得不到润滑而产生胀痛和不适感，使膝关节伸屈受限。用非手术疗法，往往很难奏效。一般采取局麻下手术切除。不过切除后，髌韧带和胫骨上端除了失去润滑外，由于手术后容易残留瘢痕组织，仍可引起膝关节伸屈受限。

【临床表现】

膝部髌下隐痛不适，膝关节伸屈受限，下楼困难。患侧下肢不愿伸直，走路时呈跛行，如伸屈下肢时，疼痛加剧。与健侧相比，髌韧带止点附近略隆起。

【诊断】

1. 有长期做伸屈膝活动的劳损史。
2. 胫骨粗隆或稍上缘疼痛，并有轻微压痛。
3. 髌韧带下方有囊样高起，并有波动感。

【治疗】

依据针刀医学关于慢性软组织损伤的理论，髌下滑液囊损伤引起纤维化闭锁，滑液不能排出而产生上述临床表现。造成动态平衡失调的三大病理因素是粘连和瘢痕，在慢性期急性发作时，病变组织有水肿渗出刺激神经末梢而使症状加剧。依据上述理论，髌下滑液囊损伤的部位主要在髌韧带的止点附近，用针刀将其粘连松解、瘢痕刮除，使膝部的动态平衡得到恢复。

（一）针刀治疗

患者于仰卧位，膝关节屈曲 80°，足平放于治疗床上。如痛点和膨隆点在胫骨粗隆上缘髌韧带的深面，即为髌下深囊，在痛点处进针刀，刀口线和髌韧带平行，使针体和髌韧带上侧平面约成 70° 角刺入，深度达骨平面，切开剥离 2~3 刀出针，覆盖好无菌小纱布，用拇指按压针孔片刻，并过屈膝关节 1~2 下使膨隆平复即可。如痛点和膨隆点在胫骨粗隆偏上之皮下，为髌下皮下囊病变，在痛点处进针刀，使针体和进针处皮肤垂直，刀口线和髌韧带平行，深度达髌韧带的附着点，不要深达骨平面，做切开剥离 2~3 刀出针，覆盖好无菌小纱布，用拇指按压针孔片刻，使膨隆平复即可。

如痛点和膨隆点在胫骨粗隆的皮下，即为胫骨粗隆皮下囊，在痛点处进针，使针体和进针处皮肤垂直，刀口线和髌韧带平行刺入，深度达骨面、做切开剥离 2~3 刀出针，覆盖好无菌小纱布，用拇指按压针孔片刻，使膨隆平复即可。

（二）手法治疗

在压痛点处用力按压，破坏滑囊，促进滑囊液的吸收。

（三）药物治疗

活络 I 号胶囊，每日 3 次，每次 6 粒。

（四）康复治疗

膝关节伸屈锻炼。

## 九、跖管综合征

该病又称踝管综合征，多发于老年人，因随年龄增长韧带弹性较低。其次是踝关节反复扭伤也容易发病，它与跖管所在的位置和本身结构有很大关系。该病在临床上常被误诊为风湿脚痹或末梢神经炎。即使诊断明确，中西医药物治疗也效果欠佳。近年来矫形外科用手术疗法切除部分支持带以松解胫后神经的压迫，效果显著，但较为痛苦，有的尚残留轻微不适。

**【局部解剖】**

跖管是在内踝下侧的一个狭窄的骨性通道，上面有分裂韧带覆盖，下面有跟骨内侧面组成的扁形管腔，中间有胫后动脉、胫后神经、长屈肌、趾长屈肌通过，分犁韧带受损伤挛缩使管腔更为狭窄（图 2–48）。

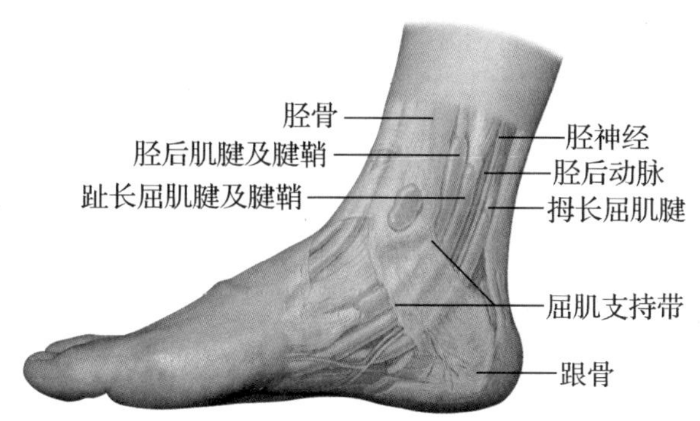


图 2–48　跖管解剖位置图

【病因病理】

发病原因一是平常足部缺乏活动，突然活动量增大。二是踝关节反复扭伤。使跖管内肌腱因摩擦劳损，或肌腱部分撕裂，慢性少量出血、水肿、日久机化、增生、肥厚即瘢痕。跖管内容物体积增大。因跖骨为骨性纤维管，缺乏伸缩性，不能随之膨胀，因而变得相对狭窄，于是管内压力增高，由此产生胫后神经受压症状。

【临床表现】

初期常在走路多、久立或劳累后出现内踝后部不适，休息后改善。持续日久，则出现跟骨内侧和足底麻木，或有蚁爬感觉。重者可出现足趾皮肤干燥、发亮，汗毛脱落及足部内在肌肉萎缩，走路跛行。

【诊断】

1. 痛麻区域局限于跟骨内侧和足底。
2. 叩击内踝后方，足部针刺感可加剧。
3. 做足部极度背伸时，症状加剧。

【治疗】

依据针刀医学关于慢性软组织损伤的理论，跖管损伤后粘连和瘢痕造成跖管相对狭窄而产生上述临床表现。动态平衡失调的三大病理因素是粘连、瘢痕和挛缩，慢性期急性发作时，有水肿渗出刺激神经末梢使症状加剧。依据上述理论，用针刀将挛缩的韧带松解，刮除瘢痕，使内踝关节的动态平衡得到恢复，此病就得到了根本性的治疗。

### （一）针刀治疗

患者侧卧于治疗床上，患侧在下，将患足内踝朝上，沙袋垫平稳。在内踝后下缘与足跟骨最后缘划一直线，内踝前缘与跟骨底内侧最前缘划一直线，此 2 条直线的中间即为分裂韧带。用针刀在此两直线上分裂韧带附着点的内侧，分别取 4 个进针点，并分别部分切断支持带，再在支持带两端沿韧带内缘用通透剥离法，然后将足用力背屈几次。术后 24 小时热醋熏洗患足，每日 2 次，术后也可用强的松龙 25mg 加普鲁卡因 120mg，在分裂韧带两端封闭 1 次，如 5 日后不愈，再治 1 次，一般 1~2 次后症状大减，只有足底尚有轻度不适。这是由于神经压迫过久、还未恢复的缘故。

### （二）手法治疗

针刀术后，患者仰卧，患肢外旋，医生以一指禅推法或揉法于小腿内后侧，由上而下推至踝部，重点在跖管局部，沿与跖管纵向肌垂直的方向推、揉 5~10 分钟，以通经活血，使跖管压力降低，同时在局部配合弹拨法疏理经筋，最后顺肌腱方向用擦法，还可配合用洗药熏洗。

跖管内药物封闭疗法也有一定疗效。

### （三）药物治疗

活络 I 号胶囊，每日 3 次，1 次 6 粒。

### （四）康复治疗

经常屈伸锻炼足部。

# 第三章 骨关节疾病的针刀治疗

## 第一节　颈椎病

颈椎病可以说是世界性的一大类疑难病，严重危害患者的正常生活。为了描述清楚，现将颈椎病分为两大重点部分来叙述，一是上段，即寰枕、寰枢这一段；一是下段，即 $C_3$~$C_7$ 这一段。因为颈椎上下两段解剖有很大差异、功能也有很大差异，所以发病特点也不同。

### 一、寰枕筋膜挛缩型颈椎病

长期低头工作、高枕睡眠以及湿寒环境等影响，均可导致寰枕筋膜慢性劳损，继发无菌性炎症、纤维化、瘢痕、挛缩，使寰枕间隙狭窄，压迫椎动脉，牵拉枕大神经、枕小神经等重要结构，引起临床症状，形成寰枕筋膜挛缩型颈椎病。但长期以来，该病一直未被人们所认知，因而此病多被误诊，得不到有效治疗。从 1991 年《小针刀疗法》一书对此病进行论述后，该病日益受到重视，在该病的治疗上也具有了针对性。

**【局部解剖】**

寰枕筋膜是项筋膜在枕骨大孔后缘与寰椎后弓之间增厚的部分，有稳固寰枕关节的作用。

有关项筋膜解剖参见第二章“项筋膜挛缩引起得偏头痛”章节（图 3-1， 3-2）。

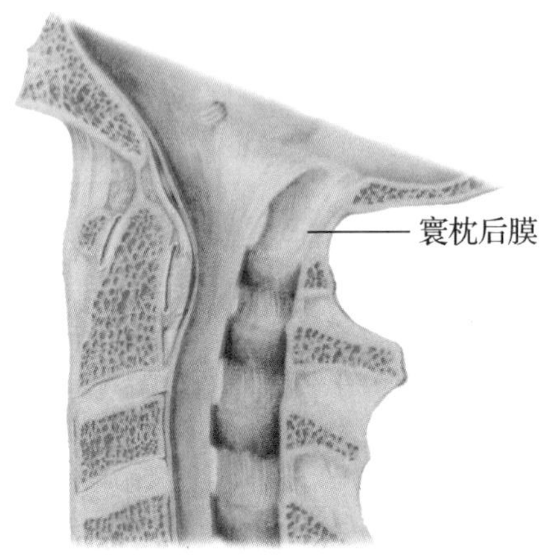


图 3-1　寰枕筋膜矢状面

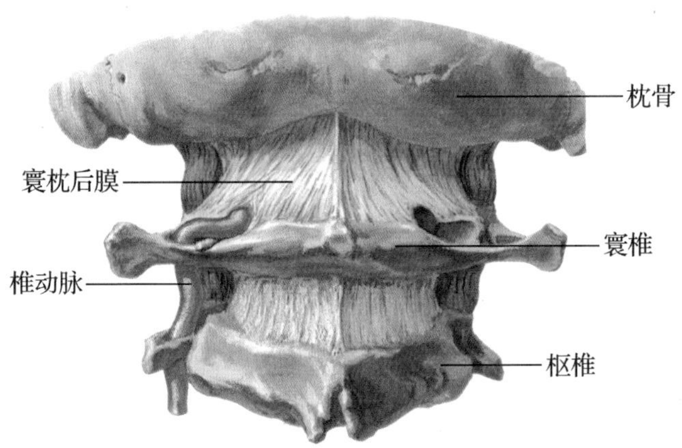


图 3-2　寰枕筋膜背面观

【病因病理】

由于寰枕关节可沿矢状面做较大幅度的屈伸运动，因而位于后方的寰枕筋膜易受牵拉，特别是长期伏案工作、高枕睡眠，均可对其造成累积性劳损。为对抗异常牵拉，寰枕筋膜继发纤维增生、瘢痕化、挛缩，造成寰枕间隙变窄，使椎动脉受压及枕大神经、枕小神经受牵拉。一般不会累及脊髓和神经根，因而无相应症状。

【临床表现】

1. 枕大神经、枕小神经和项筋膜受牵拉，枕部顽固性痛麻，过劳及湿寒侵袭可加重病情。

2. 椎动脉受压，脑部供血不足，出现持续性眩晕、视力下降，并因血管缺血后痉挛引起头痛。

【诊断】

1. 有椎动脉压迫症状和枕大神经、枕小神经及项筋膜受牵拉症状。

2. 根据针刀医学影像诊断学，X 线颈椎侧位片示：寰椎后弓与枕骨靠近，加拍颈椎前屈位片，仍显示寰椎后弓与枕骨距离较近。

【治疗】

根据针刀医学关于慢性软组织损伤的原理，各种原因造成的寰枕筋膜的瘢痕化挛缩引起持续牵拉，打破各位点间力的平衡，相邻结构失去正常的对位关系，因而治疗应主要针对寰枕筋膜的瘢痕挛缩，进行适度松解，恢复结构间力的平衡和正常的对位关系，症状即可消失。

（一）针刀治疗

让患者俯卧，令其下颌部和床头边缘齐平，低头、下颌内收，并剃去寰枕关节上下头发，备皮，在枕骨大孔边缘正中选取一点作为进针刀点，刀口线与人体纵轴平行，针体与进针点骨面垂直（注意严防针刀下滑伤及脊髓），当刀锋刺达骨面后小心移动刀锋，下移至枕骨大孔下缘，将刀锋调转 90°，横行切寰枕筋膜 2~3 刀，切割时刀锋应始终不离枕骨大孔边缘。

（二）手法治疗

针刀术后，体位不变，让助手双前臂压住患者背部，双手挽住患者肩部，医生将床头边缘垫上薄枕，让患者稍抬头，下颌部钩住床边缘的薄枕，医生左手托扶患者下颌部，右手放于患者后枕部，下压后枕部，和助手形成对颈后部位的对抗牵引。医生牢牢托住患者下颌部，使下颌部内收，不使其下移，从医生右手下压牵引起，1~2 分钟后，右手突然加大用力，弹压后枕部 1~2 次。

（三）药物治疗

活络Ⅰ号胶囊，每日 3 次，每次 6 粒。

## 二、寰椎前移位型颈椎病

寰椎在外力作用下与枕骨在水平方向产生相对滑动，挤压椎动脉及枕下神经而产生颈椎病的一系列症状。因其位置深入，多未得到明确诊断，亦无有效治疗手段，而有必要对其机制及相关症状重新认识。

【局部解剖】

1．寰椎

寰椎即第 1 颈椎，呈环型，无椎体，无棘突；由前弓、后弓和 1 对侧块组成。前弓前面正中有前结节，后面有一稍凹的关节面称齿突凹。侧块上面是卵圆形的凹陷，称上关节凹，下面为圆形的下关节面。在侧面后方的后弓上面有椎动脉沟。后弓后面正中有后结节（图 3–3）。

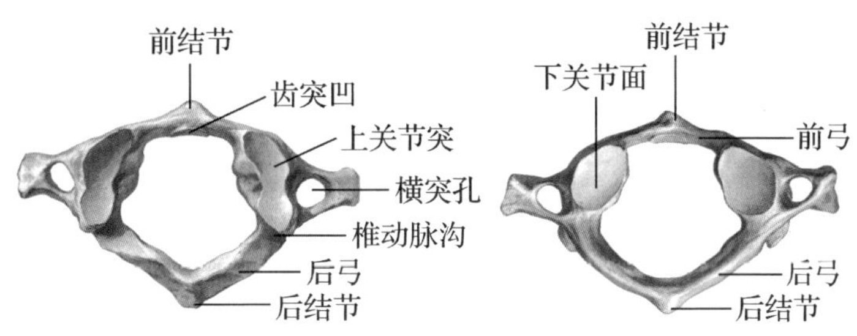


图 3-3　寰椎

2. 枢椎

枢椎即第 2 颈椎。其椎体小，并有向上突起的齿突，齿突前面有关节面与寰椎前弓的齿突凹相关节（图 3-4）。

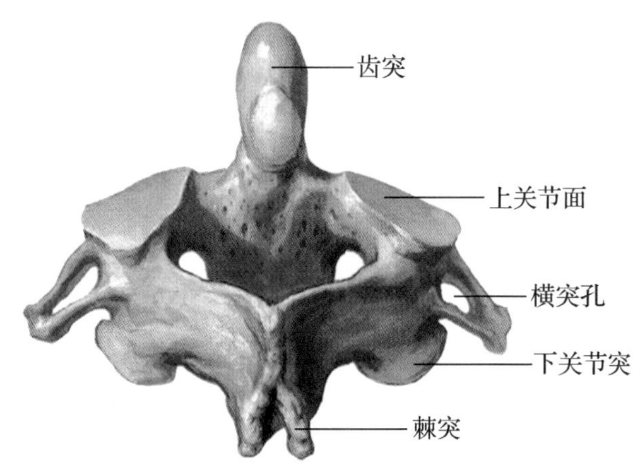


图 3-4　枢椎后上观

3. 齿突

齿突的血供较为复杂，可能与颈枕部活动量较大有关。齿突及

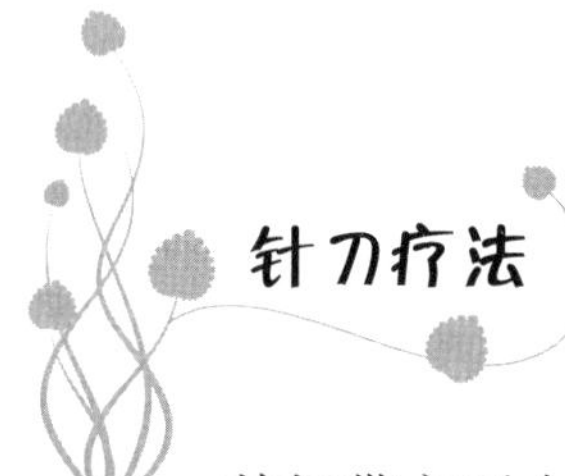


其韧带主要由 3 个动脉供给：

（1）前升动脉　前升动脉成对，起自相应椎动脉的前内面，自颈 2、3 椎间孔穿出后，在颈长肌深面向内上侧上行，在枢椎体中心，越过中线互相吻合，并发出穿支至枢椎前面，在枢椎关节平面，其分支穿入前内面，供应关节囊及前内侧的滑膜。每个前升动脉发出细支，穿入齿突基底前外面，在此平面接收裂穿动脉后，继续在齿突外面向上后方行走。此动脉还供应软骨下骨、关节囊及翼状韧带。

（2）后升动脉　后升动脉亦成对，较前升动脉为大，起自相应椎动脉的后内面，在枢椎椎体与椎弓根交接处的沟内上升，发出穿支至前面，并分支至覆膜，在上行过程中，距齿突外缘 1~2mm 越过寰椎横韧带后面，弯向内侧，越过相应翼状韧带的后面，在翼状韧带的上缘，后升动脉在齿突外缘上升，最后在齿突尖端与前升动脉形成尖形的弓。

（3）裂穿动脉　为从颈内动脉颅外段最上部发出的众多小支，至咽后裂，在枢椎两侧与前升动脉吻合。

齿突的血供主要有两个来源：①中央动脉，从前方进入，在齿突体中心上升；②经齿突尖韧带、翼状韧带及副韧带进入的动脉，此动脉对维持齿突上部的血供甚为重要。对这些韧带的过度牵引（如在治疗脊柱侧弯应用颅骨－骨盆拔伸牵引）或这些韧带的断裂可引起齿突的缺血坏死，多发生在上 1/3~1/4。

**4. 寰枕关节**

由枕骨髁和寰椎上关节面组成，关节囊松弛，可使头部做屈伸和侧屈运动。借寰枕前、后膜加强关节的稳定性。寰枕前膜为张于寰椎前弓上缘与枕骨大孔前缘之间的结缔组织膜，宽而致密，中部有前纵韧带加强，并与之愈合。寰枕后膜连接于寰椎后弓与枕骨大孔后缘之间，位于枕下三角深面，其外部有椎动脉和第 1 颈神经穿过。覆膜为后纵韧带向上的延续，覆盖在齿突后方，向上附于枕骨斜坡，有防止齿突后移、保护脊髓的作用。齿突尖韧带位于寰椎韧带深面，张于齿突尖与枕骨大孔前缘之间，甚薄。翼状韧带位于寰椎横韧带的前上方，张于齿突与枕骨髁之间，限制头部过度前屈和旋转运动。寰椎横韧带和翼状韧带又合称寰枢韧带复合，具有稳定寰枢关节和寰枕关节的作用。寰椎横韧带是主要组成部分，使齿突局限于寰椎前弓后面的关节凹内；翼状韧带是辅助部分，阻止寰椎向前移位和头部的过度旋转运动（图 3–5）。

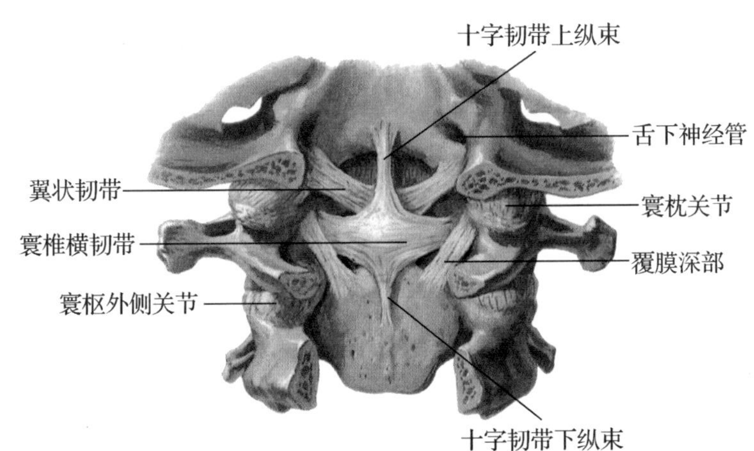


**图 3–5　寰枕关节寰枢外侧关节及韧带**

### 5. 寰枢关节

寰枢关节包括寰枢外侧关节和寰枢正中关节。前者由寰椎下关节面与枢椎上关节面组成，关节囊和周围韧带松弛，在一定限度内有较大范围的运动；后者位于齿突前后，前方者由齿突与前弓的关节面组成，后方者为齿突与寰椎横韧带间的滑膜囊。寰椎横韧带张于寰椎侧块的内侧面，将寰椎的椎孔分为前、后二部。前部容纳齿突，后部容纳脊髓及被膜。寰椎横韧带中部向上、下各发出一纵行纤维束，分别附于枕骨大孔前缘和枢椎体后面，纵横纤维共同构成寰椎十字韧带，有限制齿突后移的作用，当暴力损伤韧带时，齿突向后移位，可压迫脊髓，有致命的危险（图 3–6）。

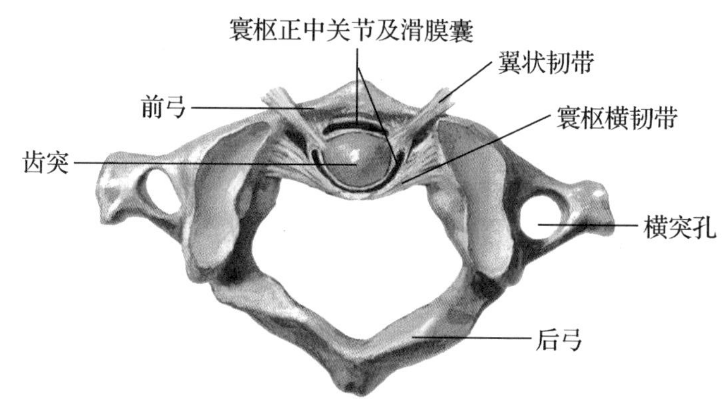


图 3–6　寰枢正中关节

### 6. 前纵韧带

位于椎体和椎间盘前方，上自枕骨基底部，下至第 1、2 骶椎，宽而坚韧，与椎体边缘和椎间盘连接紧密，有防止椎间盘向前突出和限制脊柱过度后伸的作用。

### 7. 后纵韧带

位于椎体和椎间盘后方，上自枢椎，下自骶骨，窄细而坚韧，尤以腰段者为窄，与椎体边缘和椎间盘连接紧密，而与椎体连接疏松。有防止椎间盘向后突出和限制脊柱过度前屈的作用。由于此韧带窄细，椎间盘的后外侧部相对较为薄弱，是椎间盘突出的好发部位。有时后纵韧带可骨化肥厚，向后压迫脊髓。

### 8. 黄韧带

黄韧带又称弓间韧带，是连于相邻两椎弓板之间的阶段性的弹性结缔组织膜，参与围成椎管的后外侧壁。在颈段薄而宽，两侧韧带间在中线处有一窄隙，有小静脉通过。

### 9. 棘间韧带

棘间韧带是连于相邻棘突之间的韧带，有限制脊柱过屈的作用。

### 10. 椎间盘

位于相邻两椎体间，共23个，自第2个颈椎向下至第1骶椎。第2骶椎与耻骨骨化愈合，偶有椎间盘的遗迹，X线上呈透明线状，应与骨折相鉴别。椎间盘由髓核、纤维环和上、下软骨板构成。上、下软骨板紧贴于椎体上、下面；纤维环为围绕于髓核周围的纤维软骨，其前分较厚，后外侧分较薄；髓核呈胶状，位于纤维环的中央偏后。椎间盘富于弹性，可缓冲外力对脊柱和颅的震动（图3-7）。

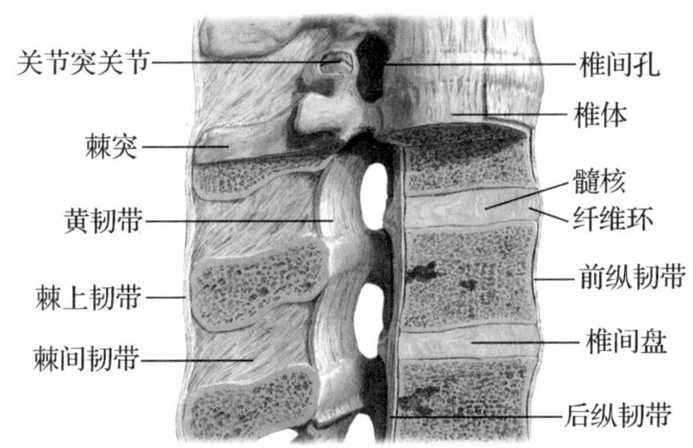


图3-7　椎骨间连接

### 11. 脊神经

共31对，每对脊神经借前根和后根与脊髓相连。前、后根均由许多神经纤维束组成的根丝所构成，前根属运动性，后根属感觉性，后根较前根略粗，二者在椎间孔处合成1条脊神经干，感觉和运动纤维在脊神经干中混合。后根在椎间孔附近有椭圆形膨大，称脊神经节。

31 对脊神经中包括 8 对颈神经，12 对胸神经，5 对腰神经，5 对骶神经，1 对尾神经。第 1 颈神经干通过寰椎与枕骨之间出椎管，第 2~7 颈神经干都通过同序数颈椎上方的椎间孔穿出椎管，第 8 颈神经在第 7 颈椎下方的椎间孔穿出，12 对胸神经干和 5 对腰神经干都通过同序数椎骨下方的椎间孔穿出，第 1~4 骶神经通过同序数的骶前、后孔穿出；第 5 骶神经和尾神经由骶管裂孔穿出。由于脊髓短而椎管长，所以各节段的脊神经根在椎管内走行的方向和长短不同。颈神经根较短，行程近水平，胸部的神经根斜行向下，而腰骶部的神经根则较长，在椎管内近乎垂直下行，并形成马尾。在椎间孔内，脊神经有重要的毗邻关系，其前方是椎间盘和椎体，后方是椎间关节及黄韧带。因此脊柱的病变，如椎间盘脱出和椎骨骨折等常可累及脊神经，出现感觉和运动障碍。脊神经是混合性神经，其感觉纤维始于脊神经节的假单极神经元。假单极神经元的中枢突组成后根入脊髓；周围突加入脊神经，分布于皮肤、肌、关节以及内脏的感受器等，将躯体与内脏的感觉冲动传向中枢。运动纤维由脊髓灰质的前角、胸腰部侧角和骶副交感核运动神经元的轴突组成，分布于横纹肌、平滑肌和腺体。

根据脊神经的分布和功能，可将其组成的纤维成分分为四类：

（1）感觉神经纤维

①躯体感觉纤维分布于皮肤、骨骼肌、腱和关节，将皮肤的浅部感觉（痛、温度等）和肌、腱、关节的深部感觉冲动传入中枢。

②内脏感觉纤维分布于内脏、心血管和腺体，传导来自这些结构的感觉冲动。

（2）运动神经纤维

①躯体运动纤维分布于骨骼肌，支配其运动。

②内脏运动纤维分布于内脏、心血管和腺体，支配平滑肌和心肌的运动，控制腺体的分泌。

12．颈神经

共有 8 对，第 1 对由寰椎与枕骨间，其次 6 对由同序椎骨上侧，第 8 对由第 7 颈椎下侧的椎间孔穿出。颈神经后支较前支细，唯第 2 颈神经后支粗大，叫枕大神经，除分布于项肌以外，还可穿头肌到皮下，上升到头顶；第 1 颈神经后支叫枕下神经，分布于颈部深肌；第 3 颈神经后支的皮支在颈部中线折返上行。其他各后支均符合一般脊神经后支分布，分内、外侧支。总而言之，内侧支属皮神经，外侧支属肌神经。颈神经前支主要组成两大神经丛，即颈丛和臂丛。颈丛由第 1~4 颈神经的前支构成，位于胸锁乳突肌上部的深方、中斜角肌和肩胛提肌的前方。颈丛的分支有浅支和深支。浅支由胸锁乳突肌后缘中点附近穿出，位置表浅。主要的浅支有：枕小神经、耳大神经、颈横神经、锁骨上神经。颈丛深支主要支配颈部深肌、肩胛深肌、舌骨下肌群和膈。脊神经干很短，出椎间孔后立即分为前支、后支、脊膜支和交通支：①脊膜支细小，经椎间孔返回椎管，分布于脊髓的被膜和脊柱的韧带等。②交通支为连于脊神经与交感干之间的细支。其中发自脊神经连至交感干的叫白交通支；而来自交感干连于每条脊神经的叫灰交通支。③后支较细，是混合性的，经相邻椎骨横突之间向后走行（骶部的出骶后孔），都有肌支和皮支分布于项、背及腰骶部深层的肌和枕、项、背、腰、臀部的皮肤，其分布有明显的节段性。④前支粗大，是混和性的，分布于躯干的前外侧和四肢的肌和皮肤。在人类，胸神经前支保持着明显的节段性，其余的前支分别交织成丛，由丛再分支分布于相应的区域。脊神经形成的丛有：颈丛、腰丛和骶丛。

13．颈交感干

位于颈血管鞘后方，颈椎横突的前方。一般每侧有 3~4 个交感节，分别称颈上、中、下神经节。①颈上神经节最大，呈梭形，位于第 2、3 颈椎横突前方，颈内动脉后方。②颈中神经节最小，有时缺如，位

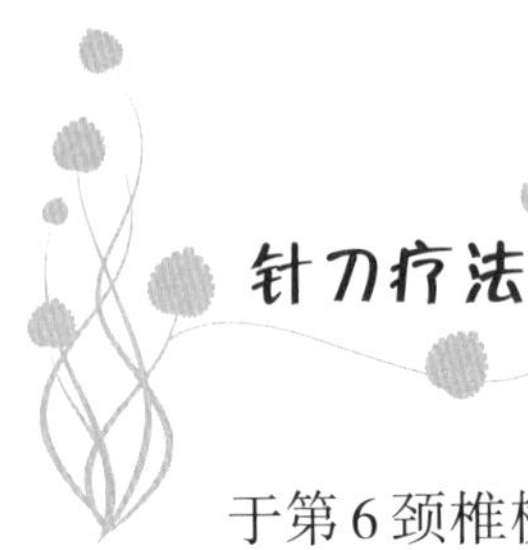


于第6颈椎横突处。③颈下神经节位于第1肋颈的前方，长1.5~2.5cm，常与第1胸神经节合并成颈胸神经节（星状神经节）。

颈部交感干神经节发出的节后神经纤维的分布，可概括如下：①经灰交通支连于8对颈神经，并随颈神经分支分布至头颈和上肢的血管、汗腺、竖毛肌等。②由神经节发出分支至邻近的动脉，形成颈内动脉丛、颈外动脉丛、锁骨下动脉丛和椎动脉丛等，伴随动脉的分支至头颈部的腺体、竖毛肌、血管、瞳孔开大肌。神经节发出的咽支，直接进入咽壁，与迷走神经、舌咽神经的咽支共同组成咽丛。③对颈交感神经分别发出心上、心中和心下神经，下行进入胸腔，加入心丛。

14. 颈神经

颈神经的后支除第1颈神经外，其他颈神经的后支均分为内侧支与外侧支。所有颈神经的后支均支配肌肉，只有第2、3、4或第5颈神经后支的内侧支支配皮肤。

（1）第1颈神经的后支称枕下神经，较前支大，于寰椎后弓的椎动脉沟内、椎动脉的下侧，自干分出。向后行，进入枕下三角，于此分支分布于枕下三角周围诸肌（头上斜肌、头后大直肌、头下斜肌）；并发一支横越头后大直肌的后侧，至头后小直肌；还有分支至覆盖着枕下三角的头半棘肌。此外，有分支穿过头下斜肌，或经该肌表面，与第2颈神经后支的内侧支（枕大神经）相连接。枕下神经一般属于运动神经，但有时亦发皮支支配项上部的皮肤，或与枕动脉伴行，分布于颅后下部的皮肤。

（2）第2颈神经的后支为所有颈神经后支中最大者，也比该神经的前支粗大得多，称枕大神经。于寰椎后弓与枢椎弓板之间，头下斜肌的下侧穿出，发一细支至头下斜肌，并与第1颈神经后支交通。然后分为较小的外侧支及较大的内侧支。外侧支支配头长肌、夹肌、头半棘肌，并与第3颈神经相应的分支连接。内侧支为枕大神经斜向上升，经头半棘肌之间，在头半棘肌附着于枕骨处，穿过该肌，再穿过斜方肌腱及颈部的颈固有筋膜，在上项线下侧，分为几支感觉性终支，与枕动脉伴行，分布于上项线以上，可达颅顶的皮肤。自枕大神经亦分出一或二运动性小支，至头半棘肌。有时发一支至耳廓后面上部的皮肤。当枕大神经绕过头下斜肌时，发支与第 1 及第 3 颈神经后支的内侧支连接。因此，在头半棘肌下侧，形成颈后神经丛。

（3）第 3 颈神经的后支比该神经的前支小，比第 2 颈神经的后支小，但大于第 4 颈神经的后支。绕第 3 颈椎的关节突向后行，经横突间肌的内侧，然后分为内侧支及外侧支。外侧支为肌支，并与第 2 颈神经的外侧支相连接。内侧支经过头半棘肌与项半棘肌之间，再穿夹肌及斜方肌，终末支分布于皮肤。当其在斜方肌深侧时，发一支穿过斜方肌，终于颅后下部近正中线处、枕外隆突附近的皮肤，此支称为第 3 枕神经。此神经位于枕大神经内侧，与枕大神经之间有交通支相连。

（4）其余 5 对（4~8）颈神经的后支绕过各相应的椎间关节后，分为内侧支及外侧支。外侧支均为肌支，支配项髂肋肌、项最长肌、头最长肌及头夹肌。第 4、5 颈神经的内侧支，经项半棘肌与头半棘肌之间，达椎骨的棘突，穿夹肌及斜方肌，终于皮肤（有时第 5 颈神经的内侧支的末梢支未达皮肤）。第 6、7、8 颈神经的内侧支细小，分布于项半棘肌、头半棘肌、多裂肌及棘间肌。

### 15. 颈椎关节的神经支配

寰枢关节和颈部其他椎间关节受颈神经后支的内侧支发出的关节支支配，而韧带及钩椎关节的关节囊则由窦椎神经支配，后者含躯体感觉传入纤维及交感传出纤维。椎间盘纤维环神经支配来自支配后纵韧带的窦椎神经，其终支交叉至对侧。

16. 3~7 颈椎的血供

主要由脊支供给，它发自椎动脉，一般是 1 条，有时成对，这些支由神经根的腹面进入椎管，在椎间孔每条脊支分为 3 个主支：①一支沿着神经根向内侧延续，在蛛网膜和脊髓前、后动脉吻合，并发一返支沿着神经根走向外侧；②一小支或数小支分布于椎板和邻近的软组织（黄韧带及肌肉）；③一支到背侧动脉丛。分布于椎体的动脉支后又分为两支，一支走在椎弓根和侧块的下方，靠近或在钩椎关节外侧关节囊上，到达椎体前方；另一支在后纵韧带的深面，跨过椎体，和对侧的支相吻合。由这些水平的吻合发出升、降支沿中线两侧上下相连接，在后纵韧带的深面形成互相交通的动脉丛，在中线由这个丛发出一大支营养动脉，由后侧穿入椎体到达一半的深度，向上下放射出细小的分支朝向椎间盘。除此以外，尚有较小的动脉支也由椎体后侧穿入，椎体内部至少有一半由这种血管供应。从椎体后侧进入的滋养动脉，当抵达椎体中心时，口径突然变窄，可能使血栓突然停留于此，而小的细菌栓子可以经过小的分支，脊椎结核病变常由紧邻椎间盘处开始，可能与此有关。椎体前部及侧部由越过前外侧面的分支供给，这些血管分出 1~2 个侧支，在侧块下进入椎体内，向前终为一个小的滋养血管。除以上 3 个主支以外，还有小的骨膜支和肌支，在椎体表面，形成广泛肌肉和骨膜动脉吻合网。颈椎椎体的椎基底静脉汇入椎内静脉丛。在椎管内有椎前、后丛，围绕椎体及附件尚有椎管外前、后丛，彼此吻合，最后汇入椎静脉或颈内静脉。

17. 脊髓的血供（图 3–8）

（1）动脉　来源有二，即起自椎动脉的脊髓前、后动脉和起自节段性动脉的根动脉。

①脊髓前动脉：起自椎动脉颅内段，向内下行一小段距离即合为一干，沿前正中裂下行至脊髓下端，沿途发出分支营养脊髓灰质（后

角后部除外）和侧、前索深部。行程中常有狭窄甚或中断，其供应范围主要是颈1~4节，颈5以下由节段性动脉加强和营养。脊髓前动脉在脊髓下端变细，于脊髓圆锥高度向侧方发出圆锥吻合动脉，向后与脊髓后动脉吻合。圆锥吻合动脉在脊髓动脉造影时是确定脊髓圆锥平面的标志之一。

②脊髓后动脉：起自椎动脉颅内段，斜向后内下，沿后外侧沟下行，有时在下行中两动脉合为一干行走一段，沿途分支互相吻合成网，营养脊髓后角后部和后索。

③根动脉：起自节段性动脉的脊支，颈段者主要来自椎动脉和颈升动脉等，胸段来自肋间后动脉和肋下动脉，腰段来自腰动脉，骶尾段来自骶外侧动脉。根动脉随脊神经穿椎间孔入椎管分为前、后根动脉和脊膜支。前根动脉沿脊神经前根至脊髓，发出分支与脊髓前动脉吻合，并分出升、降支连接相邻的前根动脉。前根动脉供应脊髓下颈节以下腹侧2/3区域，其数量不等，少于后根动脉，主要出现在下颈节、上胸节、下胸节和上腰节，其中有两支较粗大，称大前根动脉或动脉。一支出现在颈5~8，胸1~6节，称颈膨大动脉，供应颈1~胸6节；另一支出现在胸8~12和腰1节，以胸11节为多见，称腰骶膨大动脉，主要营养胸7节以下的脊髓。后根动脉沿脊神经后根至脊髓，与脊髓后动脉吻合，分支营养脊髓侧索后部。在脊髓表面有连接脊髓前、后动脉，前、后根动脉和两脊髓后动脉间的血管，形成环状，称动脉冠，分支营养脊髓周边部。脊髓各供血动脉的吻合，在胸4和腰1节常不充分，为乏血区，易发生血液循环障碍。

（2）静脉　脊髓表面有6条纵行静脉，行于前正中裂、后正中沟和前、后外侧沟。纵行静脉有许多交通支互相吻合，并有分支穿硬脊膜注入椎内静脉丛。

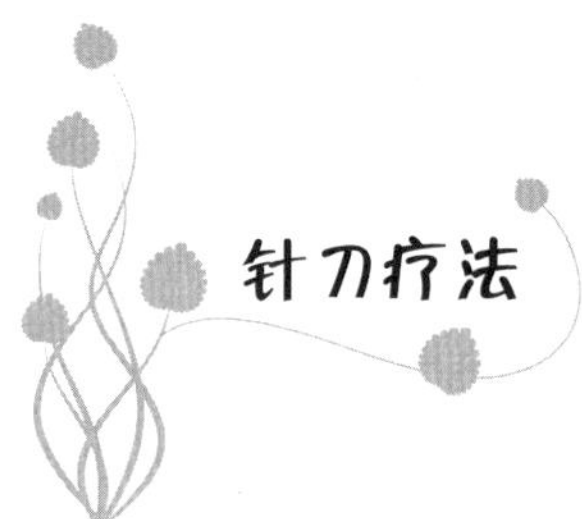

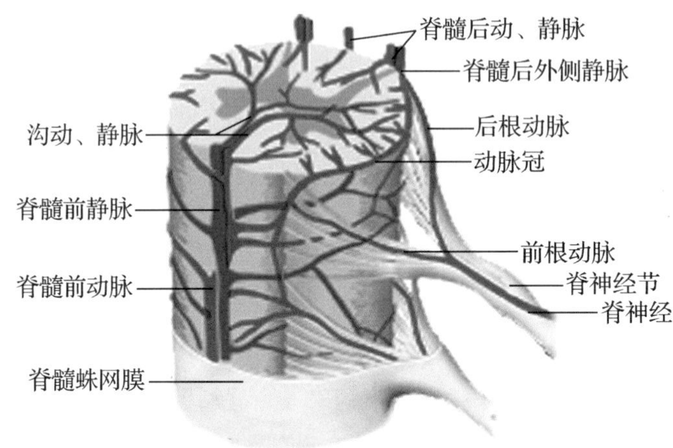


图 3–8　脊髓的血管

18. 颈深肌（图 3–9）

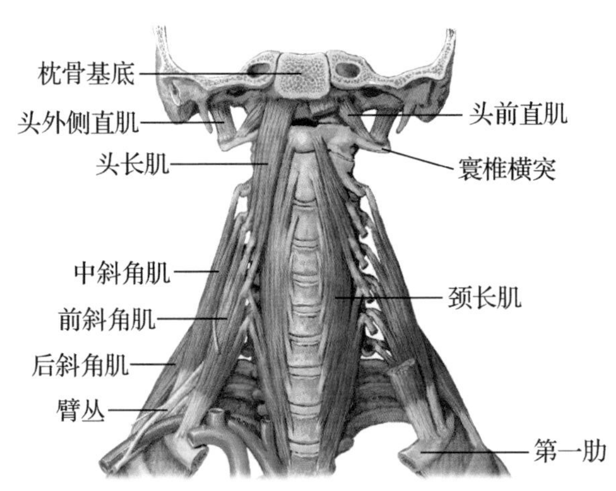


图 3–9　颈深肌

（1）内侧群（椎前肌）　位于脊柱前面、正中线的两侧，共有四块肌肉，其中头前直肌和头外侧直肌尚保持着原始肌节的遗迹。①颈长肌位于脊柱颈部和上 3 个胸椎体的前面，延伸于寰椎前结节及第3胸椎体之间，被咽和食管所遮盖。分为下内侧和上外侧两部，两部相互掩盖。下内侧部起自上位3个胸椎体及下位3个颈椎体，止于上位颈椎体（$C_2$~$C_4$）及下位颈椎横突（$C_5$~$C_7$）的前结节。上外侧部起自下位颈椎横突（$C_3$~$C_6$）的前结节，止于寰椎前结节。此肌双侧收缩时，使颈前屈；单侧收缩时，使颈侧屈。颈长肌受颈神经前支（$C_3$~$C_8$）支配。②头长肌居颈长肌的上方，遮盖颈长肌的上部。起自$C_3$~$C_6$颈椎横突的前结节，肌纤维斜向内上方，止于枕骨底部的下面（咽结节后侧的部分）。两侧同时收缩时，使头前屈；单侧收缩时，使头向同侧屈。头长肌受颈神经的分支（$C_1$~$C_6$）支配。③头前直肌位于寰枕关节的前方，其内侧部分被头长肌掩盖，为短小的肌肉，与横突间肌同源。起自寰椎横突根部，肌纤维斜向上方，在头长肌止点后方，止于枕骨底部的下面（枕骨大孔前方）。此肌受颈神经（$C_1$~$C_6$）的分支支配。④头外侧直肌位于头前直肌的外侧，也是短肌，起自寰椎横突，止于枕骨外侧部的下面，使头侧倾。此肌受颈神经（$C_1$~$C_6$）的分支支配。

（2）外侧群　位于脊柱颈部的两侧，包括3个斜角肌：即前斜角肌、中斜角肌和后斜角肌，这些肌肉可认为是肋间肌在颈区的延续部分，这3个肌肉共同形成一个不完整的圆锥面，遮盖着胸廓上口的外半部。①前斜角肌位于胸锁乳突肌的深面，部分位于颈外侧三角内。起自$C_3$~$C_6$颈椎横突的前结节，肌纤维斜向外下方，止于第一肋骨上面的斜角肌结节。由颈神经前支（$C_5$~$C_7$）支配。②中斜角肌位于前斜角肌的后方，起自$C_2$~$C_6$颈椎横突的后结节，肌纤维斜向外下方，止于第一肋骨上面，锁骨下动脉沟以后的部分。由颈神经前支（$C_2$~$C_8$）支配。③后斜角肌居中斜角肌的后方，可认为是中斜角肌的一部分。起自（$C_5$~$C_7$）横突的后结节，肌纤维斜向外下方，止于第2肋骨的外侧面中部的粗隆。由颈神经（$C_5$~$C_6$）的前支支配。当颈椎被固定时，上述3个肌肉两侧同时收缩时，可上提第1、2肋骨，使胸廓变大，协助吸气，故属于深吸气肌；当肋骨被固定时，可使颈向前倾；单侧收缩时，使颈向同侧屈并微转向对侧。

【病因病理】

由于寰椎上邻枕骨，下接枢椎，而寰枕关节可有一定的前后屈伸功能，头部的旋转动作大部分由寰齿关节执行，因而寰椎在颈部运动中具有至关重要的作用。因齿状突左右前均有骨性关节面环绕，仅后方由寰横韧带加固，当关节因运动劳损或遭受外来暴力时，相对易受损伤，以致弹性下降，在反复外力冲击下被拉伸而变得松弛。若此时颈部受到一个向后的力或头部受到向前的暴力，如坐车时突遇刹车，躺卧过程中头部意外磕碰床栏，均可造成寰椎前移位，纵行通过寰椎平面的诸结构均将受到移位形成的剪切作用，使椎动脉牵拉受压，颈上神经节、枕大神经、枕小神经及颈1神经根受到牵拉刺激，若移位明显，甚至可压迫脊髓出现脊髓型颈椎病症候群。

【临床表现】

椎动脉牵拉受压、脑部供血不足，出现眩晕、视力障碍，并因血管缺血后痉挛引起头痛，多为发作性胀痛。

颈1神经根受到刺激，头枕部胀痛发麻，颈部发僵。

颈上神经节受牵拉，可引起如下症状：胸闷不适，欲吐不吐，心律不齐，听力失聪，咽部不适，嗅味觉减退，舌体麻痹等。

枕大及枕小神经受牵拉，头枕部胀痛发麻，甚至可放射至颞部，疼痛多为钝痛。

移位严重可从后侧压迫脊髓，导致上下肢无力，活动艰难，形成脊髓型颈椎病症候群。

【诊断】

1. 有椎动脉、脊髓受压，颈上神经节、枕大、枕小神经受牵拉症状或颈1神经根刺激症状或混合症状。

2. 根据针刀医学影像诊断学，颈椎X线侧位片示：寰椎前缘与枢椎相连处圆钝的弧形线被破坏，上侧向弧前侧突出，张口位可见齿状突前中下段有一横行的钙化带影，此为齿突后侧十字韧带横束长期被齿突向后顶推而变性的结果。

【治疗】

根据针刀医学关于慢性软组织损伤和影像学原理及闭合性手术的理论，对寰枕筋膜、寰枕关节囊和寰枢后关节囊进行适度松解后，配合手法恢复寰椎正常的位置关系，上述症状即可解除。

### （一）针刀治疗

#### 1. 松解寰枕筋膜

方法：参见本章第一节。

#### 2. 松解寰枢椎棘间韧带

方法：在枢椎棘突上缘取一点，针体垂直于进针刀点骨面进针，刀口线与人体纵轴平行，待刀锋刺达骨面后，调节针体与棘突间隙平行，并将刀锋旋转90°，使刀口线和枢椎棘突上缘骨平面平行，横行切开棘间韧带2~3刀，注意切割深度务必保持距离脊髓3mm以上。

#### 3. 松解寰枕关节囊

方法：在枕骨大孔后侧边缘中点旁开0.5~1.0cm处，各取一点作为进针刀点，针体垂直于进针刀点骨平面进针，待刀锋刺达骨面后，沿枕骨大孔两侧边缘，向外下方移动，若遇骨性阻力，说明刀锋已至枕骨髁，自此再向下滑行，即可达寰枕关节间隙，旋转刀口线使其平行于寰枕关节间隙，切开关节囊1~2刀。在此处进针刀，刀锋始终

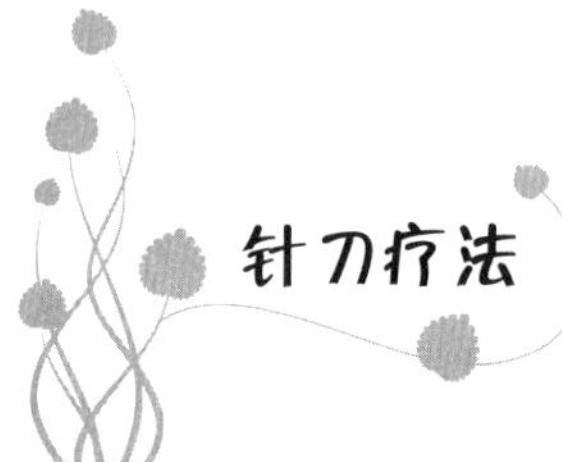


在骨面上活动，严防伤及脊髓、神经和血管。

**4. 松解寰枢后关节关节囊**

方法：在枢椎棘突上缘两侧近椎弓板处取两点进针，进针时针体与枢椎棘突上缘进针点处的骨平面约成90°，当刀锋刺达椎弓板后，沿骨面向外侧移动，刀锋始终不离骨面，探及关节间隙后，调转针体使和椎弓上侧骨平面平行，并使刀口线与关节间隙平行，切开关节囊1~2刀。

### （二）手法治疗

先用颈椎牵引治疗器牵引20分钟，牵引重量30~50kg，嘱患者充分放松颈部肌肉，医生双手握住颈部，双拇指分别自后方推顶枢椎两侧椎弓板处，前后推晃颈部4~5次，待头颈拉到最大过伸位时，突然加大顶椎的力量推弹一下，若指下感觉到错动感则复位即告成功。这种推弹动作时间不宜超过两秒钟。

### （三）药物治疗

参见本章第一节。

## 三、寰椎侧方移位型颈椎病

本病是一种以颈部劳损为基础、外来暴力为条件而引发的疾病，多发于颈部长期处于某种工作姿势的易劳损人群。在侧向外力作用下，可引起寰椎相对枕骨在额状面的左右位移，压迫邻近结构产生颈椎病的症候群。

**【局部解剖】**

参见“寰椎前移位型颈椎病”章节。

**【病因病理】**

寰椎作为联系枢椎及枕骨的中间环节处于多种外力作用的交叉

点，因而与之关联的肌肉韧带处于协同而拮抗的应力系统中，易于劳损。劳损造成的韧带瘢痕化、肌肉激惹挛缩均致系统缓冲外力的能力下降。而且寰枕关节的上下关节面表浅呈水平位，且关节囊松弛，而加固关节的韧带多是前后较强，侧向作用薄弱，再有寰椎无钩椎关节左右限制，因而易发生侧向移位。若头颈部突然遭受侧向暴力，则可使寰椎产生侧向移位；或长期向一侧睡眠、慢性劳损也易引起寰椎侧方移位，这种移位将使椎动脉牵拉受压，颈上神经节、颈1神经根及枕大神经、枕小神经受牵拉刺激，若移位明显，甚至可压迫脊髓出现脊髓型颈椎病症候群。

**【临床表现】**

参见“寰椎前移位型颈椎病”章节。

**【诊断】**

1. 有椎动脉牵拉受压症状，或颈上神经节、颈1神经根、枕大神经、枕小神经牵拉刺激症状，或脊髓受压症状，或混合症状。

2. 根据针刀医学影像诊断学，颈椎X线正位片：示两侧寰枢关节间隙不对称，其中一侧间隙变窄；颈椎张口位片示：齿突与两侧块间隙不对称，一侧间隙变窄。

3. 排除结核、肿瘤或其他感染性疾病。

**【治疗】**

造成寰椎侧方移位颈椎病的直接原因是外来暴力和劳损作用，而究其根本原因却是软组织的累积性劳损。根据针刀医学关于慢性软组织损伤的原理，损伤表现为软组织的粘连、瘢痕、挛缩、堵塞，这些病变使得系统正常动态平衡易被外力打破，因而治疗的根本是设法祛除这些病变，将发生瘢痕挛缩的软组织松解刮除，配合手法，使系统各组织不但恢复正常位置，而且重建各位点的力平衡，消除临床症状。

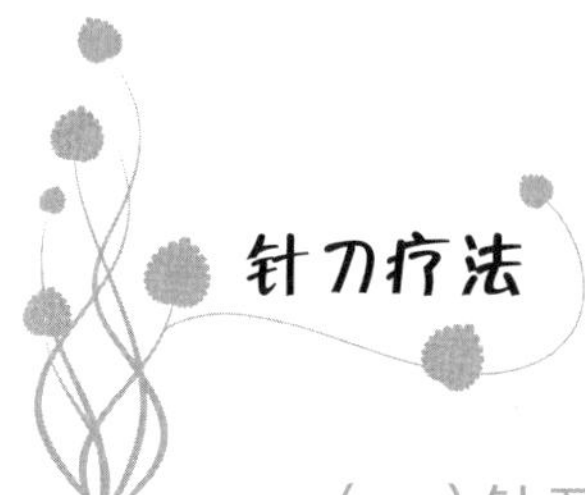


### （一）针刀治疗

参见寰椎前移位型颈椎病。

### （二）手法治疗

先用颈椎牵引治疗器牵引20分钟，牵引重量可达30~50kg，嘱患者充分放松颈部肌肉，医生双手托扶患者颈部两侧，双拇指推顶寰椎凸侧侧块，左右摇晃颈部，在牵引状态下，向对侧推弹3~5次，若感觉到椎体复位时的震动感，说明复位成功。

### （三）药物治疗

活络Ⅰ号胶囊，每日3次，每次6粒。

## 四、钩椎关节旋转移位型颈椎病

经过多年的研究和临床实践，从根本上建立了关于颈椎病的理论体系，重新认识了颈椎病的病因病理。过去将颈椎病分为椎动脉型、神经根型、交感神经型、脊髓型，这种分类无疑对颈椎病的研究和治疗起了很大的推动作用，将罹患的组织器官描述得一清二楚：①椎动脉型即是椎动脉受到挤压，影响椎动脉的供血，使大脑缺血，引起头晕等一连串症状；②神经根型就是神经根受到挤压，引起上肢痛麻和功能障碍；③交感神经型就是交感神经受到影响（近年来才发现是受到牵拉为主），而引起的一连串内脏和五官方面的症状；④脊髓型就是颈髓受到挤压而引起四肢功能障碍等等。但是这些理论仍没能够使问题得到彻底解决，并未解释这些挤压和牵拉是怎样引起的，方式又是怎样的。而且过去的观点总认为挤压都是颈椎骨质增生或颈椎本身的原因，所以采取手术截骨、手法推骨、牵引拉骨的治疗。其实并非如此，颈椎病如按组织结构来分类，可分两大类：一类是骨的原因，一类是软组织的原因。骨和软组织是用什么方式在哪一个部位来挤压、牵拉？是什么造成了挤压、牵拉？这些搞清楚了，再用针刀有针对性地治疗，颈椎病这老大难疾病就会变为应手取效的易治之病。

【局部解剖】

## （一）颈椎和骨连接

### 1. 一般颈椎与特殊颈椎

颈椎有 7 个，$C_3$~$C_6$ 为一般颈椎，其余为特殊颈椎。

（1）一般颈椎　椎体的上面两边有钩状突起，以左至右呈凹槽形，下面从前至后是圆凹形，椎孔颇大，为倒三角形。棘突平伸向后，尖端分为两叉。横突向外侧而偏前，根基部有横突孔，内有椎动脉穿过，上面呈凹型与脊神经相适应，末端有前结节与后结节。第 6 颈椎前结节特大，颈动脉在该结节前经过，故是急救压迫止血的部位，为此又名为颈动脉结节。颈椎上关节突的关节面向上偏后外侧，下关节突的关节面向下偏前内侧。

（2）特殊颈椎　第 1 颈椎，第 2 颈椎。详见“寰椎前移位型颈椎病”章节。

第 7 颈椎的棘突特长，向后平伸，尖端不分叉，在皮下可摸到，故名隆椎。

### 2. 特殊颈椎的连接

一般颈椎的连接符合典型椎骨的连接，特殊颈椎中第 1、2 椎体间及与相邻颅骨的连接特殊，其由两组关节和特殊韧带构成。详见“寰椎前移位型颈椎病”章节。

## （二）从几个方位来看颈部运动

根据形态及关节排列形式，颈部脊柱分为上颈段（$C_1$~$C_2$）和下颈段（$C_2$~$C_7$）两个部分。

正面观，寰椎关节除特有的寰齿关节外，寰枢外侧关节的位置靠近中线，而且关节面较平坦，有利于大幅度旋转。下颈段各颈椎的椎间关节和钩椎关节，愈向上愈近中线，而且愈向上椎体愈小，因此整个颈段的旋转活动上段大于下段。这表明对多发于下颈段的颈椎病实施旋转复位手法的治疗，固定上部颈椎治疗是有意义的。

侧面观，第7颈椎上关节面斜度与水平面间处于10° 角的位置，整个颈曲以第7颈椎上关节面垂线与第3颈椎上关节面垂线相交的夹角为30° ，其间各椎骨自然弯曲。从颈部运动来看，其满足前后的屈伸、左右的侧屈、旋转及其复合运动。以门齿和枕下缘连线为基准，整个颈椎前屈后伸度为130° ，其中颈2至颈7活动度为100° 。以第1胸椎和枕骨基底为基准，颈部侧屈可达45° ，其中第1颈椎与颅骨间有8° 左右的活动度。颈部旋转总达80° ，其中第7至第2颈椎间为56° ，第1、2颈椎间及第1颈椎和头颅间各为12° 。

颈椎屈曲时，椎管的长度前壁有1.5cm，后壁有5cm变化区间，硬膜囊因有纤维束固定于椎管壁上，故主要发生张力变化，神经根因受齿状韧带和椎间孔外口纤维束的固定，紧张度也增高。齿状韧带将硬膜囊张力变化传递给脊髓，故颈部屈曲过程中椎管、硬膜囊、神经根、脊髓的张力变化有一时间差存在，这在具体分析诸如颈屈试验之类的检查结果时有意义。

### （三）颈部肌肉

颈部肌肉分固有肌，即前部的颈肌，以及后部的外来肌，即来自背肌向上附于颈部的肌肉。本节只讨论前者。

#### 1．颈肌

颈肌枕下肌群分为颈浅肌、颈中肌和颈深肌等三群，其功能为运动头颈、舌骨、喉软骨和胸廓。大部分颈肌起源于颈肌节的轴下部分，故受颈神经前支支配；一小部分起源于鳃弓肌结，受脑神经支配。

（1）颈浅肌　颈浅肌位于浅层，有颈阔肌和胸锁乳突肌等。颈阔肌是很薄的皮肌，位于颈部皮下，起于胸筋膜，止于口角及其附近。

收缩时拉口角向后下方，或张口，或上提颈部皮肤，并于颈部皮肤上形成许多皱纹。胸锁乳突肌呈长带形，位于颈外侧部浅层，被颈阔肌遮盖，向侧方低头时，可在颈部触到此肌。其下端有两个起头，胸骨头起于胸骨柄的前面，锁骨头起于锁骨胸骨端上面。两头之间形成一个小凹。上端止于乳突及其后部。通过双侧收缩，使头向后屈，面向上仰，如头部不动，可以上提胸骨，助深吸气。单侧收缩，使头向同侧屈，面向对侧上仰。项横肌为有时出现的变异肌，为一小束纤维，由胸锁乳突肌分出，横行，止于枕外隆凸。主要神经支配：颈阔肌受面神经支配，胸锁乳突肌受副神经支配。

（2）颈中肌　颈中肌介于下颌骨、舌骨与胸廓三者之间，运动下颌骨和舌骨。分舌骨上肌群和舌骨下肌群。

①舌骨下肌群：位于喉和气管的前侧，颈前正中线的两旁，介于舌骨与胸骨之间。分浅深两层，浅层有肩胛舌骨肌和胸骨舌骨肌；深层有胸骨甲状肌和甲状舌骨肌。它们的共同作用是下拉舌骨。

②舌骨上肌群：起源于腮肌结和颈肌节。位于舌骨、下颌骨和颅底三者之间，包括二腹肌、茎突舌骨肌、下颌舌骨肌、颏舌骨肌，参加构成口腔底，共同参与咀嚼动作。

舌骨上肌群和舌骨下肌群的共同作用主要是3个方向（后上、前上和下方）来牵拉舌骨，使舌骨与舌及喉保持于一定的位置关系。在人们吞咽、发音、说话和唱歌的时候，这些肌肉便相互对抗，以调节舌骨的活动，例如舌骨上肌群拉舌骨向后上方、上方和前上方，舌骨下肌群拉舌骨向下方。舌骨上肌群中，额舌骨肌受颈神经支配；二腹肌后腹和茎突舌骨肌，受面神经支配；下颌舌骨肌和二腹肌前腹，受三叉神经支配。舌骨下肌群来源于颈肌节，受舌下神经降支支配（其纤维来自颈神经）。

（3）颈深肌　参见“寰椎前移位型颈椎病”章节。

（4）枕下肌群　枕下肌群包括头后大、小直肌和头上、下斜肌。头后大直肌起自枢椎棘突，向上止于枕骨下项线下骨面的外侧部。头后小直肌起自寰椎后弓的结节，向上止于枕骨下项线下骨面的外侧部，它的外侧部为头后大直肌所覆盖。头上斜肌起自寰椎横突，止于枕骨上、下项线间骨面的外侧。头下斜肌厚圆，起自枢椎棘突，止于寰椎横突。

### 2．颈肌的协同作用

运动寰枕关节和脊椎颈部关节。使头前俯的有头长肌、头前直肌、头侧直肌。使头后仰的有斜方肌、胸锁乳突肌、头夹肌、头最长肌、头半棘肌、头后大、小直肌和头上斜肌等。使头侧倾为同侧颈部屈肌和伸肌的共同动作。运动寰枢关节，使头侧旋（运动寰枕关节），为同侧头夹肌、头最长肌、头下斜肌和对侧胸锁乳突肌的共同动作。

### 3．颈肌的肌间结构

颈肌的肌间结构形成下述肌间三角和肌间隙。颈部肌间三角的后界为斜方肌，下界为锁骨和胸骨柄的上缘，上界为下颌底。半侧颈部由于胸锁乳突肌分划为颈外侧三角和颈内侧三角。

（1）颈外侧三角　介于胸锁乳突肌的外侧、斜方肌的前侧、锁骨的上方。此三角又被肩胛舌骨肌的下缘分为上下两个三角。上侧的三角叫肩胛（舌骨肌）斜方肌三角，又叫枕三角，介于斜方肌前缘、胸锁乳突肌后缘和肩胛舌骨肌下腹三者之间。下侧三角叫肩胛（舌骨肌）锁骨三角，又叫锁骨上三角，介于肩胛舌骨肌下腹、锁骨和胸锁乳突肌三者之间。

（2）颈内侧三角　其前界为颈正中线，后界为胸锁乳突肌的前缘，上界为下颌底。该三角又被下颌二腹肌和肩胛舌骨肌上腹分成上、中、下 3 个三角。上侧三角叫做下颌下三角，介于下颌二腹肌前后两腹和下颌底三者之间，内有下颌下腺。中部的三角叫做颈动脉三角，也叫肩胛（舌骨肌）舌骨三角，介于胸锁乳突肌前缘、肩胛舌骨肌和下颌二腹肌后腹之间，内有颈动脉。下侧的三角叫做肌三角又叫肩胛（舌骨肌）气管三角，介于胸锁乳突肌前缘、肩胛舌骨肌上腹和颈前正中线三者之间，内有甲状腺和气管等。

（3）肌间隙　在胸锁乳突肌上部和乳突的前侧、外耳道的下方，以及下颌支后缘的后侧之间，共同围成一个窝，叫做下颌后窝。窝的内侧壁以茎突及茎突上起始的肌肉为界，窝内填有腮腺。

斜角肌间隙位于颈外侧三角的深部，其前方为前斜角肌，后方为中斜角肌，下方为第 1 肋骨，隙内有锁骨下动脉和臂丛穿过。前斜角肌综合征的发病与此结构有关。

（4）枕下三角间隙　位于枕下部，上为枕骨的下项线，下为枢椎，内为枢椎的棘突和寰椎的后结节，外为乳突和寰椎横突。枕下小肌群中，头后小直肌、头上斜肌和头下斜肌三者所形成枕下三角间隙，其内有椎动脉横段和第 1 颈神经经过。

### （四）颈部筋膜

颈筋膜可以分为颈固有筋膜、脏器筋膜和颈血管鞘等 3 个部分。颈固有筋膜分浅、中、深三层，包被颈部肌肉，各层之间又形成若干间隙。

颈筋膜浅层比较疏松，位于颈阔肌的深侧，后侧从斜方肌浅、深两侧面上的项筋膜移行而来，下缘附着于锁骨柄的前面，上缘附着于下颌底，并在下颌后窝内形成腮腺囊，包被腮腺。深浅两叶形成一个包被胸锁乳突肌的筋膜鞘，又在下颌下三角内形成一个包被下颌下腺的筋膜囊。在舌骨处，浅层又与舌骨体和舌骨大角的骨膜附着。

颈筋膜中层也很薄弱，包被于舌骨下肌群的前面和后面，上缘附着于舌骨体，下缘附着于锁骨及胸骨柄后面的上缘，外侧缘在肩胛舌骨肌的外侧缘翻转于肌的后面。中层的前面在胸锁乳突肌处与颈筋膜浅层附着，在胸骨柄上方形成一个筋膜间隙，叫做胸骨上间隙，内填有疏松结缔组织和颈静脉弓。间隙的两侧到胸锁乳突肌为止，间隙上缘只距胸骨柄上方3cm，再向上浅层与中层在前正中线上互相愈合，形成颈白线。

颈筋膜深层较中层强韧，位于脊柱颈部前侧，贴在颈深肌群的表面，又叫椎前筋膜。上缘附着于颅底中部，两侧缘向后移，上缘向下移行到第 3 胸椎处为止。颈筋膜深层的前方与咽壁筋膜之间，是一个疏松结缔组织间隙，叫做椎前间隙。

颈部脏器筋膜，包被颈部脏器，分脏层及壁层，脏层紧贴于各个脏器表面，壁层包在全部脏器的外围。它的两侧方与颈血管路连接，其前侧部又叫气管前筋膜，与脏器之间有疏松结缔组织及脂肪填充，并有静脉通过。颈血管鞘包在颈部大血管、神经索的周围，它与颈固有筋膜的浅、中、深三层以及气管前筋膜等都有连接。

### （五）颈部神经

颈部神经包括脑神经和颈神经两部分。

#### 1. 脑神经

颈部所见脑神经有第 9、10、11、12 对。

#### 2. 颈神经

共有 8 对，第 1 对在寰椎与枕骨间，其次 6 对在同序椎骨上侧，第 8 对由颈 7 下侧的椎间孔出外，其后支较前支细。唯第 2 颈神经后支粗大，叫枕大神经，除分布颈肌以外，穿头肌到皮下，上升到头顶。第1颈神经后支叫枕下神经，分布于项部深肌，第 3 颈神经后支的皮支在项部中线返上行。其他各后支均符合一般脊神经后支分布，分内、外侧支。总而言之，内侧支属皮神经，外侧支属肌神经。颈神经前支主要组成两大神经丛，即颈丛和臂丛。

（1）颈丛　颈丛为上 4 颈神经前支所构成。每一神经接受来自颈上交感神经节的灰交通支，它们形成一系列不规则的体系，位于胸锁乳突肌深面、头长肌下和中斜角肌上，其前面覆被以椎前筋膜，它的诸终支穿过椎前筋膜，分布于肌肉，并和其他神经相交通。

颈丛的分支除在浅层解剖中述及的枕小神经、耳大神经、颈前皮神经和锁骨上神经等皮神经外，其肌支有中斜角肌、肩胛提肌和斜方肌 3 支。颈丛的主要分支为膈神经，它的主要纤维发自第 4 颈前支，唯亦接收第 3 和第 5 颈神经之纤维，此神经在前斜角肌的浅面与覆盖其上之间由上向下内行，与肌纤维的方向略异。此神经下经胸腔布于膈肌，如需做膈神经切断术时，可在锁骨中点上 3cm 左右处切口，将胸锁乳突肌向前牵开后，于前斜角肌的浅面即可寻得。

有时在膈神经的邻近，另有副膈神经，20%~30%的人有这种变异，平常发自第 5 颈神经，亦有时发自锁骨下神经或肩胛上神经。

（2）臂丛　由第 5、6、7、8 颈神经和第 1 胸神经前支构成，偶尔也有第 4 颈神经和第 2 胸神经前参加。这些神经根经过前、中斜角肌间穿出而在颈外侧三角的下部出现。各前支在中斜角肌前联合形成干，其中，第 5、6 颈神经前支合成上干，第 7 颈神经前支单成中干，第 8 颈神经和第 1 胸神经的前支形成下干，每干又分为前后两股，当前后股在锁骨后下外走行的过程中，集合成神经束。上中两干的前股构成外侧束，下干的前股形成内侧束，三干的后股共同形成后束。

由臂丛根发出的支在前、中斜角肌之间穿出，包括至颈长肌和斜角肌之支、肩胛背神经和胸长神经，组成臂丛各神经根发出至颈长肌和斜角肌之支，肩胛背神经循肩胛骨的脊柱缘下行，行于肩胛提肌，大、小菱形肌之深面。胸长神经共有 3 根，分别起于 5、6、7 颈神经，上两根在臂丛深面穿中斜角肌，下根行于中斜肌之上面，经腋窝达于前锯肌。

由臂丛干发出之背支来自上干，包括肩胛上神经和锁骨下肌的神经。肩胛上神经由上干外侧发出，下行经肩胛上切迹，支配冈上、下肌和肩关节。至锁骨下肌的神经甚细，在肩胛舌骨肌后腹的上方，由上干前面发出，经锁骨下动脉第 3 段之前，达于锁骨下肌。

由外侧束发出者，大支有肌皮神经和正中神经外侧头，小支有胸前外侧神经至胸大肌；由内侧束发出有尺神经和正中神经内侧头，有胸外侧神经、臂外侧皮神经和前臂外侧皮神经；由后束发出腋神经和桡神经、上下肩胛下神经和胸背神经。

（3）颈部交感神经　颈部的交感神经节通常有 4 对，由这些神经出来的分支，除上述灰交通支（颈部没有白交通支）之外，还有和脑神经的吻合支及其他分支。它的分布范围上达头部，下到胸腔，单独或和副交感神经一同构成交感神经丛。

1）颈上神经节：是交感干上最大的神经节，由第 1~4 干神经节合并而成。这神经节呈梭形，居第 2~4 颈椎横突前方，下端由神经干连于颈中神经节。上端分为两支：①颈内动脉神经，随颈内动脉入颅腔，它的分支互相连接成包绕颈内动脉的颈内动脉神经丛及海绵神经丛，由这些丛发出分丛，随颈内动脉的分支走向周围。由海绵神经丛发出一支穿眶上裂到眶，连于睫状神经节，经此节及睫短神经到眼球，分布于瞳孔开大肌及脉络膜等处的血管。此外有岩深神经，由颈动脉管内口出外，与岩大浅神经结合成翼管神经到蝶腭神经节，随它的分支到口、鼻的腺体及血管。②颈内静脉神经，随颈内静脉经颈静脉孔连于舌咽及迷走神经的神经节。

颈上神经节有许多侧支，其中比较大的有：①颈外动脉神经，由节下端发出，分成包绕颈外动脉及其分支的神经丛。②心上神经，循颈动脉鞘下穿到胸腔，左侧的经主动脉弓的左面入心浅丛，右侧的到气管下端前面，连于心深丛，分布于心肌。③咽支，有数支，内进到咽壁，和迷走及咽神经的咽支合成咽丛。此外有灰质交通支连于第1~4颈神经，输送节后神经纤维到各颈神经，随它到所有分布地区的皮肤汗腺及竖毛肌。亦有交通支与舌咽神经、迷走神经的神经节及舌下神经相连接。

2）颈中神经节：存缺不定，平常位于第6颈椎的高度，甲状腺下动脉的附近。它上有节间支连于颈上神经节，下发两支连于颈下神经节，其中一支经锁骨下动脉的前面，曲而上升，成所谓锁骨下袢，然后连于颈下神经节。由颈中神经节所发的分支有：①甲状腺支到甲状腺。②心中神经：左侧的循左颈总动脉入胸腔，在气管的前面入心深丛；右侧的经锁骨下动脉的前面或后面入胸腔，循气管前面到达心深丛。此外有灰交通支连于第5、6颈神经。中间节亦称椎节（椎动脉神经节），位于椎动脉根部前方或前方内以及甲状腺下动脉的下方，比颈中节更恒定，更多见，其长度一般不大于颈中神经节或颈下神经节，有时单出现或合并颈中神经节出现，由其发出的锁骨下袢较自颈中神经节发出者为多，后者亦可自颈下神经节、副颈中节或交感干的节间支发出。

3）颈下神经节：较恒定在第7颈椎横突与第1肋骨颈之间、椎动脉后侧。其上由节间支连于颈中神经节，下和第1胸神经节非常接近，有时两者合而为一，称星状神经节。颈下神经节发出两支：①心下神经，经锁骨下动脉后侧，与迷走神经的返神经所发出的心支合并下降，加入心深丛。②到锁骨下动脉的分支，在该动脉上成丛，随该动脉到上肢，并随椎动脉形成椎动脉神经丛。此外还有灰交通支连于下位2个颈神经。

### （六）颈部血管

颈部动脉起源于主动脉，在颈部的主干即颈总动脉和锁骨下动脉，右侧发自头臂干，左侧直接发自主动脉弓。颈部静脉与动脉伴行。

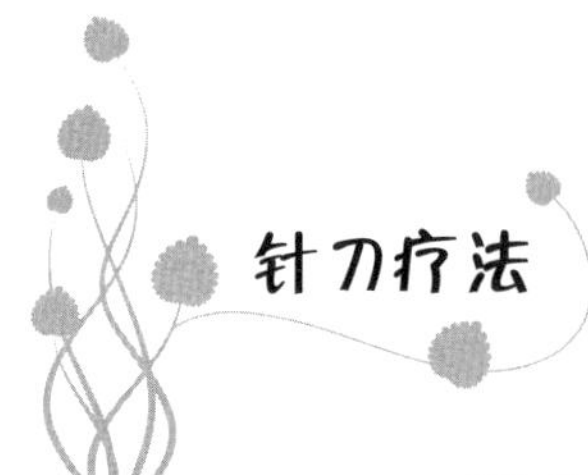



**1．颈总动脉及其分支**

颈总动脉由胸锁关节后入颈，在胸锁乳突肌前缘向上微后行，全程与颈内静脉和迷走神经同居于颈血管鞘内，静脉在动脉之外，迷走神经则介于两者之间，同时居于较后之平面。颈总动脉的后壁和颈交感神经链、椎前筋膜、椎前肌和颈椎横突面相邻。右颈总动脉可缺如，如此右颈内外动脉则直接自头臂干发出。

颈总动脉上 2/3 在前方和颈部蜂窝组织相邻，下 1/3 在前方则与气管前筋膜相邻。颈总动脉在肩胛舌骨肌下部因与颈基底的大静脉干有密切关系，故在外科手术中是一个危险部位。

颈总动脉在甲状软骨上缘分为颈内、外动脉，在分叉处有一膨大，名颈动脉窦。此处动脉壁较薄于他处，并接受舌咽、迷走和交感神经的细小纤维支配，有调节大动脉血压的反射功能。

（1）颈外动脉　起端在胸锁乳突肌之覆被下，在下颌角处为二腹肌后腹和茎突舌骨肌所越过，由此向上，在下颌骨颈处分为两终支，其主要分布于颈部、面部、硬脑膜及头骨。其分支共有 9 条，按各支发出部位可区别为 4 种：前侧支、后侧支、内侧支和终支。

1）前侧支：共有 3 支。

①甲状腺上动脉：在舌骨大角的下方起于颈外动脉的根部前缘，做弓状向前下侧弯曲，达甲状腺上端分出多条腺支入甲状腺，分布于滤泡。除此还发出喉上动脉，随同名神经的内支，穿舌骨甲状膜入喉内，分布于喉肌和黏膜；又发出环甲支，经环甲肌及环甲韧带的前方内进，和对侧同名支吻合分布同名肌外，更以小支穿环甲韧带入喉内，分布于喉的内部。

②舌动脉：于舌骨大角高处起于甲状腺上动脉的稍上方，分出舌背支，分布于舌根及腭扁桃体；舌下动脉分布于舌下腺、口腔底的黏膜、齿龈及舌肌等；舌深动脉，为舌动脉干的直接连续，沿颏舌肌

外面迂曲前进至舌系带。

③面动脉：起于舌动脉稍上侧，在颈部分有腭外动脉，分布软腭的肌及黏膜；扁桃体支，分布于腭扁桃体及舌根；腺支，分布于下颌下腺及下颌淋巴结；颏下动脉，分布于下唇及额部的皮肤及肌。

2）后侧支：也分 3 支。

①胸锁乳突肌动脉：起于颈外动脉后外侧壁，向外下方斜降入同名肌。

②枕动脉：与面动脉同高，发自颈外动脉后壁，向后穿斜方肌的附着部，弯曲上达枕部皮下，经过中除发出肌支至项肌外，更有乳突支自乳突入颅腔，分布于硬脑膜；耳支，分布于耳廓的后面；枕支，分布于枕部皮肤，且与耳后动脉吻合；脑膜支，穿顶孔入颅腔，分布于硬脑膜。

③耳后动脉，自颈外动脉后壁发出，其分支除至腮腺外，还有肌支分布于颈肌及咀嚼肌；茎乳动脉，入面神经管；耳支，分布于耳廓；枕支，至枕部与枕动脉吻合。

3）内侧支：主要为咽外动脉，其在颈外动脉根部稍上方发出，沿咽壁上升达颅底，分布于咽、颅底、颈的深部及椎前肌等。其后支有咽支分布于咽缩肌、咽鼓管及腭扁桃体，还有脑膜后动脉和鼓室下动脉分布于头颅。

4）终支：主要为颞浅动脉和上颌动脉，处于头面部。

（2）颈内动脉　颈内动脉可以被认为是颈总动脉的续行段，列于颈外动脉之外后，但向上即转至颈外动脉的内侧，贴咽侧壁走行，最后上行于颈动脉管而入颅内。它在颅中窝分为大脑前、中两动脉而终止，其中一部分和锁骨下动脉的椎动脉形成大脑基底动脉环，分布于脑。

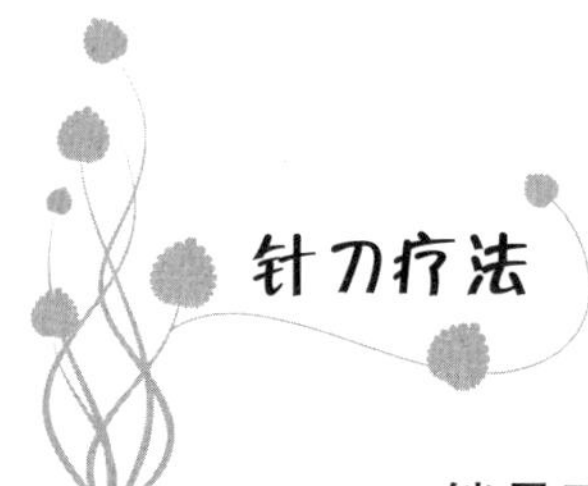


2.锁骨下动脉及其分支

锁骨下动脉右侧起于头臂干，左侧则直接起自主动脉弓，弯行向外，它不但位于颈根部，同时也位于上纵隔，其凸度向上，在颈根显有一曲，曲之内为胸锁关节，外侧端在锁骨中点，曲之顶端在锁骨上1.25cm。根据锁骨下动脉与前斜角肌的关系，可分为3段：

（1）第1段　在前斜角肌的内侧，左侧者位于左头臂静脉之后，胸导管呈弓状跨过。结扎左锁骨下动脉第1段要比右侧困难得多，其后部与胸膜囊顶和肺尖紧贴连。第一段的分支有椎动脉、甲状颈干和胸廓内动脉。

1）椎动脉：起于锁骨下动脉后上部，正对前斜角肌和头长肌之间隙，上行进入第6颈椎横突孔，随后入颅和颈内动脉形成脑底动脉环。椎动脉起点甚少变化。据报道，椎动脉的口径几乎60%是不对称的。行走中有以下分支：肌支分布于深项肌；脊支经椎间孔至脊髓及被膜；脊髓后动脉自颅腔内分出，绕过延髓向后下方，经枕骨大孔入椎管，左右并行地沿脊髓背面下降，末端以多数分支终于马尾；脊髓前动脉，于左右椎动脉合并部的附近发出，经枕骨大孔下降入椎管，左右合成一细干，沿脊髓前面的前正中裂下降。

椎动脉在颈段行走过程中有4个生理性弯曲，其中1个在下颈段，3个在上颈段，当颈部旋转时，一侧椎动脉松弛，一侧曲度增加，血流减少。研究证明，其是椎动脉型颈椎病的影响因素。

2）胸廓内动脉：起于锁骨下动脉下缘，经胸膜前面下行，紧贴于胸骨壁内侧。

3）甲状颈干：是一短干，自前斜角肌内缘附近起于锁骨下动脉，随即分为数支。

①甲状腺下动脉：沿颈长肌前面上升，除分布同名脏器外，还发出喉下动脉，上升入喉内，分布于喉肌及黏膜，并与甲状腺上动脉

吻合。

②颈外动脉：沿膈神经上升，发出肌支至颈深肌，以脊支穿椎间孔分布于脊髓。

③颈浅动脉：经胸锁乳突肌背面，横贯锁骨上窝，达斜方肌前缘，沿途分出肌支，支配诸肌。

④肩胛上动脉：过胸锁乳突肌与斜角肌之间达锁骨后方，横向外进入肩胛切迹，入肩带部。

⑤颈横动脉：穿臂丛沿中及后斜角肌表面外进，达肩胛骨上角，分出外支和降支，支配肩背部肌肉。

（2）第 2 段　在前斜角肌之后，前、中斜角肌之间间隙内，位于胸膜囊顶及肺尖之前。右侧锁骨下动脉在此段通过，发出肋颈干，在右侧此支发自第 1 段。

肋颈干也是一短干，起于锁骨下动脉后壁，稍后即分为两支。其一为颈深动脉，过第 7 颈椎横突与第 1 肋之间达后颈部，分布于颈深部肌及脊髓，并与枕动脉的降支吻合。其二为最上肋间动脉，下降过第 1 肋颈前方，达第 1、2 肋间隙中。

（3）第 3 段　锁骨下动脉的第 3 段在前斜角肌外侧向下外行，经锁骨之后至第一肋骨外缘，易名腋动脉，此段有 5 条分支。

#### （七）颈部表面解剖

颈部表面解剖根据性别、年龄和个体不同而略有差异，一般说儿童和女性的颈部轮廓显得圆滑。颈部最重要的标志为胸锁乳突肌，头后仰并旋转时显得非常突出，在此肌和颈前部间有一深沟，向上达于下颌后窝，在沟的深处可以扪到颈部的大血管。在耸肩时，后部的斜方肌从其起始处沿上项线往下经颈侧部，其锁骨抵止部可摸出。

在前面中线上，男性的甲状软骨不但可以扪出，而且可以视出，其喉结尤其明显。甲状软骨两侧板联合的角可以摸到，也是喉部的重要标志。甲状软骨 20 岁后骨化，老年以后软骨可因外力发生骨折，后果严重，常导致喉黏膜水肿，甚至无法呼吸。

在甲状腺软骨上缘 2.5cm 处为舌骨体，头后仰时，舌骨下部轮廓清晰可见，可用拇指、食指夹持，并使其左右移动。舌骨借颈部肌肉与骨面、肩带骨、胸廓骨相连，具有活动性，可屈性，故甚少发生骨折。

在环状软骨平面压迫胸锁乳突肌前缘，颈总动脉正好被抵压在第 6 颈椎的椎动脉结节，压迫和结扎颈总动脉即以此为标志。

自胸锁关节向上做一直线至耳垂，在甲状软骨上缘的一段代表颈总动脉的走行，其上段则代表颈外动脉的走行。

锁骨下动脉在颈根部显一曲，曲之内侧端对胸锁关节，外侧端对锁骨中点，曲之顶端在锁骨上 1.25cm。

在颈后部正中沟，可触到的第 1 棘突为枢椎棘突，下位最明显的为第 7 颈椎棘突，此棘突易与第 1 胸椎棘突混淆，此时若旋转颈部，后者是固定不动的。

### （八）颈部的表面投影

#### 1. 颈总动脉、颈外动脉

相当于以下两点之连线：①下颌角与乳突尖端连线的中点；②右侧是胸锁关节，左侧是锁骨上小窝。平甲状软骨上缘以下为颈总动脉的投影，上缘以上为颈外动脉的投影。

#### 2. 锁骨下动脉

相当于自胸锁关节向上外至锁骨中点的弧线，线的最高点距锁骨上缘约 1cm。

#### 3. 颈外静脉

自下颌角至锁骨中点的连线。

4. 副神经

自乳突尖到下颌角连线的中点，经过胸锁乳突肌后缘上、中 1/3 交点至斜方肌前缘中、下 1/2 交点的连线。

5. 颈部皮神经点

约在胸锁乳突肌后缘中点，是颈部皮神经阻滞麻醉的部位。

6. 臂丛

自胸锁乳突肌后缘中、下 1/3 交点，至锁骨外、中 1/3 交点稍内侧的连线。

7. 胸膜顶及肺尖

位于锁骨内 1/3 的上方，其最高处距锁骨上缘 2~3cm。

【病因病理】

此病发生于第 3~6 颈椎，大多由慢性累积性劳损所导致的有关软组织的挛缩造成，少数是由于颈部软组织急性损伤引起，常见的有前、中、后斜角肌，偶尔有颈部的夹肌。在横突和棘突的附着点处可触到柔韧的小结节，且常有压痛，这就是劳损点和瘢痕粘连挛缩点。由于这种挛缩大多发生于单侧，很少有一对肌肉同时损伤挛缩的，所以整个椎骨就拉转向一侧，发生旋转，就产生了钩椎关节旋转型颈椎病。由于钩椎关节内长期存在力的平衡失调，导致固定椎体的有关软组织长期处于扭转牵拉状态，进而变性牵拉力量增强，形成畸形固定的基础，而在椎体的边缘附着处，产生钙化甚至骨化，造成钩椎边缘的骨质增生。

【临床表现】

钩椎关节旋转移位型颈椎病，临床症状较为复杂，由于椎动脉都穿过了第 3~6 椎体横突孔，当椎体发生旋转时，横突孔偏离正常位置而压迫椎动脉，引起大脑供血不足，出现头晕，严重者还可能出现一过性昏厥。这是由于在颈部做旋转的动作时，恰巧和椎体偏转方向一致，加大了对椎动脉的压迫，而使椎动脉被暂时地完全压住，大脑一时完全缺血造成的，待颈部稍一活动，椎动脉又恢复血流，患者很快苏醒。

由于颈部颈上神经节是交感神经干上最大的神经节，由第1~4干神经节合并而成，呈梭形居于第2~4椎横突前方，所以3~6颈椎横突的前后移位，很容易牵拉或挤压这些交感神经节，引起交感神经型颈椎病。常见的症状有胸闷不适、欲吐不吐、心律不齐、听力失聪、咽部不适、嗅觉、味觉减退、舌体麻痹等。

另外，由于发出脊神经纤维的第3~6椎中，第3、4椎参与颈丛的形成，5、6椎参与臂丛的形成，钩椎关节旋转移位，同样可能牵拉颈丛和臂丛部分神经根，引起神经根型颈椎病的症状。常见的有枕部及其附近疼痛、麻木，颈侧肌肉、项背部酸胀不适，上肢疼麻，肩部疼痛等。

钩椎关节旋转移动，很少引起脊髓型颈椎病的症状。

【诊断】

1. 有颈动脉受压症状，或颈丛、臂丛神经根受牵拉症状，或有交感神经受累症状，或有三者混合性症状。

2. 根据针刀医学影像诊断学，X线颈椎正位片示：第3~6颈椎椎体某一间隙不对称，椎体在颈椎棘突顶线两侧部分，半边宽，半边窄。3~6椎某一棘突向一侧扁歪，侧位片示：关节突间隙出现双条缝，并且以上三者均发生在同一椎骨。

3. 排除结核、肿瘤或其他感染性骨病。

以上3条即可确诊为钩椎关节旋转型颈椎病。

说明：①即使棘突偏歪，如没有另外两项，也不能视为椎体旋转移位，因为棘突有的先天性偏歪畸形。②椎体骨质增生不能做诊断依据，只能作为参考。

【治疗】

根据针刀医学关于慢性软组织损伤的理论、影像诊断学的原理及闭合性手术的理论，钩椎关节旋转移位造成颈椎的动态平衡失调，而产生上述的临床症状和体征。造成动态平衡失调的三大病理因素是粘连、挛缩、瘢痕，钩椎关节旋转移位的畸形固定主要是颈椎的斜角肌及周围软组织，因而需对斜角肌及患椎上下邻近的棘间韧带、关节突关节囊进行适度松解，并辅以手法治疗，恢复椎体的正常位置关系，此病即可治愈。

（一）针刀治疗

**1. 松解斜角肌**

方法：在患处椎体横突的后结节找准压痛点和小结节，此处即为针刀手术点。在横突末端骨平面背侧垂直进针，使刀口线和棘突顶线平行。刺达骨面后，将刀锋滑至后结节，然后将针身倾斜，使和横突骨平面成135°角，并使刀口线与人体纵轴下段呈70°角，进行先纵行再横行剥离，如在前结节当针锋到达结节后，将刀锋稍向上移、沿椎动脉孔外侧之骨组织向前滑动经前、后结节之骨凹处到达前结节，其余角度、方位和在后结节处相同。接着掉转刀锋，使刀口线和肌纤维垂直，行切开剥离。出针，压迫针孔片刻，待不出血为止。

**2. 松解关节突关节囊**

方法：在患椎棘突根部两侧取两点作为进针刀点，针体与人体矢状面约成45°刀口线和人体纵轴平行刺向椎弓板，当刀锋刺达骨面后，沿骨面向侧方滑动，当感觉刀锋遇到坡状骨性阻挡时，说明已至椎骨的上关节突，沿坡面略微上移，即可探及关节间隙，旋转针体使刀口线与关节间隙平行，切开关节囊 2~3 刀。患椎下位关节突关节囊松解，方法同上。

**3. 松解棘间韧带**

方法：在患椎棘突上缘取一点作为进针刀点，垂直进针点处骨平面进针，刀口线与人体纵轴平行，待刀锋刺达骨面后，调节针体与棘突间隙平行，并将刀锋旋转 90° ，使刀口线与棘突上缘骨平面平行，切开棘间韧带 2~3 刀，注意务必保持刺入深度距离脊髓 3mm 以上。患椎下位棘间韧带松解，方法同上。

### （二）手法治疗

用两点一面颈椎复位手法。患者仰卧于治疗床上，使头顶和床头边缘齐平，医生左手放于患者颈项部，右手托扶于下颌处，用左手捏拿颈项部肌肉 3 遍，接着托住患者枕部，一助手拉压住患者双肩，进行对抗牵引。约 1 分钟后，医生突然加大拉力，然后左手拇指推顶住患椎左侧横突（以钩椎关节向右侧旋转为例），食指钩住患椎棘突，右手托于患者下颌部，嘱患者慢慢将头向右侧转动，医生右手掌部按压于患者脸的左侧，待转到最大限度时，在一瞬间双手协同动作，同时用力，左手食指将棘突用力向左侧钩拉，拇指用力将横突向颈前左方推顶，医生右手弹压患者脸的左侧。这些动作都在同一时间横断面上完成。然后将头扶正，再对抗牵引 1 次。

手法治疗结束后，立即用颈围固定。

### （三）药物治疗

活络Ⅰ号胶囊，每日 3 次，每次 3 粒。

### （四）康复治疗

颈椎解除固定后，可进行颈部轻柔按摩，上肢麻木者亦可进行手法按摩。颈解除固定 1 周后，自我进行前屈后伸锻炼。

## 五、钩椎关节前方移位型颈椎病

钩椎关节的前后移位，在临床上并不少见，但多被忽略，一直以来未注意到前后移位这种病变因素，而多见病患椎体前缘骨质唇样增生，因而过去的传统治疗，试图通过治疗骨质增生来减轻症状，但效果均不佳。而椎体前缘骨质增生，实际是受到前纵韧带长期持续牵拉的结果。

【局部解剖】

参见钩椎关节旋转移位型颈椎病。

【病因病理】

此病多发生于3~6颈椎，钩椎关节前后没有阻隔，椎体上面两边有勾状突起，下面从前至后是圆凹形，这种结构易于前后移位。患者多由于长时间低头，前纵韧带长期向前皱曲，后侧韧带及其他软组织因牵拉而造成劳损，或突然受到一个从颈后方向前方的力，就会使某一椎体滑向前方，而劳损的软组织又无力使其复位。钩椎关节前移位后，两侧横突也随之前移动，造成椎动脉牵拉受压及交感神经节受挤压牵拉刺激，同时移位使椎间孔变形，椎间孔的上缘切迹的后唇就可能刺激到下缘切迹中间部位的神经根袖，牵拉神经根引起相应症状。如果钩椎关节前后移位较大，还可能压迫脊髓，引起脊髓型颈椎病。

【临床表现】

4种颈椎病的临床症状都可能出现，或1种单独出现，或者2种、3种同时出现，或者4种兼有，或只1种症状较为突出。4种具体症状参见“寰椎前移位型颈椎病”及“钩椎关节旋转移位型颈椎病”。

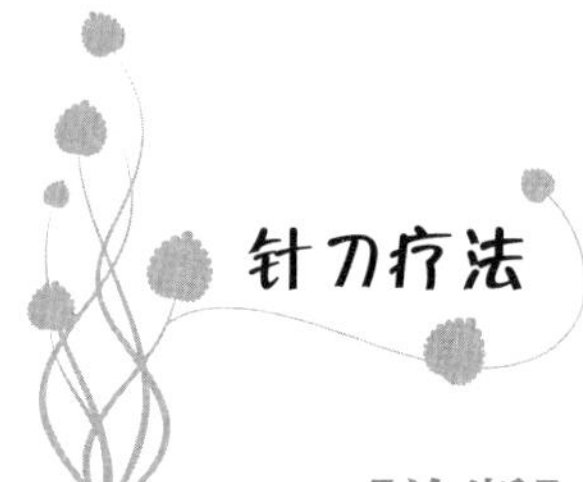

## 针刀疗法

【诊断】

1. 出现椎动脉型、神经根型、交感型或脊髓型颈椎病的症状或混合症状。

2. 根据针刀医学影像诊断学，颈椎侧位片示：患处椎体前缘前移，出现在颈椎前缘连成的弧线的前方。

【治疗】

依据针刀医学关于慢性软组织损伤的原理和针刀医学影像诊断学所提供的依据，用针刀对患椎上下椎间隙的棘间韧带及关节突关节囊进行松解，再用手法将移位椎体复位即可治愈此病。

### （一）针刀治疗

**1. 松解关节突关节囊**

方法：在患椎棘突根部两侧取两点作为进针刀点，针体与人体矢状面约成 45°，刀口线和人体纵轴平行刺向椎弓板，当刀锋刺达骨面后，沿骨面向侧方滑动，当感觉刀锋遇到坡状骨性阻挡时，说明已至椎骨的上关节突，沿坡面略微上移，即可探及关节间隙，旋转针体使刀口线与关节间隙平行，切开关节囊 2~3 刀。患椎下位关节突关节囊松解，方法同上。

**2. 松解棘间韧带**

方法：在患椎棘突上缘取一点作为进针刀点，垂直进针点处骨平面进针，刀口线与人体纵轴平行，待刀锋刺达骨面后，调节针体与棘突间隙平行，并将刀锋旋转 90°，使刀口线与棘突上缘骨平面平行，切开棘间韧带 2~3 刀，注意务必保持刺入深度距离脊髓 3mm 以上。患椎下位棘间韧带松解，方法同上。

### （二）手法治疗

将患者在颈椎手法治疗牵引器上做牵引，重量 30~50kg，牵引

20分钟后，嘱患者充分放松颈部肌肉，医生双手握住颈部，将拇指以外的其余4指置于向前移位椎体的正前方，前后晃动颈部4~5次，在头颈被推顶到最大后伸位时，突然加大向后的拉力，将头颈拉到最大前屈位（此动作必须快捷，不能迟缓，在1~2秒内完成）。若此时感觉到复位的震动，则复位成功。手法复位后，在牵引状态下立即颈围固定。如1次不行，再重复做1次。

#### （三）药物治疗

活络Ⅰ号胶囊，每日3次，每次3粒。

#### （四）康复治疗

颈椎解除固定后，可进行颈部轻柔按摩，上肢麻木者亦可进行手法按摩。颈椎解除固定1周后，自我进行头部左右旋转，前屈后伸锻炼。

## 第二节　腰椎病

### 一、腰椎旋转移位型骨质增生

【概述】

腰椎旋转移位型骨质增生是一种极为常见的腰椎骨性关节炎，老年人居多，中青年也不少见，过去也叫肥大性脊柱炎、增生性脊柱炎。此病的病因一般都归结为腰椎退行性变引起骨质增生，挤压周围的软组织结构，导致顽固性腰痛。常规的治疗措施都是针对骨质增生，如使用骨刺丸、狗骨针、骨质增生丸等等，时或有效，不久腰痛复发如旧。过去有“患者腰疼，医生头痛”之说，恐怕就是对这种情况的形象描绘。

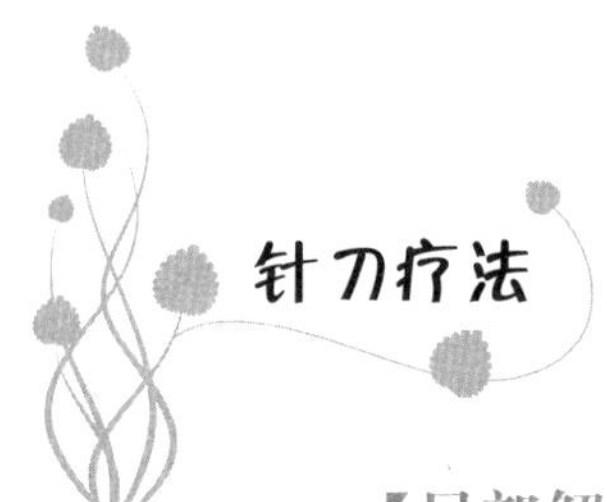


【局部解剖】

脊柱是身体中的支柱，成人由 26 节椎骨（颈椎 7 节、胸椎 12 节、腰椎 5 节、骶骨 1、尾骨 1），借助 23 个椎间盘、椎间关节及韧带连接而成。

## （一）典型椎骨的结构

椎骨的典型结构主要由两部分组成，即前方的椎体和后方的椎弓。椎体是脊椎骨的最大部分，其形似圆柱体，宽大于高，后方有一平面；椎弓形如马蹄，在两边有上下两对关节突，关节突将椎弓分为两部分，前部为椎弓根，其上下有切迹，分别称为上切迹与下切迹。后部为椎板。棘突附于椎板的中部。椎弓借弓根附于椎体，两者围成的孔为椎孔，完整的椎骨还有一对横突，它附于关节突部的椎弓处。故归纳起来，一个椎骨具有体、弓和 7 个突起，当然这种典型椎骨结构在脊柱不同平面部有不同改变，这为脊柱的稳定灵活提供了条件。

## （二）椎骨的连接与功能部分

### 1. 椎骨的连接

椎骨连接分关节连接和韧带连接两部分，前者又分椎体间连接和关节突间连接。

（1）椎体间连接　颈椎 1~2 之间除外，其他椎体间（包括腰 5 骶 1 间）均以椎间盘相连接，因此成人总数为 23 个，每个椎间盘由透明软骨板、纤维环和髓核构成。

（2）关节突间连接　由上位椎骨下关节突与下位椎骨上关节突组成，解剖学称为椎间关节，临床上常称为后关节。在运动性质和范围上属摩动关节，关节囊甚松，借周围韧带加固，关节面为透明软骨，其边缘有关节囊附着其上。

为了适应各部分脊柱的活动特点，椎间关节面在颈段偏于水平，在胸段呈冠状，在腰段呈矢状。最下部的一对椎间关节称腰骶关节，正常者有 20%~30%的不对称现象，以形态、方位不对称为主。而腰腿痛患者中这种不对称现象达 76%。

（3）椎骨韧带连接　附于脊柱前面的前纵韧带，呈板状。其由枕骨基底延伸至骶骨，贴于椎骨前面，在椎环处交织较坚固。附于椎体后面的是后纵韧带，呈节段性菱形状。由枕骨基底伸展至骶管，菱形部与椎间盘纤维环交织，与椎体间有椎静脉的通道。在上下椎骨的椎弓和突起间有许多韧带连接，其中黄韧带非常厚而强韧，主要由弹力纤维组成，连接上下椎板，其厚度直接影响椎间孔的容积。棘间韧带为相邻棘突间的韧带，纤维方向呈扇形，自下位棘突上缘向后外至上位棘突下缘，其后位纤维与棘上韧带连续，棘上韧带在腰段很难下定义，在颈部扩大成项韧带。项韧带从第 7 颈椎棘突上延附于枕外粗隆，且获得由第 1~6 颈椎来的附加坚固纤维束，此韧带主要由弹力纤维构成。在上下椎骨的横突间有横突间韧带相连，其在腰部发达，可分内外两部分，内部厚，外部呈片状，其间有脊神经后支和伴行血管穿出。此外在关节突连接中，有关节突前后韧带加固椎间关节囊，此韧带阻止了椎间关节的滑膜嵌顿可能性（最大活动度关节囊吸入活体为 0.5~0.8mm，新鲜尸体为 1.5~2mm）。

纵观整个脊柱，共有 3 个柱：主柱位于前方，由椎间盘连接椎体而成，两个小柱在椎体后部，由关节突借椎间关节连接而成。由此在两侧椎骨间上下切迹、椎间盘及部分椎体和椎间关节围成了一个孔——椎间孔，内容脊神经和根动静脉等组织。再者上下椎孔也构成了一个管腔——椎管，内容脊髓和神经根。可见脊柱除支持躯干重量外，还有保护神经之作用。相反，在某些病理状态下，脊髓和神经根能被这种结构压迫而损伤。

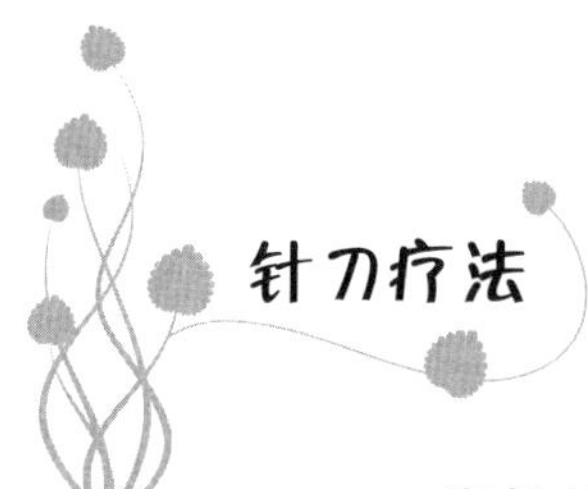


2. 脊柱的功能

前柱是脊柱的基本支持结构，起静态稳定作用，两后柱借椎弓支持，起动态调节作用。矢状面上可见椎骨形成的被动部分，由椎间盘、椎间孔、关节突、黄韧带和棘间韧带组成主动部分。这个主动部分的活动性构成脊柱运动的基础。从力学角度来分析，主被动部分构成一个杠杆系统。此系统满足作用于脊柱纵向压缩力吸收的要求。这种压缩力对椎间盘来说是主动和被动地吸收，对保护脊柱的肌肉来说是直接和主动地吸收。因此脊柱对纵向压力的吸收既是主动的又是被动的。

（三）椎间盘的结构与功能

椎间盘位于椎体间，连接上下椎骨，其结构十分特殊，有中心部和周围部两个部分组成。中心部为髓核，具有很强的亲水性。椎间盘周围部为纤维环。椎间盘前面纤维由前纵韧带加固，后面由较弱的后纵韧带加固，然而后纵韧带菱形交织于纤维环，故后外侧就形成了椎间盘的薄弱点。

在纤维环内，髓核基本上呈球形，与椎间盘形成一球形区域，这种连接形式像一旋轴关系，满足 3 种方式活动：①其一为倾斜，在矢状面上完成脊柱屈伸运动，在冠状面上完成脊柱两侧屈运动；②其二为相邻椎盘的旋转；③其三为一椎盘在另一椎盘上滑动。因此这种特殊连接方式，有 5 个自由活动度：屈伸、左右侧屈、矢状面和冠状面的滑动。

静止时，髓核位于椎间盘中的软骨区域，满足压力的传递要求，否则重力传递通过有血管结构，将会因局部压力阻断血液供应而使骨坏死。从显微角度看，椎盘面软骨有许多微孔，连接髓核与椎体海绵骨，当纵向力作用于脊柱，如站立时，包含在髓核胶状基质的水分通过微孔进入椎体。若白日这种静压持续存在，至晚上髓核含水量就较上午少，以致椎间盘表现的较薄。在正常脊柱，这种累积性椎间盘变薄能达到 2cm。相反，晚间人平卧时，脊柱没有轴向重压力存在，只有肌肉正常弹性引起的力量（睡眠时更为减少），此时髓核的水分容易从椎体吸至髓核，椎间盘恢复正常厚度，因此早上脊柱的弹性较大。髓核的水吸收能力随着年龄而减少，故老年人脊柱的长度和柔软性都有所减少。

椎间盘持续负荷，其厚度的减少不是呈线性，而是指数形式，说明椎间盘厚度的恢复有时限。如果加压后去除压力的时间很短，椎间盘得不到很好地恢复，同时超周期地负荷，即使给予足够的恢复时间，椎间盘也不能恢复原来的厚度，这就导致了椎间盘的退化。

髓核中心有一内压存在。这种压力影响着水吸收容量，使髓核在其不能伸展的囊腔内膨胀，使髓核在未负荷时，预先存在一种张力。椎间盘的结构与髓核的特性使椎间盘的抗压能力大为增加，但随着年龄增长，髓核水吸容量逐渐降低，这种张力趋于丧失，因此老年脊柱缺乏弹性。

在整个脊柱中，作用于椎间盘的压力越接近骶骨越大，对一个 80kg 重的人来说，头重 3kg，上肢重 14kg，躯干重 30kg。如果在脊柱腰 5 至骶 1 椎间盘水平担负的重量是其三者重量的 2/3，即 39kg，几乎是身体重量的一半，加上在静态维持躯干直立姿态椎旁肌肉弹性施加的力量，如果再附加一个额外的负荷或一个猛烈的超负荷，在最低位的椎间盘可遭受超过它抵抗力的力量，尤其在老年更为突出。椎间盘所承受的压力还因体位不同而异。如果坐位时 10~15kg/cm$^2$，那么直立可减少 30%，卧位则减少 50%。按照轴向压力研究得出，椎间盘中髓核承受了 75%的压力，纤维环是 25%。在水平方向，髓核也传送部分外力于纤维环。例如在人体直立位时，在 $L_5$~$S_1$ 间，垂直压力作用于髓核并传递至纤维环的边缘约 28kg/cm$^2$ 和 16kg/cm$^2$。在躯干前屈过程中，纤维环变力可上升至 58kg/cm$^2$ 和 87kg/cm$^2$，而躯

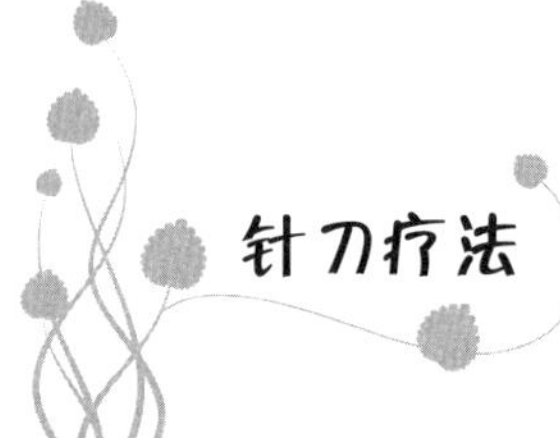


干后伸至垂直位时，这种压力可达 107kg/cm$^2$ 和 174kg/cm$^2$。

椎间盘内在的张力所形成的弹力性使椎间盘在接受猛烈的冲击时显示其减幅性振动，这种振动反应剧烈时能破坏纤维环的纤维，尽管在正常脊柱中这种可能性几乎不存在，因为这种振动力首先使椎体产生压缩骨折，并因骨折而改变了这种冲击力的方向而导致脊柱的损伤性畸形，但脊柱经常接受这种猛烈压力会导致椎间盘的退化。

静止时，髓核在额状面上位于正中，但在矢状面髓核不是位于椎间盘中心，如果将椎间盘前后距离分为十等分，那么颈部髓核位于前 4/10 和后 3/10 间，正好位于活动轴上；胸部髓核占前后等距离位置间 3/10，在活动轴的后方；腰部髓核在前 4/10 和后 2/10 间，故能适应较大的轴向压力。有趣的是，髓核定的中心正好在椎体前缘和黄韧带间距的中点，显而易见，髓核为此三者的平衡点，这可用来解释椎间盘病变后黄韧带代偿性增厚的现象。

椎间盘厚度随着椎间盘在脊柱中的部位而变化，其最大厚度在腰段约 9mm，胸段约 5mm，颈段约 3mm，从功能上理解，比其厚度更重要的是椎间盘厚度与椎体高度之比例。事实上，这种比例与脊柱变动性有关，变动性越大，比例也大。例如颈椎是最具有变动性的，因此其椎间盘与椎体之比达 2/5，腰椎稍小为 1/3，胸椎最小只有 1/5，这种厚度可随负荷而改变，而这种改变与椎间盘正常与否有十分密切的关系。如果在静态下，正常椎间盘负荷 100kg 的重量时，被压扁 1.4mm，同时变宽，而病变椎间盘同样负荷则被压扁 2mm，并在去除负荷后，不能很快地完全恢复其原先厚度。由于椎间盘和后关节属同一杠杆系统，这样就影响了关节突间连接，椎间盘厚度正常时，后关节的软骨面呈面性相合，受力均匀。相反，椎间盘过扁，关节面间连接被干扰而向后张开，影响关节面均匀受力，使该段活动失衡，最终将导致骨关节炎。

当脊柱伸长时，椎间盘厚度增加，同时其宽度减少，而纤维环张力上升，使静态时有些扁的髓核更趋于球形，其内压相应减少，因此治疗椎间盘突出，通过牵引纤维环使髓核被内吸。但由于纤维环的损坏，纤维环在牵引下髓核的内压的改变不是都能达到的。在轴向压迫过程中，椎间盘被压扁并变宽，髓核变得更扁，椎间盘内压随之上升，并扩散至纤维环最内部的纤维，使纤维环纤维绷紧。

在脊柱后伸过程中，上位椎体后移，椎间隙距离变小，髓核压紧于纤维环的前纤维，增加了其紧张度，迫于上位椎体压力而恢复至原先位置。在屈曲过程中，上位椎体前移，其椎间盘活动状态与前者相反。在侧屈过程中，上位椎体斜向于屈侧，髓核被推向相对边，这是自身稳定的结果。在轴向旋转中，倾斜的纤维部分绷紧，部分松弛，由于纤维环纤维内部最斜，这种旋转力使纤维环中心部纤维受力最大，因此髓核强烈压迫和内压上升与旋转角度成比例，这可用来解释屈曲加轴向旋转易使纤维环撕裂，并使髓核从裂口向后突出。

总之，无论什么力作用于椎间盘，总是增加椎间盘的内压和纤维环纤维的伸展，二者影响着髓核的相关活动。纤维环的伸展趋于抵抗脊柱的活动，成为此系统恢复原状态的内在因素。

#### （四）静态脊柱

静态脊柱在矢状面上表现出 4 个弯曲，即向前的颈、腰曲，向后的胸、骶曲。这样就满足了静态脊柱的生理要求，即在颈部为了支持头部尽可能接近重心，在胸部其满足了心肺功能的要求，并支持上部躯干的整个重量，在腰部既承担了重力的支持，又保证了腹腔必要的内压。

脊柱原发和次发的弯曲增强了它抵抗轴向压力的效能，从工程力学角度分析，脊柱弯曲的抵抗能力是弯曲数量的平方加 1，如果设直的脊柱弯曲数为 0，抵抗力等于 1，脊柱一个弯曲，其抵抗力即为

2，2 个弯曲就等于 5，带有颈、胸、腰 3 个弯曲的脊柱抵抗力就 10 倍于直的脊柱。

### （五）脊柱的运动

自头颅基底至骶骨是脊柱的活动带，整体上相当于带有 3 个自由度的关节，允许屈伸、侧屈和轴向旋转，这些活动的区间范围在每个关节是非常小的，但许多关节积累作用，其活动度就很大。就屈伸运动而言，经头颅基底做一水平面，上下齿间咬一硬纸板，人体的正中冠状面为参考平面，就二者间形成的夹角来看，人体可伸屈范围的极限值为 250°，从 X 线间接测得，腰段屈为 60°，伸为 35°；胸段屈为 105°，伸为 60°；颈段屈为 40°，伸为 75°。因此，整个脊柱屈的极限是 110°，伸为 140°。当然这只是一个近似值，加上自身脊柱随年龄活动也有非常大的变化，因此只能提供一个极限值。侧屈发生在额状面上，用头颅乳突间线与骶骨水平线形成的夹角可测其整个侧屈范围，如利用正位 X 线，用特定椎骨的轴线很易测得脊柱各段活动范围，即腰段为 20°，胸段为 20°，颈段为 35° ~ 45°，因此整个侧屈范围为 75° ~85°。与此同时，脊柱侧屈时，正位 X 线片可见椎体向对侧旋转，椎体丧失其平衡和脊间线移向活动区。椎间盘压力的作用依靠简单的结构模型很易显示，黏合分节的软木和橡皮在一起，代表各自的椎骨和椎间盘，再拉一中心线，当模型屈曲至一边，控制旋转的椎骨显示出中心线不同节段的移位，侧弯增加了同侧的椎间盘压力，势必突向对侧，这就导致了旋转的产生。这种侧屈伸展了对侧的韧带，使其趋向中心移动，以便收缩其伸展的韧带至最小长度，对相连的横突间韧带来说，二者是协作的，并在各自的运动中给椎体旋转创造了条件。

测定旋转活动的范围比较困难，因为无法在水平面做力线摄片，而在轴向断层力线术中又缺乏定点。因此只能通过固定骨盆和头颅并注意头颅旋转角度来测量。随着研究手段的发展，有机会利用棘突金属夹固定测定各段旋转度，结果表明，腰段旋转轴是非常小的，只有5°，胸段旋转程度较大，达35°，颈段可达45°~50°，在寰椎以正位骶骨而言旋转几乎达到90°。

（六）脊髓

脊髓呈略扁的圆柱状，位于椎管内，上在枕骨大孔处连于延髓，下至第1或第2腰椎的高度终于脊髓圆锥。它在胸部的直径比颈腰部的小，有两处膨大。颈膨大上起于第3颈椎，下至第2胸椎，第5或第6颈椎的节段部较宽；腰膨大上起第10胸椎，下到脊髓的下端，以第12胸椎平面处为最粗。此两处膨大是从脊髓发出最粗神经（至四肢）的部位，其形成乃因四肢肌肉总面积与皮肤表面积相对比躯干的大，以致该节段脊髓内有较多的神经细胞及出入纤维。脊髓下端由腰膨大最宽处起逐渐尖细，行成脊髓圆锥，止于第1、2腰椎间之椎间盘的高度（在初生儿可达第3腰椎上缘，在成人亦有高到12胸椎或低到第3腰椎者）；自此以下变成细长的条索，叫终丝，下降到骶管，由它的下口出来，止于第2尾骨体背面的骨膜。

脊髓下端高度随年龄增长而逐渐上移，幼儿平均在第2腰椎下1/3，成人在第1腰椎下1/3处，女性一般低于男性，脊髓与脊椎的位置关系如表3-1：

表3-1 脊髓与脊椎的位置关系

| 脊髓段 | 脊椎最高水平 | 脊椎最低水平 |
|---|---|---|
| $C_4$ 下界 | $C_2$ 中 1/3 | $C_4$~ 椎间 |
| $C_8$ 下界 | $C_5$~$C_6$ 椎间盘 | $C_7$~$T_1$ 椎间盘 |
| $T_6$ 下界 | $T_3$~$T_4$ 椎间盘 | $T_6$~$T_7$ 椎间盘 |
| $T_{12}$ 下界 | $T_9$ 上 1/3 | $T_{10}$~$T_{12}$ 椎间盘 |
| $L_3$ 下界 | $T_{11}$ 中 1/3 | $T_{11}$~$T_{12}$ 椎椎间盘 |

注：C为颈，T为胸，L为腰

脊髓动脉主要有脊髓前、后动脉。前动脉沿着正中裂纵行，由椎动脉左、右分支合成。后动脉有二干，沿外侧沟起于小脑后下动脉或椎动脉，两者起始部分均很少，随下行而逐渐加大，沿途有许多根动脉加入。脊髓前后动脉分支在颈腰部的吻合较胸部多，胸部脊髓前动脉分支细，彼此吻合差，截瘫时，由于动脉受压，引起血栓或内膜炎，造成脊髓缺血，引起脊髓损害。

脊髓静脉属一个椎静脉系，在不同平面借根静脉回流，伴随腰神经根的根静脉最大，脊髓静脉或淋巴遭受压迫时可引起水肿，而出现脊髓压迫症状，根静脉在椎管手术时常易出血，影响手术疗效。

在脊髓的侧面，脊神经前后根之间有 2 排三角形韧带，称齿状韧带，每侧由枕骨大孔至第 1 腰椎平面，自软脊膜向外伸出，其尖端将蛛网膜推向前侧，在上下两脊神经根之间附着于硬脊膜内面，在暴露椎管前侧组织时，需将其切断始可进入。

脊髓每侧齿状韧带数目为 18~24 个，颈髓部的齿状韧带数目比较恒定，一般都是 7 个，胸腰髓部数目不恒定，齿状韧带固定脊髓有一定作用，在脊髓型颈椎手术减压时，常切断齿状韧带使脊髓游离度增加，提高对局部不利环境的适应能力。

### （七）脊神经

脊神经由脊髓发出的前根和后根组成，前根由灰质的前角细胞发生，后根依次在脊髓后外侧进入脊髓灰质后角。每个后根有一脊神经节，骶尾神经的神经节位于椎管内，其余神经节均位于神经根管内，主要由根动脉营养，因此根动脉的血供阻断，会影响脊神经节的正常营养。

#### 1. 脊神经分支

脊神经在椎间孔外口处分前支、后支和脊髓返支。前支组成颈神经丛、臂神经丛、肋间神经、腰神经丛、骶神经丛、尾神经丛。后支主要分布于躯干背侧，分内侧支和外侧支，前者又分内上支、内下支和副支。不同节段脊神经后支间也有吻合组脊神经后神经丛。脊髓返支，从椎间孔外口返入椎管，支配椎管内结构。一般分升降支、支配硬脊膜、椎管内血管外层、后纵韧带及纤维边缘。

**2. 脊神经与脊髓被膜间关系**

脊神经前后根走出椎管时进入一特殊的硬脊膜——蛛网膜鞘。蛛网膜鞘来自脊髓蛛网膜囊的突出，硬脊膜包裹其全部，在蛛网膜囊中的脊神经根完全浸入脑脊液中，其他神经根包括脊神经节均被延续的硬脊膜囊鞘包裹，脊神经前后根在脊神经节远侧部会合成脊神经，由于脊神经节总位于椎间孔水平，脊神经根的长度在不同节段差异较大，而脊神经长度则相对恒定。这些形态学结构对临床神经根管造影和椎间孔麻醉操作和结果分析有一定意义。

**【病因病理】**

腰椎的活动范围仅次于颈椎，也是脊柱活动非常频繁的节段。同时它承受着人体自身约60%的重量的压力，借助于它本身特殊的解剖学结构，在正常情况下能够自如地完成它的使命。如它受到外伤或扭挫，就会变得懦怯和呆板，活动不灵，伸屈受限。腰椎的扭伤是经常性的。扭伤时除了软组织的损伤之外，腰椎关节错缝都将同时发生，小关节错位破坏了腰椎间的力平衡，时间久了就长出骨刺。

腰椎关节错缝移位，大多数为旋转移位，没有侧方移位，如向侧方移位，小关节就会骨折，而这已不是本节所讨论的内容。

腰椎扭伤后，一般处理都是采取按摩、贴膏药、针灸、理疗等治疗方法，急性症状很快就会消失，但是它的关节错缝一般都未得到解决，长期受到牵拉、挤压的周围软组织便引起疼痛。由于关节不吻合，人体平时弯腰伸背的活动，便引起腰椎关节面软骨和周围软组织摩擦性挫伤，在弯腰活动过多时，就会产生炎症水肿，而使慢性腰痛急性发作。另外，腰椎周围的软组织也因老伤和新损，而瘢痕、粘连、挛缩，使腰痛顽固难愈。

同时，由于腰椎椎体较大，轻微的旋转移位并不会影响神经根，所以很少出现神经根受压症状。

【临床表现】

腰痛时轻时重，劳累后，或新的闪挫常引起急性发作，疼痛剧烈，通过卧床休息和简单治疗又可缓解。发作较轻时，腰功能检查一般都较正常。X 线片示，腰椎都有轻、重不同的骨质增生。正位片示患椎椎间隙轻度不等宽，患椎棘突偏歪，或后关节间隙模糊或消失；侧位常无异常发现。患椎旁压痛，但无放射痛。且该处肌肉紧张，弹性下降。

【诊断】

结合病史和临床表现不难诊断。需排除其他疾病，如结核、肿瘤、骨髓炎等。

【治疗】

依据针刀医学关于骨质增生的原理，腰椎旋转移位后，造成腰椎间的力平衡失调，而产生上述的临床症状和体征。造成力平衡失调的主要病理因素是拉应力和压应力，在慢性期急性发作时，病变组织有水肿渗出刺激神经末梢使症状加剧。腰椎旋转移位的部位主要发生在第 4、5 腰椎，依据上述理论，用针刀将其粘连松解、瘢痕刮除，再用手法将旋转移位纠正使腰部的动态平衡得到恢复，此病就得到了根本性的治疗。

（一）针刀治疗

在患椎棘突两侧压痛点处作为进针刀点（此处痛点大多为最长

肌的附着点，此附着点因腰椎旋转移位而损伤，瘢痕粘连，并起到一种畸形固定作用），进行松解剥离。有几个痛点，就施术几个点。另外，将罹患椎体棘突上、下棘间韧带切开松解，以利手法复位。

### （二）手法治疗

让患者俯卧于手法治疗牵引床上，进行骨盆牵引20分钟，拉力在40~120kg之间。20分钟后，在牵引状态下，嘱患者放松，医者立于患椎偏歪的一侧，左手托起腰部，着力点正对着患椎，将腰部稍微抬起，右手拇指努力向对侧推顶患椎棘突，并摇动腰部一、二下即可。然后再加大牵引20~30kg，5分钟后解除牵引。牵引解除后，不要让患者马上下床，要让其在治疗床上休息2~3分钟，并采取特殊下床方法。

**1. 下床方法**

在保持脊柱绝对不扭转的情况下，患者在医生的帮助下，以双肘关节和双膝关节为4个支点，将躯干平抬起来（始终使患者背部和臀部在一个平面内），然后慢慢转动躯体，使脚朝床外，在别人扶持下先一脚着地，然后双脚着地，直起腰，慢慢走回病房，上床休息。

**2. 上床方法**

患者正面立于床沿前，先向正前方弯腰，双手对称按于床上，然后在保持躯干平稳的情况下，一条腿用膝先跪上床，之后另一条跟着再跪上床，以双肘和双膝为支点将躯干平抬起来，慢慢转动躯干，待躯干和床纵轴平行，头部达于枕上时，慢慢伸腿、落肩、俯卧于床上，双下肢伸直并拢，双上肢放于身体两侧，在别人的帮助下，在床上滚动（保持躯干笔直），变为仰卧位，休息3~5日。

### （三）药物治疗

活络Ⅰ号胶囊，1日3次，1次6粒。

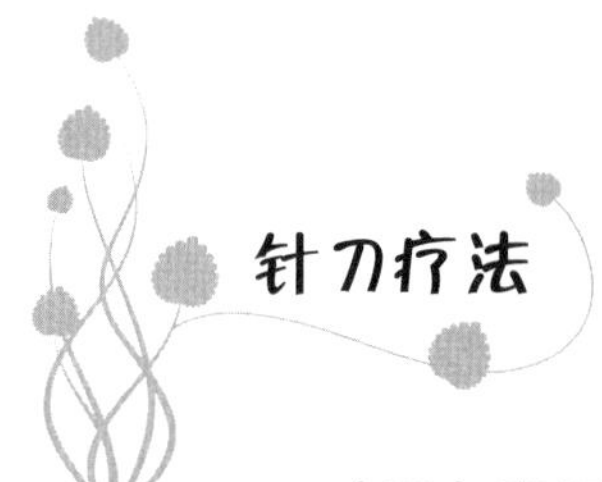


### （四）康复治疗

3日之后，可做床上腰背部揉、按、捏拿等手法，并推拿腰部骶棘肌。隔1日1次，共5次，嘱患者从治疗当日起，即做5点支重练功法，每日100次，10日以后，嘱患者在床上做飞燕式练功法，每日100次，坚持1个月。

以上治疗为一次性根治办法，程序不可简略，否则达不到治疗目的。

## 二、腰椎前移位

由各种急、慢性损伤导致的腰椎前方移位，亦可称为腰椎前滑脱（不包括椎弓峡部裂及峡部不连等先天性椎体移位及椎弓骨折所引起的椎体前滑脱）。这种病腰椎前移幅度不大，所以常被忽视，只作为一般性腰部骨质增生处理，因为在轻度前移位常有椎体前唇样增生。由于过去对此病在病因认识上的错误，所以也未能找到有效的治疗措施。

**【局部解剖】**

参见“腰椎旋转移位型骨质增生”的局部解剖。

【病因病理】

腰椎前移位一般多发于中、老年患者，由于腰部软组织特别是椎间盘老化，韧带韧性下降，加之外伤暴力损伤，如搬抬重物、摔倒和慢性持续性损伤，致使腰椎向前移位。常见于$L_4$、$L_5$。由于椎体向前移位，影响周围软组织、神经，甚则脊髓，引起一系列相应的临床症状。另外，软组织损伤日久瘢痕粘连，甚则钙化，对前移位又起到一种畸形固定的作用。

**【临床表现】**

初期，部分患者可无明显症状，随着滑脱加剧，症状逐渐明显，呈持续性腰痛，活动时加剧，腰部活动受限，若滑脱严重，压迫脊髓，压迫神经，表现为下肢酸痛麻木等神经放射症状，严重者不能自理生活。

【诊断】

1. 腰痛绵延不止，稍负重疼痛加剧。

2. 罹患椎骨棘突向前凹陷，棘突两侧有压痛，且往下腰、臀部及下肢放射。

3. 腰前后屈受限，直腿抬高试验（+/–）。

4. 4 字征阴性。

5. X 线腰椎正位片无异常，侧位片示腰椎椎前角或后角连续中断、屈曲，椎体前移，椎体前缘唇样增生，后关节脱位，无椎弓裂及峡部不连。

6. 排除结核、肿瘤、骨髓炎等，且需与假性脊柱滑脱（先天性）、椎弓峡部裂、峡部不连（先天性的）、腰椎旋转移位及后关节紊乱、慢性腰臀部肌损伤、风湿性骨炎、腰骶关节损伤、椎弓骨折引起的椎体滑脱、中央型椎间盘突出症等相鉴别。

【治疗】

依据针刀医学关于骨质增生的原理，腰椎前移位后，造成腰椎的力平衡失调，而产生上述临床症状和体征。造成力平衡失调的主要病理因素是拉应力和压应力，在慢性期急性发作时，病变组织有水肿渗出刺激神经末梢使症状加剧。依据上述理论，腰椎前移位的部位主要在第 4、第 5 腰椎，用针刀将其粘连松解、瘢痕刮除，使腰部的动态平衡得到恢复，此病就得到了根本性的治疗。

（一）针刀治疗

让患者俯卧于治疗床上，在患处椎骨棘突的上下间隙各取一点进针刀，将棘间韧带做切开松解术，在此两进针刀点向两侧旁开 1cm 左右，选 4 个进针刀点（即在横突之间），刀口线和脊柱纵轴平行进针，达到横突平面之后，调转刀锋，约和脊柱纵轴成 90°，做切开剥离，即将横突间肌、横突间小韧带松解。

### （二）手法治疗

针刀手术做完后，让患者俯卧于手法治疗牵引床上，做骨盆牵引，拉力 40~120kg。牵引 20 分钟之后，让患者仰卧位，做屈髋按压手法治疗。

#### 1. 屈髋按压手法的治疗过程

患者仰卧于治疗床上，两手重叠平放于小腹部位（需正对前移之椎体），令患者屈髋屈膝，臀部稍稍抬离床面，以移位椎体之上一椎体做支撑点。术者屈左肘，以前臂按压于患者胫骨结节下缘，右手挽扶患者双足跟部，使双膝关节齐平，嘱患者深呼吸后屏气，术者以左前臂用力向前胸方向按压，反复数次，有时可听到椎体错动弹响声，即告复位。若检查棘突仍有凹陷，可重做上法，直到棘突平复为止。然后再用轻手法按摩后送回病房（需用担架将患者抬送病床上，上担架和病床均应保持脊柱挺直不动）。绝对卧床 2~3 周。

#### 2. 对屈髋按压手法的简要说明

腰椎前移位多发于第 4、5 腰椎，极少数也发生于上腰椎，其原因：

（1）人体重心力线正好通过 4、5 腰椎，受压力最大。

（2）腰椎向前的生理弧度致使该处受的剪切力最大。

（3）椎体前后纵韧带由上向下逐渐薄弱变窄，在此处尤为明显。

（4）腰骶关节面是向前倾斜的关节面，亦是前移位的解剖学原因。

（5）下腰部最易受到外力的影响。

屈髋按压手法是根据该病的发病机制和力学原理制定的，对此病的治疗整复有确定的疗效，当患者屈髋抬臀时，腰椎处于屈曲位，椎体后纵韧带、棘上韧带、棘间韧带等处于紧张的牵拉状态，产生迫使椎体后移的拉力，加上前方的外在压力以及屏气时腹腔产生的压力，三力相加作用于椎体上，使椎体向后移动而达到复位之目的。另外，在按压膝时，是以患者之大腿作为杠杆，患者重叠之双手作为支点。支点到膝部的长度一般都是支点到大腿上端长度的4倍左右。支点力是力臂和力距两点受力之和，也就是说医生在膝部下压1kg的力，使腰椎移位的力就是5kg，所以医生用力不大，但产生复位的力却很大。

**3. 做此手法的注意事项**

（1）操作时一定要用力柔缓，不可粗糙行事。

（2）术后一定要让患者绝对卧床休息，才能保证周围的软组织得到充分修复，增加复位成功率。

（3）手法治疗后，常出现腹胀、疼痛不适，对症处理后3日即消失。

### （三）药物治疗

活络Ⅰ号胶囊，1日3次，1次6粒。

### （四）康复治疗

针刀和手法治疗后，立即用担架将患者送回病房，仰卧位，嘱患者做双下肢抬高和屈髋屈膝锻炼，至下床为止。

7日后嘱患者做仰卧起坐锻炼，至下床为止。

## 三、神经根型腰椎间盘突出症

腰椎间盘突出症是腰腿痛常见的原因之一，好发于30~50岁的体力劳动者或平时缺乏锻炼者。本病早期可用保守疗法、药物滴注等方法，消除水肿和炎症反应，能暂时缓解症状，但最终无法根除；外科椎间盘摘除术创伤较大，容易带来并发症；而针刀治疗可以不将椎间盘切除，只是松解粘连，将椎间盘瘢痕组织推离神经根和脊髓，症

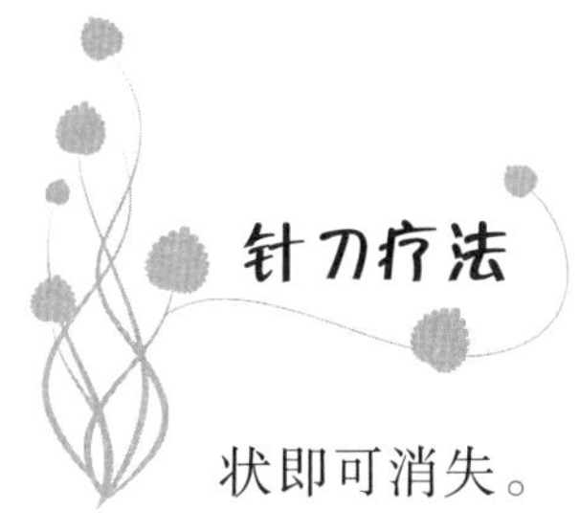


状即可消失。

【局部解剖】

参见“腰椎旋转移位型骨质增生”的局部解剖。

【病因病理】

正常椎间盘的弹性很大，能耐受巨大的压力。随年龄的增长和经常受挤压及扭转等外力的损伤，椎间盘原有结构可发生蜕变或破坏。过去认为是在蜕变的基础上，当椎间盘后部压力增加时发生纤维环破裂，髓核向后外侧突出，压迫神经根导致腰腿痛。但外科手术切除突出的椎间盘时，却找不到完整的髓核，而是纤维环和髓核混杂在一起的瘢痕组织。可见向后部逸出的不是髓核，而是瘢痕组织。椎体后部中线区有后纵韧带加强，所以瘢痕组织逸出的部位多在后外侧结构薄弱处，也正是脊神经根穿经神经孔的部位。

突出的瘢痕组织，随时间推移或因扭转伤，与神经根周围的系膜发生粘连，当神经根受牵拉时，引起临床症状。

正常情况下，坐骨神经在腿伸直达到最大运动范围时，神经根在神经孔内有 0.5~1cm 的滑动范围。发生粘连后，当大腿伸直时，神经根不能向外滑动，受牵拉产生疼痛。而骑自行车，因不牵拉神经根，所以可不出现疼痛。

【临床表现】

**1. 高发群体**

多发生于 30~50 岁的青壮年，男女无明显区别。患者多有反复腰痛发作史。

**2. 腰痛伴坐骨神经痛**

腰痛伴坐骨神经痛是本病的主要症状。腰痛常局限于腰骶部附近，程度轻重不一。坐骨神经痛常为单侧。疼痛沿大腿后侧向下放射至小腿外侧、足跟部或足背外侧。行走多、久站或咳嗽、喷嚏、排便等腹压增高时均可使症状加重，休息后可缓解。疼痛多为间歇性，少数为持续性。

### 3. 下肢麻木

多局限于小腿后外侧，足背、足外侧缘的麻木或皮肤感觉减退。

### 4. 脊柱侧弯

多数患者有程度不同的脊柱侧弯。侧弯多突向健侧。

### 5. 压痛伴放射痛

用拇指深压棘突旁，在患部常有压痛，并向患侧下肢放射。

### 6. 患侧直腿抬高试验阳性

患者仰卧，两下肢放平。先抬高健侧，记录能抬高的最大度数；再抬高患侧，当抬高到产生腰痛和下肢放射痛时，记录其抬高度数，严重者抬腿在 15° ~30° 。再降低患侧至疼痛消失时，将踝关节背屈，症状立即出现，此为加强试验阳性，可与其他疾病引起的直腿抬高试验阳性相鉴别。

### 7. 反射和感觉改变

神经根受累后，可发生运动功能和感觉障碍。腓肠肌肌张力减低，背伸肌力减弱。

腰 2~ 腰 3 神经根受累时，膝反射减低；腰 4 神经根受累时，膝、跟腱反射减弱；腰 5 和骶 1 神经根受累时，跟腱反射减弱。神经根受累严重或过久，相应腱反射可消失。

### 8. X 线检查

在正位平片上，腰椎侧弯是重要的 X 线表现，侧弯多数是由突出的间隙开始向健侧倾斜，患侧间隙较宽。侧位片可见腰椎生理前凸减小或消失，甚至向后凸，椎间盘突出的后方较宽，所谓前窄后宽表现。早期突出的椎间隙多无明显改变，晚期椎间隙可明显变窄，相邻椎体边缘有骨赘生成。

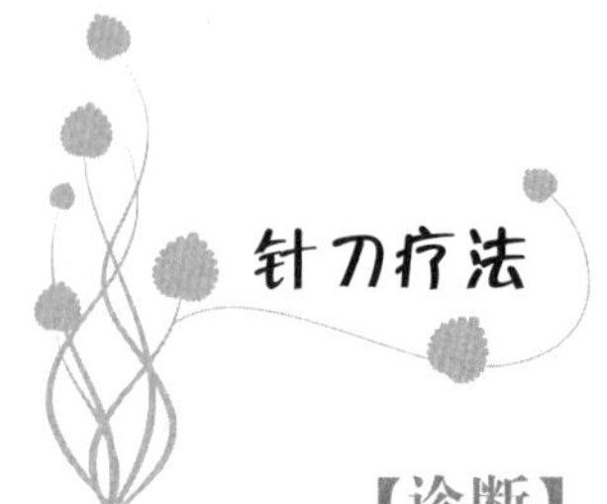



【诊断】

根据上述症状、体征和X线检查（X线所见不能作为本病的确诊依据，只做参考，但可协助排除腰椎其他骨质疾病如骨折、结核、肿瘤等）作出诊断。

【治疗】

根据慢性软组织损伤、骨质增生和闭合性手术的理论，松解粘连，消除症状。

（一）针刀治疗

患者取俯卧位，在治疗床上骨盆大剂量牵引50~100kg，目的是使腰椎关节距离拉大。在牵引10分钟后进行针刀治疗。在罹患椎间盘上位椎体患侧横突上进针刀，针体与横突背面垂直，刀口线与人体纵轴平行，当刀锋到达骨面后，向下转移刀锋，当到达横突下侧边缘时针刀沿下侧边缘伸入1~2mm，然后将刀锋沿横突边缘向内侧移动，当移动到遇骨性阻碍时说明到达横突根部神经孔上外侧，此时将针体向肢体下侧倾斜，将刀锋转动90°使刀口线与神经孔内侧的骨性边缘平行，针刀沿神经孔的内侧边缘转动式前进，随旋转将针体向人体的上段倾斜，当针体与人体的上段约成30°时，如患者下肢坐骨神经有酸胀感，说明此时刀锋已经到达逸出的瘢痕组织与神经根之间，则沿神经根方向切开2~3刀出针。

（二）手法治疗

针刀治疗后，立即做连续提腿复位手法，使其复位。

**1. 连续提腿复位手法操作过程**

患者俯卧于治疗床上，第一助手将患者膝关节屈曲90°，使小腿与大腿垂直，该助手站于治疗床上，靠近患者膝关节，弯腰握住患者双踝关节上缘；医者和第二助手站于治疗床两侧，用双手拇指指腹压于患椎旁压痛点（引起放射痛之点）上，二人各压住自己的一边。

第一助手将双小腿垂直提起，使患者髂前上棘离开床面为止。在第一助手提双小腿的同时，术者和第二助手双拇指一齐下压椎旁压痛点。用力的方向与脊柱矢状面呈 45° 角。当第一助手放下小腿，患者膝部着床时，术者和第二助手也同时松开。

第一助手见患者膝部已着床面，术者和第二助手已松开后，再提起患者的双小腿，高度如前。术者和第二助手在第一助手提起小腿的同时，再一次用双拇指按压患椎两侧压痛点。如此连续提压 15~20 次。

将患者小腿放下、伸直，检查患椎两侧压痛点；无放射痛或放射痛明显减轻，即可停止整复，如放射痛无改变，可再做 1 遍；但一般不超过 3 遍。

手法结束后按脊柱外伤患者的搬运方法，送回病房。在搬送时保持患者身躯干直，仰卧于病床上，下肢可做屈伸活动，但躯干不得任意活动，更不得坐起，在床上可翻身，但也必须保持身体平直，不能扭转腰部，大小便时要保持腰部分前凸位。需卧床 3 周。

**2. 连续提腿复位手法的治疗机制和力学分析**

提腿复位手法是以人体一部分脊柱和大腿为杠杆，患者和第二助手的双拇指为支点，形成一个倒杠杆力，这个杠杆的一端是膝部，另一端是患椎以上 3 个椎体的位置，一般在腰 1 和腰 2 位置，这样杠杆的上段是 3~4 个椎体的长度，下段是患椎以下骶部和大腿的长度。按人体的一般长度计算，下段长度相当于上段长度的 5 倍左右。按杠杆原理，在下段末端膝部加 1kg 的力，在腰 1、腰 2 位置就产生 5kg 的力。青壮年提腿力在 20kg 左右，这样上端就产生 100kg 的力。支点的力是两端力的总和，支点力就是 120kg（术者和第二助手向下用力，借助医生本身的体重，又便于用力，一般是可以抵抗住这一杠杆力的。连续 4~5 次就要休息 1~2 分钟）。

由于这样强大的支点力，通过肌肉传递，直接作用于后纵韧带两侧的纤维环，推动其还纳。其次，这种复位法，使椎间盘上下的椎体对椎间盘产生了一种连续的活动着的剪力，这种剪力加上两侧的支点力，强迫椎间盘还纳。另外，这种复位法使腰椎做连续的过伸运动，使患椎周围的软组织得到松解，使前纵韧带被拉长，这样还纳的椎间盘就不会受到迫使椎间盘后突的剪力的作用。

术后，护理上所采取的一系列使还纳的椎间盘不再后突的措施，保证了复位的效果，一般不需做第 2 次复位治疗。

### （三）药物治疗

活络 I 号胶囊，每日 3 次，1 次 6 粒。如有炎症，应用适当抗生素。

### （四）康复治疗

手法治疗 1 个星期后，嘱患者在床上做飞燕式练功法，每日 50~100 次，并做下肢抬举锻炼，双下肢每日各做 50~100 次。

## 四、中央型腰椎间盘突出症

中央型腰椎间盘突出症（下简称中央型），为腰椎间盘的瘢痕组织向正后方突出，可引起马尾压迫症状。一般来说是外科手术的指征，但由于大多数患者惧怕手术，且手术容易带来后遗症，疗效也不确定，所以一直是临床上的一种疑难病。针刀理论的提出和针刀治疗的应用使这一疾病变为可治之症，且无后遗症、并发症。

**【局部解剖】**

参见“腰椎旋转移位型骨质增生”的局部解剖。

【病因病理】

此病绝大多数发生于腰 5 椎间盘，极少数发生于腰 4 椎间盘，其他腰椎间不发生此症。于第 5 腰椎间盘后侧的后纵韧带薄弱狭窄，人到青壮年以后，纤维环和后纵韧带蜕变，所以该病都发生于青、壮年人。腰部受到前屈的扭伤，或负重弯腰等的影响，导致椎间盘的瘢痕组织向正后方突出，神经根袖和椎间盘的瘢痕组织粘连，瘢痕组织突入椎管，引起双下肢痛麻或鞍状麻痹。

【临床表现】

1. 青壮年腰腿痛并有双侧沿坐骨神经干对称性痛。

2. 发作时行走困难，但能骑自行车。或卧床时缓解，行走或站立时加重，且时轻时重。

3. 下腰椎棘突两侧有深在性压痛伴放射痛，放射痛一般一侧轻，一侧重。

4. 腰部很少有侧弯畸形，但多有臀部后凸畸形，呈鸭状步态。

5. 腰部僵直，腰部活动受限。

6. 双侧坐骨神经牵拉试验阳性（即直腿抬高和直腿抬高时屈踝试验）。

7. 双侧下肢与腰5、骶神经支配对应区感觉障碍，肌力反射异常。

8. 部分有鞍状麻痹，大小便欠利。

【诊断】

根据上述临床表现，排除腰椎管狭窄症、腰椎结核、椎管内及马尾肿瘤等疾病，可作出诊断。

【治疗】

依据针刀医学关于骨质增生和慢性软组织损伤的理论进行治疗。中央型腰椎间盘突出的部位主要在第4、5腰椎间盘，用针刀将其粘连松解、瘢痕刮除，使腰部的动态平衡得到恢复，此病就得到了根本性的治疗。

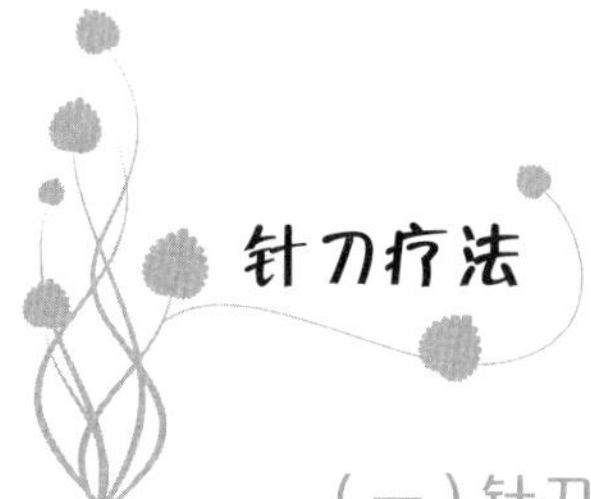


（一）针刀治疗

在罹患椎间隙两侧和上下棘间，选三点进针刀，两侧均以本章第三节神经根和椎间逸出的瘢痕组织粘连松解术进行针刀治疗，中间松解棘间韧带。

（二）手法治疗

参见神经根型腰椎间盘突出症。

（三）药物治疗

活络Ⅰ号胶囊，1日3次，1次6粒。如有炎症，应用适当抗生素。

（四）康复治疗

手法治疗一个星期后，嘱患者在床上做飞燕式练功法，每日50~100次，并做下肢抬举锻炼，双下肢每日各做50~100次。

## 第三节　骨性关节炎

### 一、髌骨软化症

髌骨软化症是医学上的难题，主要原因是对该病的病因缺乏正确的理解。有多种理论解释此病的发生，如内分泌学说、软骨营养障碍学说和软骨溶解学说，但都没有抓住该病的主要病因。

**【局部解剖】**

髌骨为全身最大的籽骨，形似倒三角形，上部宽为髌底，下部尖为髌尖，有前后两面和内外两缘。髌尖包藏于髌韧带及髌下脂肪垫中。髌底有股直肌腱及股外侧肌腱附着，股内侧肌的肌纤维与腱膜以及髌内、外侧支持带附着于髌骨的侧缘，参与构成膝关节囊。髌骨前面粗糙，无骨膜，包于股四头肌腱内，髌骨的血管孔主要位于髌骨前面上、下 1/4 区域内，后面的血管孔多排列于关节面上缘附近的骨面上。髌骨后面是关节面，有 1 条纵嵴将髌骨分为内、外两部分，每个部分又分为上、中、下 3 个小关节面，在内侧两个关节面的最内侧，另有一个纵行的小关节面，全体可分为 7 个关节面，即二上、二中、二下及一直。髌骨后面的关节软骨厚达 0.7cm。7 个关节面可以在不同屈伸位活动，伸膝时仅上部与股骨髌面相接；轻微屈曲时，中部与其相接；较大屈曲时，下部与其相接；髌骨的最内侧面在完全屈曲时，与股骨髁间窝的内缘月形面相接。股四头肌腱分 3 层：①浅层为股直肌腱，附着于髌底前缘，其纤维大部覆盖髌骨前面的粗糙面，向下延长为髌韧带。②中层为股内、外侧肌，此二肌腱亦止于髌底，但在股直肌平面后，相当于髌骨内、外侧缘上 1/3；股内侧肌腱在髌骨内缘的抵止更为靠下，约占其内缘上 2/3，在股直肌腱之后，其附加纤维向下延伸至胫骨内、外侧髁，移行为髌内外侧支持带。③深层为股中间肌腱附着于髌底更后平面（图 3–10）。

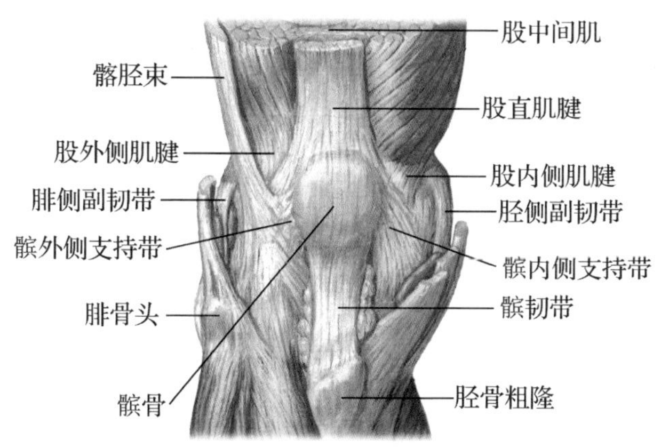


**图 3–10　膝部正面观**

上述结构中，股四头肌为稳定髌骨的动力成分，其中股内侧肌更为重要。因其附于髌骨上缘和内缘上 2/3，当其收缩时，有向上内牵引髌骨的作用。它可视为髌骨的内收肌，对防止髌骨脱位起重要作用。髌骨面纵嵴与股骨凹形滑车面相对应，可阻止髌骨左右滑动（图3-11）。

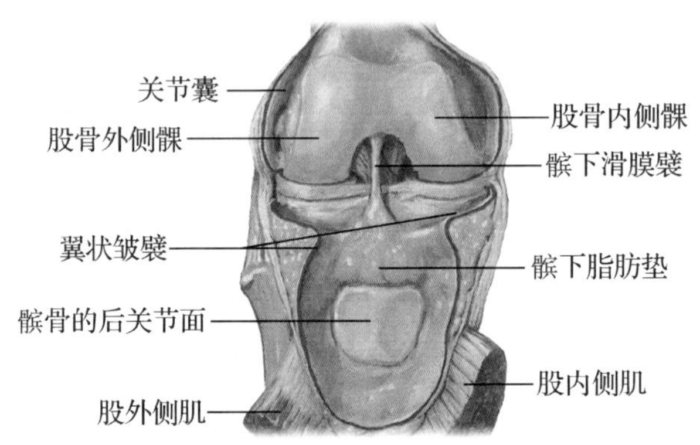


图3-11　髌股关节面结构图

【病因病理】

膝关节的活动每时每刻都有髌骨参加，而髌骨下面有7个小关节面，在下肢伸屈过程中，在不同的角度时，都有一个小关节面和股骨关节面相吻合，如髌骨周围的软组织有一处因损伤而发生挛缩或弛缓，都将影响髌骨关节面和股骨关节面的吻合。如果髌骨周围的软组织有一处挛缩或弛缓，髌骨关节就出现不吻合，而髌骨下面的各个小关节面边缘均有突起的骨嵴，关节不吻合时，这些骨嵴就和股骨关节面互相摩擦而损伤关节软骨，使之渐渐变得粗糙和不光滑。髌骨运行轨道全靠周围软组织的互相协调，软组织出了毛病，髌骨就会偏离原来的运行轨道与股骨关节面摩擦、撞击。关节周围的滑囊必受到继发性损伤，并可累及脂肪垫发生充血和肥厚，影响髌骨关节面和周围软组织的滑液供应。导致疼痛和运动不便。

此外，由于髌骨软骨缺乏滑液的供应和微循环障碍而缺乏营养，再加之摩擦撞击的损伤，使髌骨出现损伤和蜕变。

从以上病因分析可知，髌骨软化症的病因不是髌骨软骨本身的问题，而是它周围的软组织损伤所致。

【临床表现】

1. 膝关节疼痛，上、下楼或半蹲位时疼痛加重。

2. 有时可出现“假交锁”征象，轻微活动髌骨下即发出清脆的响声，即可“解锁”（这是由于髌骨软骨面损伤后不平和关节面不吻合引起的）。

3. 有时出现软腿现象。

【诊断】

1. 有外伤史或劳损史。

2. 上、下楼时疼痛加重，半蹲位疼痛加重。

3. 髌骨研磨试验阳性。

4. 髌骨下脂肪垫压痛阳性。

5. 有“软腿”或“假交锁”征象出现。

6. X 线片显示髌骨有脱钙和萎缩现象。

【鉴别诊断】

**1. 髌韧带上端慢性损伤（过去称为髌骨末端病）**

表现为髌骨下端疼痛。病变部位为髌骨与髌腱相交部位的损伤或劳损，局部压痛明显，股四头肌阻抗试验阳性。

**2. 髌下脂肪垫炎**

病变在髌下脂肪组织内，由于损伤或寒湿侵袭等刺激而发生疼痛，也可继发于关节其他组织病变。检查时将髌骨推向下方，另手挤压髌骨下缘产生疼痛。

**3. 半月板损伤**

半月板损伤和髌骨软化症都有交锁现象，但前者为真性的，后

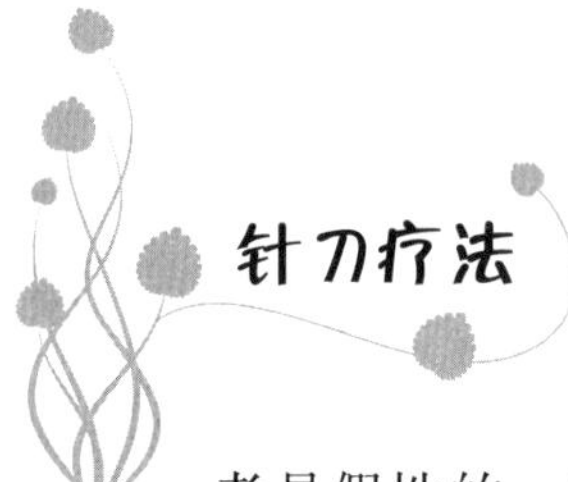


者是假性的，结合其他检查不难确诊。

4. 骨性关节炎

骨性关节炎又称骨关节病，多见于老年患者。临床表现为：关节伸屈到一定程度时引起疼痛、伸屈受限、下蹲困难等。X线片表现为骨质疏松、关节间隙变窄、软骨下骨质硬化、关节边缘增生等。而髌骨软化多见于中、青年人，关节疼痛在髌骨关节面和髌骨周围，半蹲位疼痛加剧。

【治疗】

依据针刀医学关于慢性软组织损伤的原理，髌骨周围软组织损伤后，造成髌骨的动态平衡失调，而产生上述临床症状和体征。造成动态平衡失调的三大病理因素是粘连、挛缩、瘢痕，慢性期急性发作时，病变组织有水肿渗出刺激神经末梢而使症状加剧。依据上述理论，用针刀将其附着点处的粘连松解，瘢痕刮除，使髌骨关节的动态平衡得到恢复，此病就得到了根本性的治疗。

（一）针刀治疗

髌骨周围的痛点和压痛点都是软组织损伤的病变部位，也是针刀的治疗点。常见有如下几个部位：

1. 髌前皮下囊

位于髌骨下半的皮下。此处疼痛和压痛，即为髌前皮囊受损，用小针刀将此滑囊做切开剥离即可。

2. 髌内、外侧支持带

髌内、外侧支持带，痛点均在髌骨两侧边缘，用切开松解术即可。该病在髌骨周围最多有12个痛点，均可以针刀手术治愈。

（二）手法治疗

针刀术后，立即进行手法治疗，患者仰卧于床，患肢伸直，医生拇指和其他四指张开，抓握住髌骨，用力上下（沿肢体纵轴）滑动髌骨。这样可使关节囊、支持韧带进一步松解。医生一手拿住患肢踝关节上缘，令患者屈膝屈髋，另一手拇指顶住髌骨上缘，再令患肢伸直，同时拇指用力向下顶推髌骨，用力方向为直下方和斜下方。对膝关节伸屈障碍者，用过伸过屈膝关节的镇定手法，在过伸过屈位置上各停留 30 秒。

### （三）药物治疗

用药物熏洗，每日用药 1 剂，熏洗 2 次。

处方：透骨草 10g，仙灵脾 10g，桑枝 10g，威灵仙 10g，茜草根 10g，红花 10g，防风 10g ，苍术 10g，海桐皮 10g。煎汤熏洗。

### （四）康复治疗

每日患者自己做股四头肌收缩锻炼 100 次，直腿抬高锻炼 100 次。医生每日对髌骨周围软组织做提拿手法 1 次，每次普遍提拿 3 遍，每两日做 1 次被动过屈过伸手法。10 次为 1 个疗程，坚持 1~2 个疗程即可治愈。

## 二、膝关节外伤性滑膜炎

膝关节损伤、手术刺激等积累性损伤及膝关节周围软组织均可刺激并损伤滑膜使之充血、渗出，产生大量积液，又称膝关节渗出性关节炎。此病过去在临床中有多种治法，但收效甚微。经多年临床实践，应用针刀治疗和中药治疗，配合其他一些辅助治疗，效果可靠。

**【局部解剖】**

膝关节囊极为宽大、松弛，可分为 4 壁：①前壁就是股四头肌腱、髌骨和髌韧带；②外侧壁的上缘附着在股骨外侧髁关节边缘的上方，下缘附着在胫骨外侧髁的关节面下缘；③内侧壁的上缘附着在股骨内侧髁关节面的边缘，下缘附着在胫骨内侧髁关节面下缘；④后壁最短

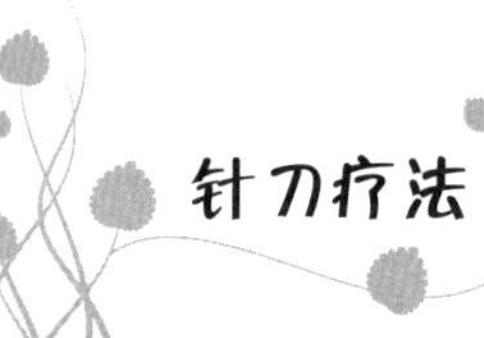


上缘附着在股骨髁间线，下缘附着在胫骨髁间窝的后缘。关节囊的滑膜层面积远远超过纤维层，因此关节囊的滑膜层或褶成皱襞，或从纤维层的薄弱处突出为滑液囊。关节囊的滑膜层于髌骨下方的两侧向后突入关节腔内，形成一对滑膜皱襞，称为翼状皱襞。两侧的翼状皱襞向上方逐渐愈合成一条带状的皱襞称为髌滑膜襞，经关节腔斜达股骨髁间窝的前缘。翼状皱襞和髌滑膜襞的两层滑膜间夹有脂肪。充填于髌骨、股骨髁下部、胫骨髁前上缘及髌韧带之间的脂肪组织称为髌下脂肪垫，在滑膜之外，占据股、髌、胫骨的间隙。

髌韧带在膝关节的前部，为股四头肌的延续部分。上方起自髌尖和髌关节的下方，向下止于胫骨粗隆。

【病因病理】

膝关节滑膜是全身关节中滑膜面积最大者，广泛布满整个膝关节囊的内壁，由于膝部损伤和手术刺激以及积累性损伤等因素，损伤和刺激滑膜，使之充血、渗出，产生大量积液。由于渗出物的增多，关节内压增高。阻碍淋巴回流，形成恶性循环。同时积液日久，纤维素沉淀则会发生纤维性机化，关节滑膜在长期慢性刺激下逐渐增厚，引起粘连，影响关节活动。股四头肌萎缩影响了关节的稳定性。

滑膜炎的主要病因是由于膝关节软组织损伤，关节稳定性降低，滑膜受到连续性摩擦损伤所引起。脂肪垫损伤后，影响了滑液的排泄吸收。滑液大量渗出是滑膜的一种保护性机制。渗出得多，而排泄吸收很少，渗出的滑液积聚起来，成为积液。积液日久还容易变性，侵蚀滑膜。抽积液时常见到的黑褐色的液体都是变了性的积液，必须排出体外，否则，对滑膜的破坏更剧，而且也不容易被吸收。

髌下脂肪垫夹在翼状皱襞和髌滑膜皱襞之间，脂肪垫损伤了，这两个皱襞必被株连，造成水液代谢通道堵塞。这就是滑液积聚的原因。

【临床表现】

罹患膝关节膨隆、饱满，不能自由伸屈，多有胀痛，行走困难或不能行走。

【诊断】

1. 有外伤史或劳损史。
2. 膝关节饱满，双膝眼消失或隆出。
3. 浮髌试验阳性。
4. 膝关节伸屈困难。
5. X线片示膝关节无骨质增生和骨质破坏征象。

【治疗】

依据针刀医学关于慢性软组织损伤的原理，膝关节滑膜损伤后，造成膝关节的动态平衡失调而产生上述临床症状和体征。造成动态平衡失调的三大病理因素是粘连、挛缩、瘢痕，慢性期急性发作时，病变组织有水肿渗出刺激神经末梢使症状加剧。膝关节滑膜损伤的部位在整个膝关节囊的内壁，滑膜受损伤后滑液的排泄吸收主要受脂肪垫影响。依据上述理论，用针刀将其附着点处的粘连松解，瘢痕刮除，使膝关节的动态平衡得到恢复，此病就得到了根本性的治疗。

（一）针刀治疗

在针刀治疗之前，在严格无菌情况下将关节内积液抽出（穿刺点在髌骨中段两侧关节间隙），并立即注射强的松龙25mg，普鲁卡因120mg。积液抽出后立即进行针刀治疗。患者仰卧，屈膝90°，足平放于治疗床上。从髌韧带的两侧中段各选一点（有时此处有压痛），针刀刀口线和髌韧带纵轴平行，针体和髌韧平面垂直切入，约1 cm深度之后做切开剥离1~2刀，接着继续滑入，直达关节腔前缘，

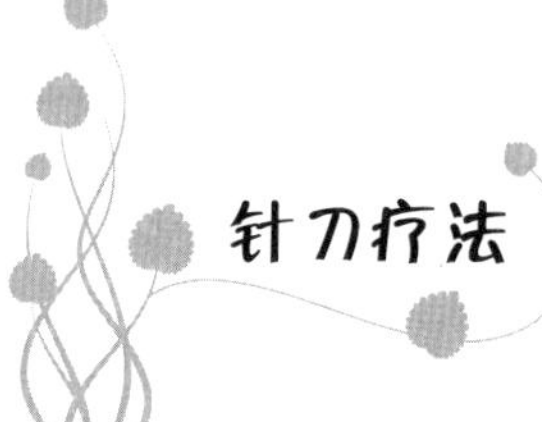



如刀下遇有坚韧软组织则进行切开松解，如无，就让针孔和关节腔串通即可。针刀达关节腔后，提起针刀至皮下，使之向髌韧带一侧倾斜，使针体和髌韧带平面约成70° 角，再刺入脂肪垫，使之到达关节腔前外侧边缘，在进针途中如遇坚韧肿物，一并切开。

### （二）手法治疗

针刀手术之后，将患肢伸直，两医生分别拉住患者大腿根部和踝关节上缘做对抗牵引5分钟。手法牵引结束后，用一长条托板置于大腿后侧，在髌上囊和两膝眼处垫上纱布，用2条纱布绷带将托板两头分别固定于臀横纹下侧、踝关节上侧，然后再用2条纱布绷带从髌上囊和两膝眼处绕住托板，将纱布垫紧紧固定于髌上囊和两膝眼处。托板中间两根绷带24小时后解除，用1条绷带将托板中段固定于胫骨结节下缘。

3日后，如发现关节腔内积液又增多，再如上法抽积液1次，加压固定1次，仍然24小时后解除。最多抽积液3次，不宜常抽，一般只1次后均不再出现积液。

托板3周后拆除。

### （三）药物治疗

开始时主要防止积液的再度积聚，以通络、渗湿利水、清热为主。

处方：络石藤10g，黄柏10g，红花10g，泽泻10g，丝瓜络10g，云苓10g，炒苡仁20g，川萆薢20g。

此方每日1剂，至关节无积液为止。

关节积液消失，这是治疗的关键一步，一般需2~3个星期：但是滑膜的修复，也是至关重要的。积液消失后服药，主要补脾利湿、活络流利关节。

处方：党参10g，炙黄芪20g，龟板胶10g，炒白术10g，炒苡仁 20g，油松节 16g，红花 10g，川萆薢 10g，生甘草 6g。

此方服至痊愈为止，每日 1 剂。

### （四）康复治疗

自我做股四头肌收缩锻炼，在治愈之前，禁止做屈伸锻炼。一般需 15~30 日治愈。自我做直腿抬高锻炼。

## 三、膝关节骨性关节炎

过去认为膝关节的局部损伤及炎症和慢性劳损引起关节面软骨变性。软骨下骨板反应性骨损伤，导致膝关节出现一系列症状和体征，称为增生性关节炎。由于上述病理改变的存在，临床上常又把增生性关节炎称为骨性关节炎，或叫退行性关节炎。

西医学把膝关节骨性关节炎分为继发性和原发性两种。所谓继发性是指该病常继发于关节的先天或后天畸形、关节损伤；原发性多见于老人，发生原因是遗传和体质虚弱等。

针刀医学认为膝关节骨性关节炎的根本原因是在于膝关节内部的力平衡失调，它与年龄的变化关系不大。依据这一理论来制定治疗方案，取得了满意的疗效。

**【局部解剖】**

参见膝关节外伤性滑膜炎。

**【病因病理】**

膝关节骨性关节炎的发病过程大致如下：先是膝关节软骨面损伤，正常的软骨面外观是浅蓝色，润滑而光泽，压之坚韧。发病初期，软骨面的一部分变为浅黄色，粗糙失去光泽，压之较软，以后该部分骨面出现裂隙，或呈绒毛状外观（称为胶原纤维变性）。成绒毛状外观变性的软骨面软化、碎裂和脱落而消失，软骨板就暴露在膝关节腔

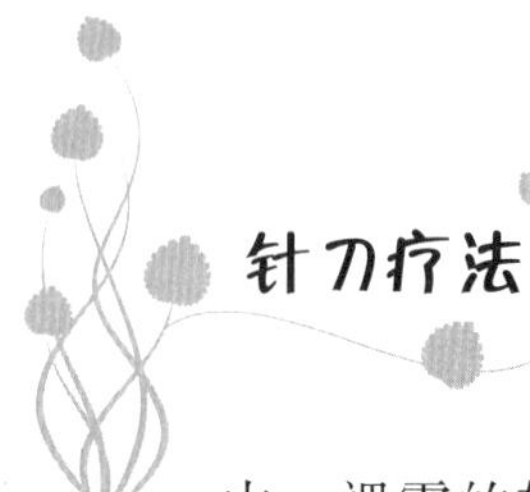


内，裸露的软骨下骨板直接接受到反复应力的冲击后，出现反应性骨质增生。肉眼下呈现出牙样的外观，附着于骨端周围的韧带亦因关节软骨面消失而松弛，关节的各种活动可刺激软骨膜，故骨端边缘往往有骨刺形成。似牙样骨板有许多裂孔，关节运动的压力波可通过这些裂孔传导至骨端松质骨的髓腔内，使骨小梁因受压萎缩而被吸收，骨端呈囊肿样改变。囊肿的内容物是关节液，有些是纤维组织和纤维软骨组织。

西医学认为裸露的软骨下骨板反复受到应力冲击后产生反应性骨质增生。针刀医学认为膝关节的骨性关节炎根本的病因主要是继发性的，原发性的很少。有研究证实，膝关节的骨性关节炎是受外在因素的影响而形成的。一是膝关节周围的软组织损伤引起粘连、牵拉，破坏了膝关节的力平衡，使关节内产生了高应力点。二是由于某种疾病，如类风湿关节炎，破坏了关节周围的软组织，从而使关节内力平衡失调才出现了骨刺。这是针刀医学对这一疾病根本性的新认识。

为了说明膝关节骨性关节炎是由于力平衡失调引起的，首先分析一下膝关节正常的力学表现过程。膝关节是由股骨和胫骨形成的。胫骨关节在矢状面上的活动幅度最大，它在矢状面从完全伸直到完全屈曲的幅度为 0° ~140° 。从膝关节完全伸直到 90° 屈曲，胫骨关节在横断面上的活动增加，完全伸直时它在横断面上基本上完全没有活动，而屈曲 90° 时，外旋幅度从 0° ~45° ，内旋幅度从 0° ~30° 。膝关节屈曲 90° 以后，横截面的活动幅度减少，这主要是由于软组织的制约作用引起的。在冠状面上也有类似的情况。膝关节完全伸直时，几乎不可能有外展或内收活动，其屈曲到 30° 时，冠状面活动增加，这时最大值被动外展和被动内收均仅几度。屈曲超过 30° 后，同样是由于软组织的制约作用，冠状面上的活动减少。

通过对膝关节内部力学状态的分析，在伸直状态，由于软组织的作用，膝关节无论是旋转还是内收和外展时都是很稳定的，而在屈曲时，从0° ~90° ，它的活动的幅度就越来越大，所以膝关节在走路时一屈一伸，而屈的幅度完全在30° 以内。在伸直时关节承受压力，而在屈曲时，关节不承受压力。当软组织损伤后，就失去对膝关节的控制能力，膝关节就失去稳定，关节面的压力的分布就不平衡。这就是膝关节骨性关节炎形成的根本原因。

【临床表现】

主要症状是行走不便、伸屈受限、关节疼痛、下蹲困难，或为突然活动刺痛，并常伴有软腿的现象。膝关节伸直到一定程度时引起疼痛，并且在膝关节的伸屈过程中往往发出捻发响声。另外，严重者甚至有肌肉萎缩，并可出现关节积液。患者膝部一般都无肿胀现象。

【诊断】

1. 关节疼痛，常为持续性钝痛。

2. 关节疼痛一般在运动后加重，休息后减轻。

3. 关节常有胶着现象，并伴有软腿欲跌的现象，即长时间停留在某一个位置上，运动时有一种僵硬感，活动后又好转。

4. 关节功能轻度或中度受限。

5. X线膝关节正侧位片示：关节间隙变窄，软骨下骨质边缘硬化，关节边缘增生，或有骨刺生成。

6. 有积液者，浮髌试验阳性。

【治疗】

依据针刀医学关于骨质增生的原理，膝关节骨质增生形成的根本原因是膝关节内部的力平衡失调，而产生上述的临床症状和体征。造成力平衡失调的主要病理因素是拉应力和压应力，使膝关节内部产生了高应力点，形成了骨刺。在慢性期急性发作时，骨刺摩擦刺激神经末梢使症状加剧。依据上述理论，膝关节骨质增生的部位在膝关节软骨面、膝关节滑膜，用针刀在骨刺形成处进针松解，配合手法解除了拉应力和压应力的不平衡，使膝关节内部的力平衡得到恢复，此病就得到了根本性的治疗。

### （一）针刀治疗

在膝关节边缘骨质增生处或骨刺处（此处多为应力集中点）进针，针刀刺入皮肤后，让刀口线和骨刺（或增生点）的竖轴垂直，在骨刺（或骨质增生点）的尖部做切开松解术和铲磨削平法。所有骨刺的锐边磨平后，在伸直位检查一下患肢，把它和健侧相比较会发现患肢必有轻度内翻和外翻，或不能完全伸直。外翻即在膝关节间隙的内侧，内翻即在膝关节间隙的外侧选一点，在中间部位把该处的侧副韧带切断少许。另外在膝关节周围有痛点和压痛点处进针刀，按针刀的常规操作先纵行后横行松解剥离。

### （二）手法治疗

让患者仰卧，医生一手握住踝关节上方，另一手托住小腿上部，在牵拉状态下，摇晃、旋转膝关节，然后用在牵引状态下的推拿手法，将内、外翻和轻度屈曲畸形纠正。此即纠正膝关节内部的力平衡失调。

托板固定：选用长条托板，长度上至臀横纹，下至踝关节上缘。3 条纱布绷带固定，其中 2 条固定于托板两端，另 1 条固定于中间膝关节下方胫骨结节下缘。

注意在固定时，一定要将患肢的畸形角矫正。一般采取在手法矫正后，医生不放下患肢，即将托板固定的办法。托板一般固定 21 日。

### （三）其他治疗

如膝关节内有积液，在严格无菌的条件下将关节积液抽出（髌骨的内侧或外侧缘的中点是关节腔的穿刺点）。抽出后立即用纱布绷带将髌骨和髌上囊处加压包扎，3~5日解开。关节渗出液不可常抽，但抽一、两次是可以的，关键要将病因解除，使其不渗出积液。

### （四）药物治疗

处方：鹿角胶30g，鹿衔草10g，骨碎补10g，枸杞子10g，桑白皮10g，威灵仙10g，淫羊藿10g，龟甲胶10g，当归10g，生甘草6g。

该药从托板固定后，每日1剂，至托板固定解除为止，托板一般固定6周左右。

此方加减法：有积液者加木通10g，知母10g，炒苡仁20g，川厚朴20g；有热者加银花20g，防风10g；如有膝部颜色暗淡者加桃仁10g，红花10g。

### （五）康复治疗

1. 拆除托板后，患者自我锻炼患肢伸屈功能，待关节运转自如无不适时，下床活动。开始两周宜持双拐，患肢不得负重。

2. 从托板固定之日起，一直自我锻炼股四头肌收缩功能，1日不少于100次。

3. 待弃拐杖行走后，嘱患者半年内不可长途行走，或负重行走。

# 第四章 外科疾病的针刀治疗

## 第一节　肛裂

肛裂是指肛管后正中部（少数在前正中部）由于反复损伤和感染引起的皮肤全层裂开，以致形成溃疡，经久不愈，并有典型症状。患者多有长期便秘史，且肛管后正中部位皮肤裂伤多见。

**【局部解剖】**

直肠为消化管的末段，位于盆腔内，其上端在第 3 骶椎平面与乙状结肠相接，向下沿骶骨和尾骨前面穿过盆腔，在会阴部终于肛门。全长 13~19cm，平均 16cm。在矢状面上有两个弯曲：一是骶曲，由直肠上段沿着骶尾骨的盆面下降，而形成向后的弓形弯曲；一是会阴曲，由直肠末段绕过尾骨尖，转向后下方，形成的向前的弓形弯曲。在额状面上有 3 个偏离中线的侧曲：自上而下依次突向右侧，而后转向左，再折向右，最后回到正中平面，其中向左的侧曲较明显。向下的肠腔显著扩张，称为直肠壶腹，壶腹的下端，肠腔突然变窄，并穿过盆腔向下后方绕尾骨尖终于肛门，该段缩窄的肠管，称为肛管。直肠颈和固有肛管有部分套叠，在套叠处形成两个环形的间隙，外侧者称肛直窦，是肛直套叠的显著标志。肛直窦随着年龄的增长，有由下而上逐渐闭锁和消失的趋势，如若持久存在，将会导致低位直肠颈狭窄和痔的发生，造成排便困难，最后导致直肠黏膜脱垂。此外，在肛直套叠的发育中，由于前方有前列腺（男）或阴道（女）的影响，致使肛管后壁的肛直窦比前壁发育好，乃至某些病理性损害如慢性肛裂，肛后壁发病率要比前壁高。

直肠黏膜在壶腹部呈现数条半月状的横皱襞，称直肠横襞。在肠壁表面与直肠横襞相对应处，有明显的横沟，皱襞与沟的形成均与肠壁的环肌和发达的纵肌有关，有阻挡粪便的作用。在直肠的下段——直肠颈，通常是所谓的肛管处，由于肠腔突然变窄，黏膜出现 8~16 条纵行皱襞，称为肛柱或直肠柱。当直肠颈扩张时，肛柱可展平消失。在各条肛柱的下端，彼此借助半月形的黏膜皱襞相连，该皱襞称为肛瓣，又称直肠瓣；肛柱下端与肛瓣之间共同围成的小隐窝称为肛窦，也称直肠窦，以直肠后壁的肛窦最深，易积存粪屑杂质，发生感染，造成肛窦炎。沿着肛瓣的附着线构成一条波状的环形线，称为齿状线，其附近的上皮附着较牢固（图 4–1）。

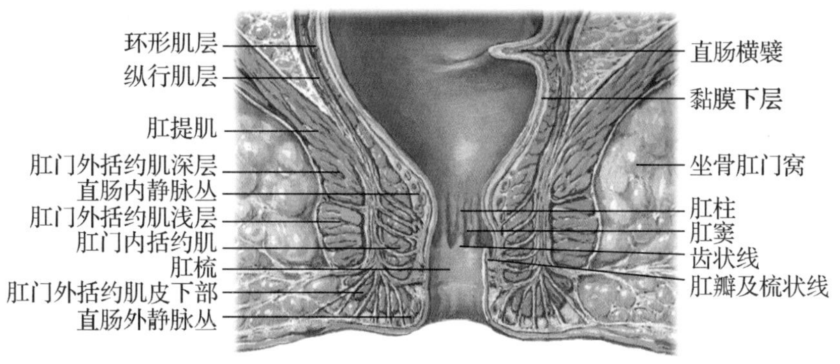


**图 4–1　直肠的额状面**

齿状线以上，直肠颈黏膜为复层立方上皮，其血液供应来自直肠上动脉，于黏膜下有丰富的痔静脉丛，该丛汇集成直肠上静脉，最后加入门静脉系；该部的淋巴引流，经髂内及髂总淋巴结达腰淋巴结；其神经支配主要来自自主神经盆丛（包括肠系膜下神经丛、腹上丛和下腹下丛等），由于内脏感觉神经对刺激的敏感性差，该处病变常无痛觉。齿状线以下上皮为复层扁平上皮，其血液来自肛动脉，皮下组织内也含丰富的痔静脉丛，该丛汇集成肛静脉，最后引入下腔静脉；该部淋巴管主要注入腹股沟淋巴结；有躯体神经分布，主要来自第3、4骶神经前支组成的肛门神经，通常躯体神经对刺激较敏感，故此处疾患常有痛感。由于肛门和膀胱的神经均来自第4骶神经。有肛门疾患时，疼痛可向会阴、臀部和股部放射，有时可发生反射性的尿闭。相反，膀胱颈部疾患，也可反射性地引起里急后重等症状。

直肠黏膜肥厚，固有膜内有很多淋巴小结，黏膜肌层由2~3层平滑肌组成，黏膜下层有丰富的弹力纤维网。在直肠柱的黏膜下层内，有丰富的血管丛。直肠窦被覆以单层或复层高柱状上皮。直肠肌层、黏膜下层及黏膜层内均有相应的微血管构型。在直肠柱的上皮下及固有层内有两层微血管结构，浅层者在上皮下为简单稀疏的桥形毛细血管袢，深层为管径粗大而丰富的静脉丛，即痔内静脉丛。在肛梳的皮下则缺乏毛细血管层，偶而可见毛细血管袢，固有层内具有丰富的静脉丛，即痔外静脉丛。

【病因病理】

多数患者由于大便干燥、排便时用力过猛，而引起肛管皮肤出现纵向裂口、椭圆形溃疡、或合并感染的裂口，即肛裂。有少数肛裂患者起始于后正中部位的肛窦炎。反复损伤使肛管裂伤深及全层皮肤，并无法愈合。肛裂形成后必然导致继发感染，因此更不易愈合。

肛管后正中部位是肛裂的常见部位，因其皮肤较为固定，且有弯曲，易于受损。发生在肛管其他部位的表浅性裂伤，很快自愈，且无症状。

肛管反复损伤与感染，使基底变硬，肉芽增生，色灰白，时间较长的可形成一突出肛门外的袋状皮垂，很像外痔，俗称“前哨痔”。

肛裂、“前哨痔”和齿线上乳头肥大同时存在时，称为肛裂“三联征”。

针刀医学认为，本病是由于各种原因引起的局部软组织慢性损伤，其病理过程也表现出典型的粘连、瘢痕、挛缩和堵塞。

【临床表现】

肛裂患者有典型的临床表现，即肛门剧烈疼痛（排便时和排便后）、便秘和血便。排便时，干硬粪便直接摩擦溃疡面和撑开肛管造成新的伤口，引起剧痛，同时，可见大便及肛管创面有少量新鲜的血迹。排便后由于括约肌反射性痉挛，溃疡面也会因机械性刺激而引起较长时间的疼痛，有时需要强止痛剂方能奏效。肛裂还可使便秘加重，形成恶性循环，使肛裂加深，感染加重，疼痛更为严重。

【诊断】

如有典型的临床表现即应考虑肛裂的可能性。局部检查发现肛管后正中部位的肛裂“三联征”，则可确诊。由于肛管局部炎症及括约肌痉挛，指检或肛镜检查可引起患者剧烈的疼痛，因此，检查必须轻柔，有时需在局部麻醉下进行。一旦诊断明确，不必再进行指检或肛镜检查。非前、后正中部位的慢性溃疡往往并非肛裂，因此，有必要行活组织病理检查以排除结核、癌、克罗恩病或其他罕见病变。

【治疗】

依据慢性软组织损伤的理论和脊柱区带病因学的理论进行治疗，可解除症状，使创面愈合。

应保持排便和避免粪便干燥。治疗采取非手术治疗和手术治疗两种。

### （一）针刀治疗

1. 患者取坐位，在骶椎至尾骨一线寻找反应点（高粱米大小红色斑点），常规消毒后，术者右手持Ⅰ型4号小针刀刺准反应点0.2~0.4cm深，用切开剥离法，将红色斑点切开，并横行剥离2~3下。一般手术治疗一次疼痛明显减轻，出血停止，5日后复诊检查不愈，再做一次可愈。

2. 患者取截石位，肛周常规消毒后，注射2%利多卡因5~10ml行局部麻醉，距肛裂下方1cm处进针刀，左手中指伸入肛裂做引导，右手持刀，刀口线与外括约肌肌纹平行，刺入肛管2~3cm，有韧性或紧缩感即为肛门内括约肌。此时，调转刀口线15°左右。将内括约肌切割2~3刀，左手中指感到肛管皮下有一凹陷、无紧缩感，即可出针刀，出针后用两食指进一步扩肛，将部分未切断的肌纤维充分扩开，将外痔和肥大乳头切除。创面涂以MFBO湿润膏，每日便后换药1次，5~7日愈合。

### （二）药物治疗

中药治疗：对便秘、便后肛管剧烈疼痛者，可用五仁汤（当归10g、郁李仁10g、生地10g、熟地10g、桃仁10g、麻仁10g、玄参10g、槐花10g、柏子仁10g、地榆10g、蒲公英20g）煎服，每日1剂。

### （三）康复治疗

热盐水坐浴，每日2~3次，亦可用祛毒汤（马齿苋15g、生甘草15g、川椒10g、防风10g、净皮硝30g、明矾6g、五倍子10g、苍术10g、侧柏叶10g），布袋煎水坐浴，每日2~3次。

## 第二节 痔疮

痔疮又叫痔，是一种常见病，随年龄增长而发病率增高，是齿线两侧直肠上、下静脉丛曲张而成的静脉团块。常会因反复机械性损伤而出血、栓塞或团块脱出。

【局部解剖】

直肠黏膜在壶腹部呈现数条半月状的横皱襞，称直肠横襞，有阻挡粪便的作用。直肠颈因肠腔突然变窄，黏膜出现8~16条纵行皱襞，称为肛柱或称直肠柱。在肛柱的黏膜下均有动、静脉丛分布，当柱内静脉丛曲张时，则形成了原发性内痔。肛柱下端的半月形的黏膜皱襞称为肛瓣，又称直肠瓣。沿着肛瓣的附着线构成1条波状的环形线，称为齿状线或称梳状线。由于齿状线附近的上皮附着十分牢固，直肠黏膜脱垂时，常跨过该线而脱出。由齿状线向下延伸约1.5cm的幅度，围绕固有肛管表面形成一环形隆起，称肛梳或痔环。此区由未角化的复层扁平上皮覆盖，其深部含有痔外静脉丛，有时在齿状线以下，沿着肛门内括约肌内面遗留一层灰白色环形的肛直带，为导致低位直肠颈狭窄和痔发生的形态学基础。

齿状线以上，直肠颈黏膜为复层立方上皮，其血液供应来自直肠上动脉，于黏膜下有丰富的痔静脉丛，该丛汇集成直肠上静脉，最后加入门静脉系；该部的淋巴引流，经髂内及髂总淋巴结达腰淋巴结；其神经支配主要来自自主神经盆丛（包括肠系膜下神经丛、腹上丛和腹下丛等），由于内脏感觉神经对刺激的敏感性差，内痔、直肠癌或置入检查器械时，常无痛觉。

齿状线以下上皮为复层扁平上皮，其血液来自肛动脉，皮下组织内也含丰富的痔静脉丛，该丛汇集成肛静脉，最后引入下腔静脉；该部淋巴管主要注入腹股沟淋巴结；有躯体神经分布，主要来自第3、4骶神经前支组成的肛门神经，通常躯体神经对刺激较敏感，故外痔或常有痛感。由于肛门和膀胱的神经均来自第4骶神经。有肛门疾患时，疼痛可向会阴、臀部和股部放射，有时可发生反射性的尿闭。相反膀胱颈部疾患，也可反射性地引起里急后重等症状。

直肠颈及固有肛管周围有肛门内括约肌和肛门外括约肌。前者为直肠壁的环行平滑肌层在直肠颈及固有肛管处增厚而成。后者围绕着直肠颈的全长，常被分为皮下部、浅部和深部三部分，外括约肌深部和皮下部由痔下神经支配，浅部由第 4 骶神经的会阴支支配，由于肌束方向各异，故其作用力相反，三部分外括约肌有各自的神经支配，故可交替收缩，如此一缩一舒地蠕动运动，将粪块排出体外。此外，肛提肌的部分纤维也参与排便。

直肠黏膜肥厚，肠腺较长，固有膜内有很多淋巴小结，侵入黏膜下层。黏膜肌层由 2~3 层平滑肌组成，黏膜下层有丰富的弹力纤维网，在直肠柱的黏膜下层内，有丰富的血管丛，其中静脉丛纡曲、腔大壁薄、缺少静脉瓣，故在直肠下端容易形成局部的静脉曲张，即所谓“痔”。

直肠的肌层分为内环、外纵两层。内环肌在肛管处增厚，形成肛门内括约肌。当它收缩时可压迫肛管，帮助排便，并且有助于痔静脉丛内的血液回流。另外，在肛门缘处有肛门外括约肌，属于横纹肌，能缩紧肛门。

直肠的血液供应来源较广，上部由直肠上动脉供血，直肠颈及固有肛管部则由直肠下动脉和肛动脉供血。上述各动脉向肠壁内发分支，且在肌层、黏膜下层及黏膜层内分别形成相应的微血管构型。在直肠柱的上皮下及固有层内有两层微血管结构，浅层者在上皮下为简单稀疏的桥形毛细血管袢，深层为管径粗大而丰富的静脉丛，即痔内静脉丛。桥形毛细血管袢的动脉端与来自黏膜下丛的毛细血管前微动脉相续，而静脉端则汇入深部静脉丛。在肛梳的皮下则缺乏毛细血管层，偶尔可见毛细血管袢，固有层内具有丰富的静脉丛，即痔外静脉丛。痔内与痔外静脉丛之间相互延续，无明显分界，而管径则粗细不匀，极度迂曲，为痔形成的基础。

【病因病理】

肛管上端和齿线上下有直肠黏膜下的静脉丛，为平滑肌纤维及弹性结缔组织所包绕，形似海绵状组织块。肛管关闭时，成“Y”形裂隙，而将四周组织分为3个部分。排便时静脉丛内血液充盈，易受粪便挤压与损伤。另外，因直肠静脉无静脉瓣，长期站立或端坐可使直肠静脉回流困难，加之直肠上、下静脉丛壁薄位浅，而容易形成痔。

### （一）病因

#### 1. 习惯性便秘

长时间用力排便使直肠上、下静脉丛静脉内压长时间增高，逐渐破坏包绕在其外的平滑肌纤维和弹性结缔组织，使静脉逐渐曲张而成痔。坚硬的粪块反复损伤其表面的黏膜或皮肤，引起微血管破裂出血。

#### 2. 腹内压增高

妊娠、盆腔肿瘤、肝硬变和排便时用力等均可使腹内压增高，影响门静脉和下腔静脉回流，导致直肠上、下静脉丛瘀血。

#### 3. 直肠下端和肛管的慢性感染

直肠的局部感染可引起排便次数增加，使静脉本身及周围组织纤维化和失去弹性。

#### 4. 其他

年老体弱或长期疾病引起营养不良，使局部组织萎缩无力，也易引起静脉扩张。长期饮酒及喜食大量辛辣刺激性食物可因局部充血，而引发痔。

### （二）分类和分期

痔根据其所在部位不同可以分为三类：

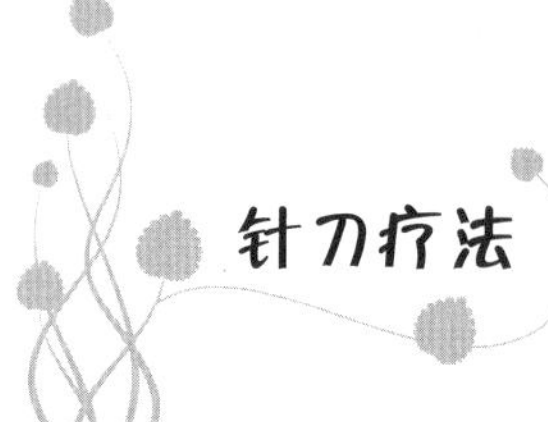


1. 内痔

内痔是直肠上静脉丛的曲张静脉团块，位于齿状线以上，表面为直肠黏膜所覆盖。常见于左侧、右前及右后3处。按其严重程度可分为3期：第1期，排便时带血，痔块不脱出肛门外，仅肛镜检查可见；第2期，排便时痔块脱出肛门外，便后自行回复；第3期，排便时痔块脱出肛门外，不能自行回复而需用手托回。

2. 外痔

外痔是直肠下静脉丛的曲张静脉团块，位于齿状线以下，表面为肛管皮肤所覆盖。单纯外痔见于肛门周围，常因静脉内血栓形成而突出在外。

3. 混合痔

混合痔由于直肠上、下静脉丛互相吻合，互相影响，因而痔块位于齿线上下，表面同时为直肠黏膜和肛管皮肤所覆盖，成为混合痔。

痔初期以内痔多见。由于静脉曲张不断加重，四周组织不断破坏和萎缩，因而痔块逐渐长大。痔块常由于表面黏膜或皮肤受损而出血、感染或形成血栓。严重者，痔块因脱出肛门外又为痉挛的括约肌所嵌顿，以致瘀血水肿，呈暗紫色甚至坏死。

针刀医学认为多种原因可引起局部慢性软组织损伤，出现4种病理表现（包括粘连、瘢痕、挛缩、堵塞），痔就是堵塞后形成的病理产物。

【临床表现】

1. 排便时出血

内痔或混合痔最常见的症状是血便，其特点是无痛、血色鲜红、便时出现，且为间歇性。出血量一般不大，但有时也可较大，呈喷射状，以致患者严重贫血，但便后血止。便秘、粪便干硬、大便次数增多、饮酒及进食刺激性食物等是痔出血的诱因。

**2. 痔块脱出**

内痔或混合痔发展到一定程度（第 2、3 期）即可脱出肛门外。痔块脱出会影响劳动。

**3. 疼痛**

单纯性内痔无疼痛感，而外痔和混合痔则有疼痛感。痔常因表浅黏膜或皮肤受损后感染、血栓形成时、或脱出后嵌顿引起水肿、感染和坏死时，出现疼痛症状。局部疼痛是血栓性外痔的特点。

**4. 瘙痒**

由于痔块脱出及括约肌松弛，黏液流出肛门外而刺激周围皮肤，引起瘙痒甚至皮肤湿疹。

内痔或混合痔脱出时，可在肛门周围见到痔块。血栓性外痔可在肛门周围见一突出的暗紫色长圆形肿块，有时可见出血点。不脱出的痔块需借助指检和肛镜检查方可查到。另外，指检不但可以排除其他病变，且可用来判断肛镜检查是否可以进行。

【诊断】

根据痔的典型症状和检查，诊断一般不困难，但需与下列疾病鉴别：

**1. 直肠癌**

根据临床表现和指检结果，一般不难鉴别。

**2. 肛裂**

肛裂与内痔初期均为便时出血，但前者便时与便后有剧烈疼痛，与后者有明显区别。检查时在肛管后正中部位见到裂口可以肯定诊断。

【治疗】

根据慢性软组织损伤的理论，通过针刀疗法去除瘢痕、挛缩、堵塞的病理变化。另外，根据电生理线路的理论，经电生理线路远距离治疗，使肛门区生物电平衡得以恢复，使痔得到治愈。

### （一）针刀治疗

患者坐位，双上肢平放在治疗台上，术者找准进针刀点，做好标记，常规消毒，铺无菌巾，左手持酒精棉球，右手持Ⅰ型4号小针刀直刺痛点0.2~0.4cm，出现酸胀感，先纵行后横行切割3~4刀，出针刀术毕。创可贴包扎刀口。治疗后，患者无任何不适，照常工作，无需休息，便后及睡前热盐水熏洗肛门。针刀3日治疗1次，2次为一疗程，即可治愈或好转。

上述方法无效时，应进行局部治疗。痔核大或脱出者用针刀在痔核基底部行通透剥离，痔核自会枯萎和脱落。

### （二）药物治疗

1. 大便干燥，便时滴血或射血，坠胀或痔块脱出。

方药用：银花15g，瓜蒌30g，蒲公英15g，当归15g，地榆20g，槐花15g，黄芩10g，仙鹤草30g，椿白皮12g。

2. 痔脱出，不能自行回复，局部肿痛，或有糜烂，渗液或见暗紫坏死，大便干燥。

方药用：银花25g，连翘15g，赤芍10g，钩藤30g，防风10g，秦艽10g，黄芩10g，当归10g，土茯苓10g，瓜蒌15g。

3. 便秘首先加大黄、元明粉，血便严重者加三七3g冲服，血便日久、面黄贫血者加白芍、阿胶、熟地、黄芪，局部糜烂便稀者加黄连、黄柏，局部水肿者加猪苓、泽泻，疼痛严重者加元胡、乳香、没药。局部紫暗有血栓者加桃仁、红花。小便不利者加车前子、竹叶、木通。

### （三）康复治疗

1. 熏洗法。用朴硝 15g 、明矾 10g 水煎 15 分钟，趁热倒入盆内，先熏后洗及坐浴。

2. 血栓性外痔、炎性外痔局部肿痛、内痔脱出嵌顿合并糜烂时可用如下方剂熏洗：马齿苋 15g，生甘草 15g，川椒 9g，防风 9g，明矾 6g，五倍子 9g，苍术 9g，侧柏 9g，净皮硝 30g。上药装布袋内煮沸先熏后坐浴。或用马齿苋 30g，黄柏 15g 煎水局部湿热敷。

# 第五章 儿科疾病的针刀治疗

## 第一节　小儿先天性斜颈

小儿先天性斜颈是一侧胸锁乳突肌发生纤维性挛缩后形成的畸形。一般认为发病原因是一侧胸锁乳突肌在难产时受伤，发生出血、机化，以致纤维变性后引起该肌挛缩。

**【局部解剖】**

胸锁乳突肌位于颈阔肌的深面，起点有两个头，即胸骨头和锁骨头，分别起于胸骨柄的前面和锁骨的胸骨端，两头汇合后，肌纤维斜向后外上，止于颞骨乳突和上项线。一侧收缩时，使头向同侧倾斜，面部转向对侧；两侧同时收缩，可使头后仰或拉头向前。该肌主要受副神经支配。

**【病因病理】**

过去认为该病是由于难产及使用产钳等因素使一侧胸锁乳突肌产生血肿、肌纤维瘢痕挛缩而引起，但经过对千百万斜颈患儿胸锁乳突肌的局部肿块进行组织观察，并未发现任何陈旧性出血的痕迹，况且一些正常分娩婴儿也发现有斜颈，故认为产伤并非斜颈的主要因素。有学者提出：斜颈是由于子宫内的压力异常所致，胎儿在宫内头颈偏向一侧或局部受压而使肌内局部血运障碍，发生缺血性纤维变性，使患儿在出生时胸锁乳突肌已产生挛缩。

【临床表现】

婴儿出生后，在一侧胸锁乳突肌内，可摸到梭形的肿块、质硬而较固定。3~4 个月后，肿块逐渐消失而发生挛缩，出现斜颈（但亦有部分患儿由于病情较轻，不发生显著挛缩，亦无畸形出现）。到 1 周岁左右，斜颈畸形更为明显，头部向一侧倾斜，下颌转向健侧。如勉强将头摆正，可见胸锁乳突肌紧张而突出于皮下，形如硬索。在发育过程中脸部逐渐不对称，健侧饱满，患侧短小，颈椎侧凸，头部运动受限制。若不及时治疗，畸形可随年龄的增长而加重。

针刀医学认为，不管何种原因引起，胸锁乳突肌挛缩是其根本原因，用针刀解决这个问题，此病可得到根本治疗。

【诊断】

1. 畸形表现为头颈倾向患侧，而脸转向对侧并后仰。

2. 新生儿胸锁乳突肌挛缩可触及梭形纤维肿块，肿块可在胸内自行消退，胸锁乳突肌变短并挛缩。随年龄增长上述畸形加重，而且邻近器官产生继发畸形。

3. 头面五官不对称，如双眼不在同一水平，甚至大小不等，患侧颅骨发育扁平而小，颈胸椎出现代偿侧弯、双肩不平等一系列畸形。

4. 先天性肌性斜颈诊断并不困难，但应与其他原因所致的斜颈相鉴别：如应注意排除骨关节疾患或损伤所致的斜颈；通过 X 线片排除先天性颈椎畸形、颈椎半脱位、高肩胛症、颈椎外伤、结核、类风湿关节炎等，亦应排除肌炎、淋巴结炎、眼病引起的斜颈，以及某些神经性疾患和痉挛性斜颈以及姿势异常等引起的斜颈。

【治疗】

本病治疗所依据的理论是：针刀医学关于慢性软组织损伤病因病理学的理论和关于闭合性手术的理论。

## 针刀疗法

依据针刀医学这两个主要理论，通过针刀松解、手法辅正，再配合适当的牵引、颈托固定、理疗和中药纠正挛缩后导致的血运障碍问题和畸形，可使本病得到治愈。

### （一）针刀治疗

针刀治疗根据患儿年龄、病程及临床表现等不同情况，其治疗方法有所不同（图 5–1）。

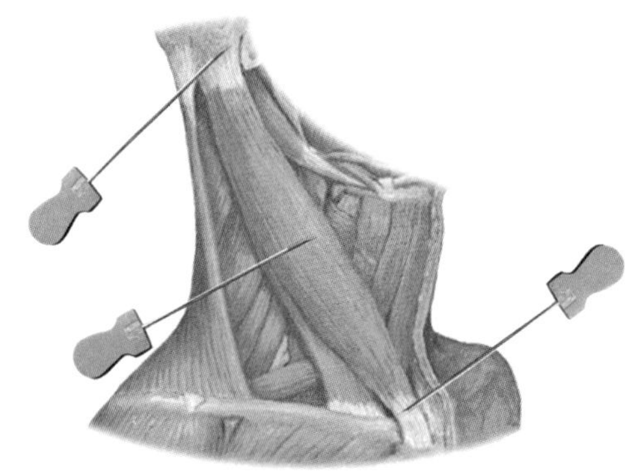

图 5–1　小儿先天性斜颈针刀治疗示意图

#### 1. 对起点的治疗

一般每个患儿都需要治疗。令患儿取患侧在上的侧卧位，在起点处及有压痛、硬结、条索处定若干点，进针刀，在起点处深达骨面后，使刀口线与肌纤维垂直，上下切割数刀，出针刀、止血，用创可贴封贴针刀孔后，用手压迫针刀孔 2~3 分钟。在有条索、硬结、压痛处，使刀口线和肌纤维平行，纵行切开条索和硬结，然后先纵行剥离，再横行剥离 2~3 下出针，压迫针孔片刻，贴上创可贴。后即可行手法。

#### 2. 对肌腹部的治疗

肌腹部挛缩性病变主要位于下段，此段无较大神经血管通过，故行针刀治疗是安全的。令患儿取患侧在上的侧卧位，在胸锁乳突肌下段的条索、硬结处取数点（一般 3~4 点），用手将肌腹捏起，针体与体表呈 15° ~20° 斜行刺入，刀口线与肌纤维平行，用通透剥离法，注意切勿垂直刺入，以防误伤颈部的大血管。

**3. 对止点的治疗**

体位同上，在止点处的痛点及硬结或条索处定 2~3 点，刀口线与肌纤维平行刺入，深达乳突骨面，用纵行切开剥离法。

**4. 如患儿未得到及时治疗，病情可随年龄增长而加重**

因此，在治疗时，就需分别对不同年龄采取相应的辅助治疗措施。6 个月以内的患儿一般不用针刀治疗，仅用轻柔的手法加姿势矫正；5 岁以下的患儿行针刀治疗需配合麻醉镇痛；而 5 岁以上的患儿随年龄增长、胸锁乳突肌的挛缩及缺血性肌纤维变性加重，针刀治疗的次数会增加，同时需对颈胸椎的侧弯畸形进行矫正，具体矫正方法参照有关章节。

## （二）手法治疗

**1. 针刀治疗后即刻手法**

每次针刀治疗后均须立刻行手法治疗。主要的方法为分筋、理筋及肌抗阻力牵拉。

**2. 针刀间隔期手法**

以传统的推拿按摩手法为主，目的是帮助肌肉恢复血液循环、解除硬结、增加弹性。

## （三）药物治疗

**1. 活血化瘀类药物**

一般选适量（按患儿体重计算）复方丹参注射液加 5% 葡萄糖注射液静滴，或选取红花注射液。

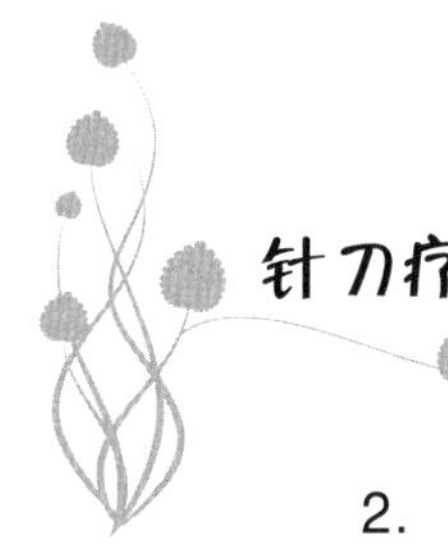


2. 根据情况选用适当抗生素

首选青霉素。

（四）康复治疗

1. 针刀治疗后立刻配合弹性颈托固定

2. 牵引

行小剂量（牵引重量为体重的 5%）持续牵引。1 日 3 次，每次持续 40 分钟。

3. 理疗

可根据所具有的条件选择超短波、远红外等配合治疗。

## 第二节　小儿先天性指关节强直

小儿先天性指关节强直是手部最常见的畸形之一，多有家族遗传史，患者中约半数为双侧对称性。

【局部解剖】

1. 掌骨间关节

掌骨间关节是第 2~5 掌骨间关节，属平面关节，只能做轻微的滑动。

2. 掌指关节

由掌骨头和近节指骨底构成。关节囊薄而松弛，其侧方和前方分别有侧副韧带和掌侧韧带加强。此关节可做屈、伸、收、展和环转运动。

3. 指间关节

为典型的滑车关节，关节囊松弛，两侧有韧带加强，此关节只能做屈伸运动。

【病因病理】

指关节强直多为先天性，患者中的约半数为双侧对称性。主要病变是关节发育欠佳、挛缩。

【临床表现】

患儿出生即有双手多个手指或单手多个手指，或1~2个手指的关节强直，不能对指，不能握拳，随年龄增长，本应完成的用手功能均不能完成，多指强直者生活不能自理。

【诊断】

根据病史及临床表现很易明确诊断。

【治疗】

依据闭合性手术的理论和慢性软组织损伤的理论进行针刀治疗，疗效明显。

（一）针刀治疗

婴幼儿用毫针刀在患指关节掌面、指横纹中点进针刀，刀口线和屈指肌平行刺入，然后转动刀口线90°，深入关节间隙，刀口线和关节间隙平行，并沿关节间隙轻微摆动1~2下，出针。用创可贴将针孔封贴，然后在该关节背侧和掌侧相对应位置进针刀，将背侧关节囊切开两点，再深入关节间隙，刀口线和关节间隙平行轻微摆动1~2下，出针。

（二）手法治疗

针刀术后，立即手法拨伸患处关节，并将关节被动屈曲，如不能屈曲至正常曲度，不可强行屈曲。此时在掌心用棉花填充，使患指达最大可能曲度后包扎，1周后解开包扎，再行第2次针刀手术，方法同上，术后，掌心不需填充棉花，用同样手法后屈曲至正常曲度包扎，1周后解除包扎，进行握拳锻炼。

### （三）药物治疗

1. 针刀术后即服活络Ⅰ号胶囊，1次2粒，1日3次。

2. 在进行握拳锻炼后，用下列中药熏洗患手：伸筋草、苍术、络石藤、丝瓜络、红花、苏梗各10g，煎汤熏洗。

### （四）康复治疗

帮助患儿做握拳、伸掌锻炼，1日不少于50次。

# 其他疾病的针刀治疗

## 第一节　眉棱骨痛

“眉棱骨”是中医名称，位于两眉上缘骨突处，即是眉弓。眉棱骨疼痛是农村常见病，好发于老年妇女。

**【局部解剖】**

颅前面观：此面可见额骨和面额骨。面部中央有骨性鼻腔的前口，即梨状孔。其外上方为眶，下方是上、下颌骨构成的口腔支架。眶上缘内侧半上方的隆起称眉弓，其深面有额窦。眉弓上外侧的隆起是额结节；两眉弓之间的平坦区是眉间。前面突出结构是眶、骨性鼻腔和口腔。

**【病因病理】**

软组织变性之瘢痕组织卡压神经末梢、微循环障碍是其主要病因。

**【临床表现】**

不明原因的两眉弓疼痛，无其他全身性疾病。

**【诊断】**

根据临床表现，排除其他病因即可诊断。

**【治疗】**

根据针刀医学关于慢性软组织损伤的理论。

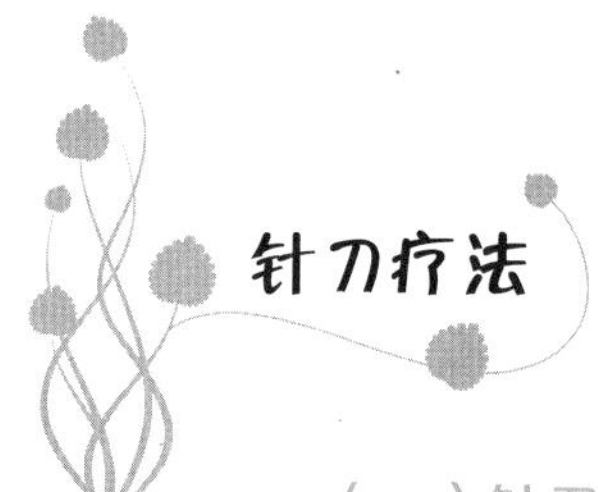


（一）针刀治疗

局部消毒后，在痛处刺入针刀，刀口线与眼轮匝肌纤维平行，针体与进针刀点骨平面垂直，针刀到达骨面后，先纵行后横行剥离2~3刀。拔出针刀后，不按压，意在让其出少量血，然后贴创可贴。

（二）手法治疗

无须手法治疗。

（三）药物治疗

活络Ⅰ号胶囊，每日3次，每次6粒。

（四）康复治疗

可自我按摩患处。

## 第二节 颞下颌关节强直

因器质性病变导致长期开口困难或完全不能开口者，称为颞下颌关节强直（ankylosis of temporomandibular joint）。临床上可分为两类：①第一类是由于一侧或两侧关节内发生病变，最后造成关节内的纤维性或骨性粘连，称为关节内强直，简称关节强直。也可称真性关节强直。②第二类病变是在关节外上下颌间皮肤、黏膜或深层组织，称为颌间挛缩或关节外强直，也可称作假性关节强直。

**【局部解剖】**

颞下颌关节又称下颌关节，由下颌骨的下颌头与颞骨的下颌窝和关节结节构成。其关节面表面覆盖的是纤维软骨。关节囊松弛，上方附着于下颌窝和关节结节的周围，下方附着于下颌颈，囊外有从颧弓根部至下颌颈的外侧韧带予以加强。囊内有纤维软骨构成的关节盘，关节盘呈椭圆形，上面如鞍状，前凹后凸，与关节结节和下颌窝的形状相对应。盘的周缘与关节囊相接，将关节腔分成上、下两部。关节囊的前部较薄弱，因此，下颌关节易向前脱位。

关节的运动：两侧颞下颌关节必须同时运动，所以属于联合关节。下颌骨可做上提和下降、前进和后退以及侧方运动。其中，下颌骨上提和下降的运动发生在下关节腔，前进和后退的运动发生在上关节腔。侧方运动是一侧的下颌头对关节盘做旋转运动，而对侧的下颌头和关节盘一起对关节窝做前进的运动。张口是下颌骨下降并伴向前的运动，故大张口时，下颌骨体下降向下后方，而下颌头随同关节盘滑至关节结节的下方，如张口过大、关节囊过份松弛时，下颌头可滑至关节结节的前方，而不能退回关节窝，造成下颌关节脱位。复位时，必须先将下颌骨拉向下，超过关节结节，再将下颌骨向后推，才能将下颌头纳回下颌窝内。闭口则是下颌骨上提并伴有下颌头和关节盘一起滑回关节窝的运动。

## 【病因病理】

下颌关节的损伤，造成关节囊挛缩；或因周围肌肉、皮肤等的损伤、挛缩造成下颌关节运动受限。

## 【临床表现】

### （一）关节内强直

#### 1. 开口困难

关节内强直的主要症状是进行性开口困难或完全不能开口，病史较长，一般在几年以上。开口困难的程度因强直的性质而不同。如属纤维性强直一般可有一定的开口度；而完全骨性强直则完全不能开口。有时在骨性强直患者，尤其是儿童，用力开口时，下颌骨仍可有数毫米的动度，但这并非关节的活动，而是下颌体的弹性及颅颌连接处不全骨化的结果。开口困难造成进食困难，通常只能由磨牙后间隙处缓慢吸入流汁或半流汁，或从牙间隙用手指塞入小块软食。

**2. 面下部发育障碍畸形**

多发生在儿童。由于咀嚼功能的减弱和下颌的主要生长中心髁状突被破坏所致。下颌畸形一般随年龄的增长而日益明显。表现为面容两侧不对称颏部偏向患侧。患侧下颌体、下颌升支短小，相应面部反而丰满；健侧下颌由于生长发育正常，相应面部反而扁平、狭长，因而常常容易误诊健侧为强直。双侧强直者，由于整个下颌发育障碍，下颌内缩、后退，而正常上颌却显前突，形成特殊的小颌畸形面容。发病年龄愈小，颜面下部发育障碍畸形愈严重。尤其是幼儿，由于下颌发育受阻，形成小颌畸形和下颌后缩，使下颌骨及其相应的软硬组织，特别是舌和舌骨均处于后缩位置，即与咽后壁间距离缩小，造成上呼吸道狭窄，以至引起阻塞性睡眠呼吸暂停综合征。这种综合征在入睡后，发生严重鼾声，并有呼吸暂停，频繁的呼吸暂停和缺氧可引起一系列心肺功能障碍，有的伴有精神障碍，甚至可危及生命。

除有下颌发育障碍外，下颌角前切迹明显凹陷，下颌角显著向下突出。发生角前切迹的一般解释是：由于患者经常力图开口，长期地下颌升颌肌群向上牵引与下颌体上的降颌肌群向下牵拉而形成。

**3. 咬合关系错乱**

下颌骨发育障碍造成面下部垂直距离变短，牙弓变小而狭窄。因此，牙的排列和垂直方向生长均受阻碍，结果造成咬合关系明显错乱：下颌磨牙常倾向舌侧，下颌牙的颊尖咬于上颌牙的舌尖，甚至无接触；下颌切牙向唇侧倾斜呈扇形分离。如果关节强直发病于成年人或青春发育期以后，因下颌骨已发育正常或基本正常，则面部无明显畸形，仅有开口受限。

**4. 髁状突活动减弱或消失**

用两手小指末端放在两侧外耳道内，拇指放在颧骨部做固定，请患者做开闭口运动和侧方运动，此时通过外耳道前壁，不仅能查明髁状突有无动度，并且可对比两侧髁状突运动的差别，以便确定诊断。关节内强直侧没有动度或者动度极小（纤维性强直），而健侧则活动明显。

**5. X线检查**

在关节侧位X线片上，可见3种类型。①第1种类型：正常关节解剖形态消失，关节间隙模糊，关节窝及髁状突骨密质有不规则破坏，临床上可有轻度开口运动，此种类型多属纤维性强直。②第2种类型：关节间隙消失，髁状突和关节窝融合成很大的致密团块，呈骨球状。③第3种类型：致密的骨性团块可波及乙状切迹，使正常喙突、颧弓乙状切迹影像消失，在下颌升支侧位X线片上，下颌升支和颧弓甚至可完全融合呈“T”型。

### （二）关节外强直

**1. 开口困难**

关节外强直的主要症状也是开口困难或完全不能开口。在询问病史时，常有因坏疽性口炎引起的口腔溃烂史，或上下颌骨损伤史，或放射治疗等病史。开口困难的程度因关节外瘢痕粘连的程度而有所不同。由于病理变化发生在关节外部，而不侵犯下颌骨的主要生长发育中心，因此，即使在生长发育期前患病，一般患者面下部发育障碍畸形和咬合关系错乱，均较关节内强直为轻。

**2. 口腔或颌面部瘢痕挛缩或缺损畸形**

颌间挛缩常使患侧口腔龈颊沟变浅或消失，并可触到范围不等的索条状瘢痕区，但当瘢痕发生在下颌磨牙后区以后的部位时，则不易被查到。由坏疽性口炎引起者，常伴有软组织缺损畸形，牙排列错乱。由于损伤或灼伤引起的颌间瘢痕或缺损畸形，诊断比较容易。

### 3. 髁状突活动减弱或消失

与关节内强直比较，多数挛缩的瘢痕较关节内强直的骨性粘连有伸缩性，所以开颌运动时，患侧髁状突尚可有轻微动度，尤其在侧方运动时，活动更为明显；但如颌间瘢痕已骨化，呈骨性强直时，则髁状突的活动也可以消失。

### 4. X 线检查

在关节侧位 X 线片上，髁状突、关节窝和关节间隙清楚可见。在下颌骨或颧骨后前位上，有些病例可见到上颌与下颌升支之间的颌间间隙变窄，密度增高。有时可见大小不等的骨化灶，甚至上、下颌骨之间或下颌与颧骨、颧弓之间形成骨性粘连，这时可称为骨性颌间挛缩。

### （三）混合性强直

临床上可以有关节内和关节外强直同时存在的病例，其症状为二者表现之综合，称为混合型强直。

## 【诊断】

根据上述的病史、症状、体征和 X 线表现可作出诊断。

## 【治疗】

根据针刀医学关于慢性软组织损伤的理论 、闭合性手术的理论和针刀医学手法学对关节进行松解复位。

### （一）针刀治疗

1. 对于真性关节强直，行关节囊松解术。在面部颞下颌关节凹陷处垂直进针刀，切开关节囊，在囊内上、下松解 2~3 刀。

2. 对于颌间强直，行关节周围组织松解术。在关节周围可触及挛缩硬块，在硬块部进针刀，如为肌肉挛缩，则横行切断部分肌纤维；

如为黏膜，先纵行再横行松解 2~3 刀。注意避开重要的血管神经（图 6–1）。

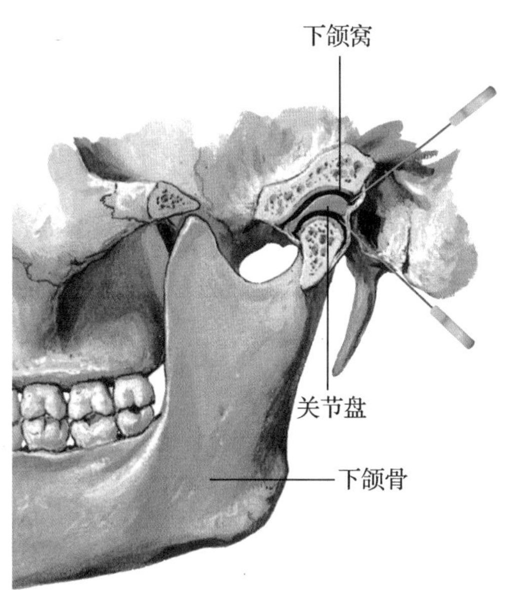


图 6–1　颞下颌关节强直针刀治疗示意图

（二）手法治疗

针刀术后立即手法治疗。让患者坐于椅上，一助手站在患者背后将患者头部固定，医生两手拇指包上无菌纱布，放入患者口内两侧下槽牙上，将下颌关节下压，使下颌关节分离，然后双手端起下颌关节，向后上方推顶复位。

（三）药物治疗

1. 静脉滴注抗生素。
2. 活络Ⅰ号胶囊，每日 3 次，每次 6 粒。

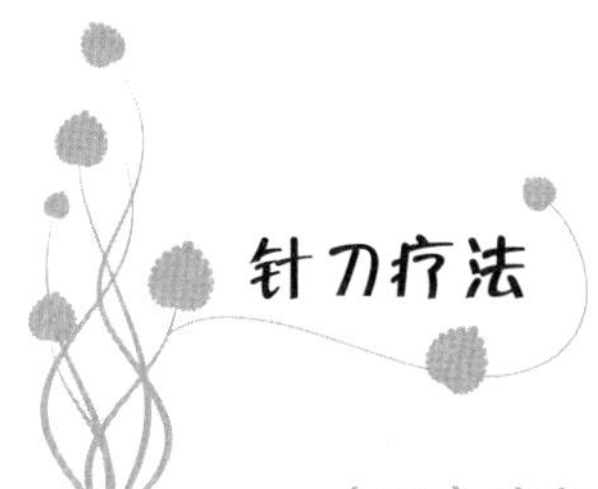


### （四）康复治疗

做张口、闭口功能锻炼。

## 第三节　寻常疣

寻常疣（verruca vulgaris）是一种常见的病毒性皮肤病。

**【局部解剖】**

见本章第一节。

**【病因病理】**

疣是由人类乳头瘤病毒（HPV）感染所致。

针刀医学认为，该病是由于病毒侵害性损伤皮肤的软组织，在皮肤表面形成了结节状病理产物。

**【临床表现】**

皮损为针头至豌豆大，呈半圆形或多角形隆起，呈灰褐色或正常肤色，顶端可呈乳头样增生，周围无炎症。初发时多为单个，可因自身接种而增多至数个或数十个。一般无自觉症状，偶有压痛，摩擦或撞击时易出血。好发于手背、手指、足、甲缘等处。病程缓慢，有时可自愈。

**【诊断】**

根据其以上临床表现，诊断不难。

**【治疗】**

针刀具有刀的作用，既然是皮表形成的小赘生物，可以发挥刀的作用将其切除，因此治疗的依据是闭合性手术的理论。

### （一）针刀治疗

单独一个的寻常疣，可用针刀手术治疗；多个群生的只手术治疗大的“母疣”，其余的子疣在“母疣”术后一个月内自行干枯脱落，如有个别不脱落者再行手术治疗一次自愈。手术操作方法如下：①皮肤常规消毒。② 2% 利多卡因或普鲁卡因在疣的基底部局麻。③铺孔巾。④术者左手持无菌镊子夹住疣体，右手拿小针刀，针体与皮肤平面呈 15° 角，沿疣的根部四周边缘切割剔除。使剔除后的疣床略向内凹，边缘整齐，愈合后皮肤不留瘢痕。刀口创面涂碘酒包扎，保持 3 日，可不必换药至自愈。

### （二）药物治疗

1. 马齿苋 60g，板蓝根 30g，紫草根 15g，生苡仁 15g，鸡血藤 30g。水煎服。

2. 外洗方：金毛狗脊 30g，地肤子 60g，木贼草 30g，生香附 30g。煎水泡洗患处，每日 2 次，每剂用 3 日。

3. 蜈冰散外敷（蜈蚣 1 条，捣烂如泥加冰片 0.3g）。

### （三）康复治疗

手术后可在患处使用微波理疗，1 日 1 次，每次 15~20 分钟，连续 3 日。可预防和治疗感染，促进伤口恢复。

## 第四节　鸡眼

鸡眼（clavus）是由于足部长期受挤压或摩擦而发生的角质增生性损害，好发于手掌及足趾。也有长在手掌指间的，病变部位皮肤角质层楔状增生变厚，其根深陷，形如鸡眼。

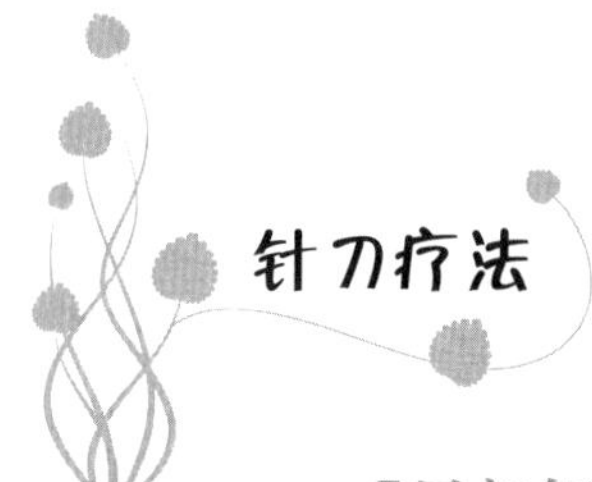

## 针刀疗法

【局部解剖】

见本章第一节。

【病因病理】

多因穿不合适鞋子长期行走，或因脚骨发育畸形致足底某一点受力不均，长期挤压摩擦所致。皮肤角质增厚，略高于表面，尖端向下深入皮下，行走时由于间接挤压真皮乳头层附近感觉神经末梢而引起疼痛。

针刀医学认为慢性积累性损伤导致软组织瘢痕增生，挤压神经末梢而引起疼痛。

【临床表现】

鸡眼一般为针头至蚕豆大小的散在皮肉的倒圆锥状角质栓，表面光滑与皮面平或稍隆起，境界清楚，呈淡黄或深黄色，嵌入真皮。由于其尖端压迫神经末梢，故行走时引起疼痛。鸡眼多见于足跖前中部、小趾外侧或拇趾内侧缘，也见于趾背。

【诊断】

根据足跖、足趾等受压迫处发生圆锥形的角质栓，并伴压痛，容易诊断。注意与胼胝、跖疣的鉴别诊断。胼胝为扁平片状角质增厚，范围较广，一般不痛。跖疣可散发于足跖各处，不限于受压部位，可多发，损害如黄豆大小，表面角质增厚，用刀削去表面角质层，可见自真皮乳头血管渗出血细胞凝成的小黑点的角质软芯。

【治疗】

依据人体电生理线路系统的理论和闭合性手术的理论，通过切开瘢痕，疏通阻塞，解除局部压迫消除症状。

### （一）针刀治疗

手术操作方法如下：

1. 手术部位常规消毒。

2. 用 1% 利多卡因在鸡眼部位做局麻。

3. 用 4 号小针刀在鸡眼中心垂直进针，刀口线与鸡眼肌纤维、神经、血管走向平行，当刀锋达鸡眼根部有松软感时，开始在鸡眼根部先纵后横形呈“十”状切割，然后将针刀提出在鸡眼四周健康皮肤边缘进针刀达鸡眼根部，做环状切割数刀出针，不必把鸡眼剔出，压迫止血，包扎。1 周左右鸡眼自行修平脱落。大多 1 次治愈。个别 7 日不愈者，再做 1 次而自愈。

### （二）康复治疗

手术后可在患处使用微波理疗，1 日 1 次，每次 15~20 分钟，连续 3 日。可预防和治疗感染，促进伤口恢复。

## 第五节　腋臭

腋臭俗称狐臭，是身体汗腺分泌物中含有一种特殊气味的丁异酸戊酯而引起的病症。

**【局部解剖】**

见本章第一节。

**【病因病理】**

汗液经表面的细菌分解（主要是葡萄球菌），产生不饱和脂肪酸，故产生异味。由于汗腺到青春期才开始活动，老年时逐渐退化，故腋臭主要见于青壮年。女性多于男性，与遗传有关。

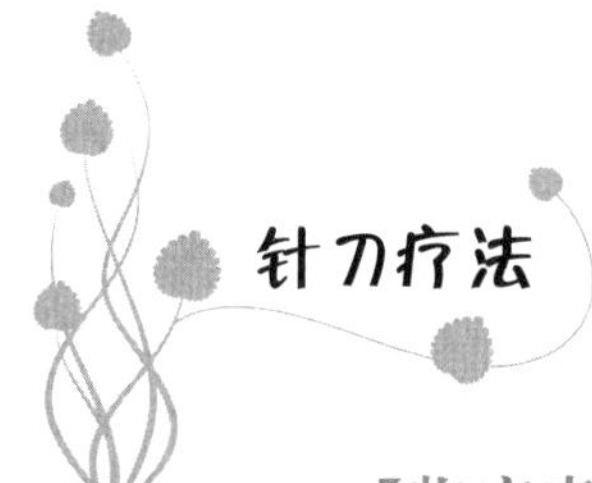


【临床表现】

腋窝的汗腺分泌汗液臭味明显，其汗液可呈黄、绿、红或黑色。

【诊断】

根据临床症状容易诊断。

【治疗】

治疗依据闭合性手术的理论，通过手术破坏腋部的汗腺，使症状消失。

(一)针刀治疗

充分暴露腋部，备皮，局部常规消毒，铺洞巾，在腋部梭行窝的腋毛区内局麻，选两点进针刀，针体与皮肤夹角在15° ~20° 之间，深度达真皮层与浅筋膜之间，做扇型铲剥，两点交叉进行，覆盖腋毛边缘外1cm。

(二)药物治疗

针刀治疗后立即用消痔灵注射液20mg均匀注射至手术部位。

(三)手法治疗

药物注射之后，用手指压迫针眼的同时，充分按揉，使之弥散、浸润。

(四)康复治疗

术后给予微波照射20分钟，1日1次，连续3日，可预防和治疗感染，减少局部渗出。

## 第六节　三叉神经痛

三叉神经分布区内反复发作的阵发性短暂剧烈疼痛，而不伴三叉神经功能破坏的表现，称为三叉神经痛（trigeminal neuralgia），又称痛性抽搐。常于40岁后起病，女性较多。单侧性居多，少数为双侧性。

对于严重的三叉神经痛，临床主要用三叉神经根切断术、三叉神经节前切断术或延髓神经束切断术，虽能解除疼痛，但术后面部可出现感觉消失之弊，患者不易接受。而针刀治疗可以避免这一弊病。

三叉神经痛有原发性和继发性两种，针刀医学主要治疗原发性三叉神经痛。

【局部解剖】

（一）三叉神经

为脑神经中最大的一对，大部分为感觉纤维（一般躯体传入纤维），小部分为运动纤维（特殊内脏传出纤维）。感觉纤维的大部起于三叉神经节的假单极神经细胞，传导颜面、眼、鼻、口腔等的外感觉；另一小部起于三叉神经中脑核，主要传导咀嚼肌的本体感觉。运动纤维起于脑桥的三叉神经运动核。三叉神经根位于脑桥外侧部的腹侧面，近上缘处。小的运动根位于感觉根的前内侧。

（二）三叉神经根与血管的关系

三叉神经根与脑底的某些血管接触出现率为38.82％。主要与小脑上动脉接触，出现率为24.70％，与小脑下前动脉接触有24.11％。三叉神经根上出现三叉动脉为71.67％（三叉动脉系指未退化的原始三叉动脉而言，该动脉在胚胎期为颈内动脉与基底动脉的交通支。此交通支在正常情况下于后交通动脉发生后即消失，若不消失即为残存的三叉动脉）。这些动脉与三叉神经根接触，当血管硬化、扩大和弯曲时可能压迫三叉神经根，有些学者认为这是引起三叉神经痛的解剖因素。

## （三）三叉神经的分支

三叉神经分为3支，分述如下：

### 1. 第1支——眼神经

眼神经为3支中最小的1支，属于感觉神经。由半月神经节的前内侧分出，向前穿入海绵窦，贴近窦的外侧壁，位于滑车神经及动眼神经的下侧、展神经及颈内动脉的外侧。在入眶以前，即分成三终支，为额神经、泪腺神经及鼻睫神经。然后穿硬脑膜，经眶上裂入眶内。眼神经在未分支以前，接受来自海绵窦丛的纤维束；并在近起始处，分出脑膜支，沿着滑车神经向后行，分布于小脑幕。眼神经有3个交通支，分别至动眼神经、滑车神经及展神经，作为这些神经内的感觉纤维。

### 2. 第2支——上颌神经

上颌神经均由感觉纤维组成，自三叉神经节前缘的中部发出，水平向前，经海绵窦外侧壁的下部，穿圆孔入翼腭窝。在该窝的上部斜向前外侧，经眶下裂入眶，称为眶下神经。

### 3. 第3支——下颌神经

下颌神经为三叉神经最大的一支。大部由传入纤维、小部由传出纤维组成。此神经自卵圆孔出颅腔，入颞下窝。先为短的单干，继分为前小（前股）、后大（后股）两股。

下颌神经干位于翼外肌和腭帆张肌之间，前侧邻接翼内肌后缘，后侧有脑膜中动脉，内侧为耳神经节与之相连接。自下颌干发出脑膜支及翼内肌神经。

## 【病因病理】

三叉神经痛有原发性和继发性两种。原发性三叉神经痛病因目前尚未完全了解，继发性三叉神经痛的病因由小脑肿瘤、三叉神经根及半月神经节肿瘤、血管畸形、动脉瘤、蛛网膜炎、多发性硬化等引起。

关于三叉神经痛的病理变化，意见不统一，有人认为在三叉神经半月节及感觉根内没有特殊的病变可见。另有人认为变化很大，神经节内可见节细胞的消失、炎性浸润、动脉粥样硬化改变及脱髓鞘变等。

以上是西医学对本病的认识，针刀医学认为本病的根本病因是三叉神经分布区的慢性软组织损伤、颈椎移位和局部电生理线路紊乱。

【临床表现】

为骤然发生的剧烈疼痛，严格限于三叉神经感觉支配区内。发作时患者常紧按病侧面部或用力擦面部减轻疼痛，可致局部皮肤粗糙，眉毛脱落。有的在发作时不断做咀嚼动作，严重者可伴有同侧面部肌肉的反射性抽搐，所以又称“痛性抽搐”。每次发作仅数秒钟至1~2分钟即骤然停止。间歇期正常。发作可由1日数次至1分钟多次。发作呈周期性，持续数周，可自行缓解数月或更长。病程初期发作较少，间隔期较长。随病程进展，缓解期逐渐缩短。

通常自一侧的上颌支（第2支）或下颌支（第3支）开始，随病程进展而可影响其他分支。由眼支（第1支）起病者极少见。个别患者可先后或同时发生两侧三叉神经痛。

患者面部某个区域可能特别敏感，稍加触碰即引起疼痛发作，如上下唇、鼻翼外侧、舌侧缘等，这些区域称之为“触发点”。此外，在三叉神经的皮下分支穿出骨孔处，常有压痛点。发作期间面部的机械刺激，如说话、进食、洗脸、剃须、刷牙、打呵欠、甚至微风拂面皆可诱致疼痛发作，患者因而不敢大声说话、洗脸或进食，严重影响患者的生活，甚至导致营养状况不良，有的产生消极情绪。

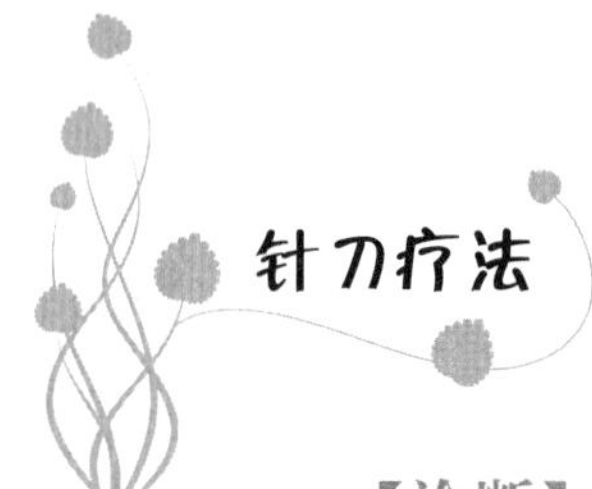



【诊断】

1. 呈发作性剧痛，持续时间短，一般数秒至 2~3 分钟。

2. 疼痛局限于三叉神经分布区内，不超越三叉神经的分布范围。

3. 颜面部有“触发点”。

4. 间歇期神经系统检查无阳性所见。

【鉴别诊断】

**1. 牙痛**

牙痛所引起的疼痛呈持续性钝痛，多局限于齿龈部，不因外来因素而加剧。必要时可做 X 线检查有无致痛的牙病或压迫神经的埋伏牙、肿瘤等。

**2. 下颌关节炎疼痛**

为局限性持续性，且关节部位有压痛、关节运动障碍等。

**3. 舌咽神经痛**

疼痛部位在舌根、软腭、扁桃体、咽部及外耳道等处。

**4. 鼻咽癌**

鼻咽癌可表现为类三叉神经痛样的症状，对这类病例应进一步做脑脊液检查、颅底摄片、鼻咽部活检，必要时可做空气造影等来明确之。

**5. 脱髓鞘病**

有些多发性硬化患者以三叉神经痛为首发症状，应注意是否有其他体征，并进一步做脑脊液等检查。

【治疗】

根据脊柱区带病因学、慢性软组织损伤和人体电生理线路的理论。

（一）针刀治疗

1. 根据颈椎 X 线片，了解第 1、2 颈椎有无关节移位，如有移位，在枕骨大孔后侧边缘将寰枕筋膜切开 2~3 刀，另在第 2 颈椎棘突上、下及左、右旁开 1.5cm 处，定 6 个点，刀口线和人体纵轴平行，刺入 0.3~0.5cm，注意防止损伤血管和神经。将第 2 颈椎棘突上下之棘间韧带，及上、下 4 个关节突关节囊松解。

2. 如在第 1、2、3 颈椎脊柱区带反应区，找到阳性压痛点、条索、结节者，在此处进针刀，松解、切开、剥离，速度应慢。

3. 调整电生理线路的紊乱，针刀治疗以下各点：

（1）在面部，两眉毛内侧端联线的中点处从上向下沿皮横刺 0.5~1 寸，刀口线与身体横轴平行，刺入后纵行剥离 2~3 刀，不可向下外方刺入，以免伤及眼球。

（2）正对瞳孔眼眶骨下缘中点直下约 0.3 寸处有一凹陷，即眶下孔，其内系眶下神经起始部。在此点刺入针刀，刀口线该处眼眶切线平行，针体与面部平面呈 90° 角，刺入 0.2~0.3 寸后轻轻纵行剥离。

（3）闭口，用手指同身寸测量法，以食指第一、二指关节宽度，由耳屏向前一横指处有凹陷（张口时凹陷可闭合鼓起），在此凹陷处入针刀，刀口线与身体纵轴平行，针体与该处皮肤平面呈 90° 角，刺入 0.5~1 寸，调转刀口使之与身体纵轴垂直，轻纵行剥离 2~3 刀。拔出针刀后贴创可贴，手指按压数分钟。

### （二）手法治疗

如属于第 1 种，参见颈椎复位手法；单纯电生理线路紊乱无须手法治疗。

### （三）药物治疗

生石膏 24g，芦根 18g，黄芩 9g，赤芍 12g，荆芥穗 9g，钩藤 12g，薄荷 9g，甘草 9g，苍耳子 12g，全蝎 6g，蜈蚣 3 条，柴胡 12g，蔓荆子 12g。目痛甚者加桑叶、菊花，牙痛甚者加细辛、生地、

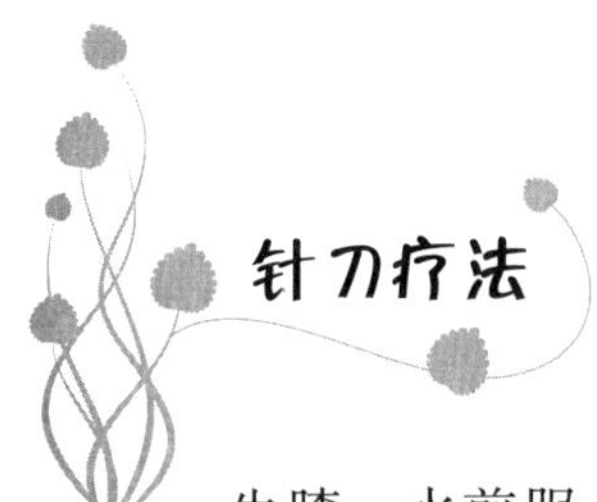


牛膝。水煎服，1 日 1 剂，1 日 2 服。

（四）康复治疗

1. 全蝎、蜈蚣等量研细末，每次服 2g，日服 2 次，温酒送服。
2. 局部按摩。

## 第七节　臀上皮神经损伤

臀上皮神经损伤又称“臀上皮神经卡压综合征”“臀上皮神经炎”。有资料报道，臀上皮神经损伤占腰部急性软组织损伤的 40%~60%，是引起腰腿痛的主要原因之一。主要表现为沿大腿外侧放射至膝关节的持续性疼痛，活动时加剧。采用针刀松解术治疗，疗效确切。

【局部解剖】

通常认为臀上皮神经来源于上 3 对腰神经的后支，即第 1~3 腰神经后支的外侧支跨过髂嵴后分布于臀部皮区。但亦有文献报道，臀上皮神经可来源于第 12 胸神经和第 1~4 腰神经的后外侧支。由于这些支在竖脊肌内或外进行组合、分支，而且各分支并非全部都跨越髂嵴分布至臀部，所以臀上皮神经的数目相差较大，最少者 1 支，最多者 5 支，2~3 支者较多。

臀上皮神经穿筋膜处的位置可归纳为三类：①臀上皮神经在髂嵴上方穿腰背筋膜后层至皮下。②臀上皮神经在髂嵴处穿过附着于其上的腱纤维束后至皮下。③臀上皮神经在髂嵴腱纤维束深面经过，然后在臀筋膜深面走行一段距离再浅出至皮下。

臀上皮神经跨越嵴处的位置：以两侧髂嵴最高点连线作为上界，髂嵴后份作为外侧界，脊柱作为内侧界，主要臀上皮神经均经此三角区再跨越髂嵴至臀部。

【病因病理】

从病因方面讲主要是解剖因素和损伤因素。许多学者通过对人体解剖的研究认为，臀上皮神经损伤不可能存在“筋出槽”的机制，而髂嵴上的骨纤维管、腰背筋膜和脂肪组织为神经损伤的解剖学基础。有人认为臀上皮神经与髂嵴在人臀点处紧密接近，并有骨纤维性管所固定，神经由此孔道穿过，该孔道对其起保护作用，以免遭到挤压。但当骨纤维性管因病理情况而致缩窄时，也能导致压迫神经而出现臀部疼痛。

根据解剖学研究和临床病例观察发现，臀上皮神经易受损伤主要是力学因素和其解剖学特点所造成的，尤其是静力学损伤因素多见。腰臀部肌肉在维持人体姿势方面发挥着重要作用，长时间的肌肉紧张、痉挛可使肌筋膜增生肥厚，刺激摩擦臀上皮神经，如附加局部渗出，则神经周围的软组织张力更高，一系列的临床症状便由此产生。除了外力直接作用导致神经损伤外，躯干向健侧过度弯曲或旋转时，臀上皮神经受牵拉，可发生神经的急、慢性损伤，或髋部向外侧移位，造成神经水肿粘连而出现症状。

【临床表现】

本病主要表现为患侧腰臀部尤其是臀部的疼痛，呈刺痛、酸痛或撕裂样疼痛。而且疼痛常常是持续发生的，一般疼痛的部位较深，区域模糊，没有明确的界限。急性期疼痛较剧烈，并可向大腿后侧放散，但常不超过膝关节。患侧臀部可有麻木感，但无下肢麻木。在做向前弯腰等活动时疼痛明显加剧，重者不能独立行走，需人扶行。

【诊断】

1. 多有腰部扭伤史或受风寒史。
2. 患侧腰臀部尤其是臀部疼痛，呈刺痛、酸痛或撕裂样疼痛，活动时加剧。

3. 患者常有起坐困难，弯腰时疼痛加重。

4. 多数患者可以检查到固定的压痛点，一般在腰部竖脊肌外缘与髂嵴交界处或髂嵴中点及其下方压痛，按压时可有胀痛或麻木感，并向同侧大腿后方放射，一般放射痛不超过膝关节。直腿抬高试验多为阴性，但有10%的患者可出现直腿抬高试验阳性。膝腱反射正常。

【鉴别诊断】

**1. 腰椎间盘突出症**

当臀上皮神经损伤并发无症状性腰椎间盘突出症时，不要误诊为单纯的腰椎间盘突出症。

**2. 梨状肌综合征**

男性青壮年多见。有慢性发病者，也有急性发病者。臀部疼痛，可放射到整个下肢，可伴小腿及足部麻木。当走路较多或活动增加时，上述症状可加重，甚至出现间歇性跛行症状，蹲位休息后可缓解。臀部的局限性压痛向股后、小腿后外及足底放射。沿坐骨神经可有压痛。肌电图提示潜伏期延长、纤颤电位等神经受损表现。梨状肌综合征是由于梨状肌的解剖变异或因外伤、活动后劳损等原因引起梨状肌水肿、肥厚、变性及挛缩，在俯卧位放松臀部时，可在臀中部触及痉挛呈条索状的梨状肌。局部压痛明显，髋内收、内旋受限并加重疼痛。直腿抬高试验多呈阳性。

**3. 棘上韧带和棘间韧带损伤**

棘上韧带和棘间韧带损伤的症状和体征均非特异性。患者常有外伤史或腰痛反复发作史，尤其在稍有负重或突然挺腰时，容易发生下腰段疼痛，疼痛有时十分剧烈。患者弯腰时，常感到腰部疼痛无力，有时还伴有骶棘肌紧张，以致出现强迫性体位等。而最为普遍的体征为下腰段棘突间及上部压痛明显，少数患者有放射到臀部的疼痛。但当患者同时有腿部放射疼痛时，则要鉴别是否已并发有椎管内病变，因为单纯棘间韧带损伤者是不会有腿部放射性疼痛症状的。

**4. 急性骶髂关节损伤**

髋部扭伤后臀部疼痛，行走或负重困难。沿骶髂关节间隙处有压痛。“4”字试验阳性，一般无下肢放射痛。无皮肤感觉障碍。平卧屈膝、屈髋时疼痛加重。

## 【治疗】

依据针刀医学关于慢性软组织损伤的理论，臀上皮神经损伤后，引起粘连、瘢痕和挛缩，造成臀股的动态平衡失调，而产生上述临床表现。在慢性期急性发作时，病变组织有水肿渗出刺激神经末梢，使上述临床表现加剧。依据上述理论，臀上皮神经损伤的主要部位是臀上皮神经穿出骨纤维管处，用针刀将其粘连松解、瘢痕刮除，使臀股的动态平衡得到恢复。

### （一）针刀治疗

患者俯卧于床上，腰部垫薄枕，暴露腰臀部皮肤。腰部竖脊肌外侧缘与髂嵴线交界处为臀上皮神经穿出骨纤维管处，是最常见的压痛点，在其外侧亦可扪及其他压痛点，一并用龙胆紫标记。常规消毒，刀口线与躯干纵轴平行，针体与进针点皮肤垂直刺入，直达骨面后先纵行剥离 1 次，再横行剥离 1 次，退针 0.5cm 处再重复 1 次纵横剥离。出针后用灭菌小方纱压迫 3~5 分钟，创可贴覆盖。

若为急性发作，可在出针时用 2 号阻滞液 2~5ml 经针眼注射到松解部位，往往能取得立竿见影的效果。

通常经 1 次治疗后症状消失，未愈者 5~7 日后可重复治疗 1 次。

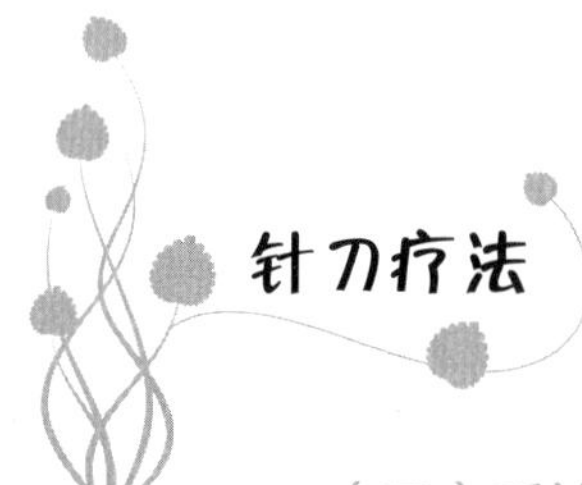


（二）手法治疗

取患者仰卧位，屈髋屈膝，双膝紧贴，医生右手轻轻托起患者臀部，使其离开床面，左臂推压患者膝部向其腹部方向用力，以加强针刀松解效果。

（三）药物治疗

活血止痛胶囊，每次 2 粒，每日 3 次，口服。

（四）康复治疗

做轻度弯腰活动，进行大腿外展，内旋锻炼。